中國附子

主编 张世臣 李可

中国中医药出版社
·北京·

U0137507

图书在版编目（CIP）数据

中国附子/张世臣，李可主编．—北京：中国中医药出版社，2013. 1（2024.4 重印）

ISBN 978－7－5132－1298－4

Ⅰ．①中…　Ⅱ．①张…②李…　Ⅲ．①附子－研究
Ⅳ．①R282. 71

中国版本图书馆 CIP 数据核字（2012）第 313086 号

中 国 中 医 药 出 版 社 出 版
北京经济技术开发区科创十三街 31号院二区 8 号楼
邮政编码　100176
传真　010-64405721
三河市同力彩印有限公司印刷
各地新华书店经销
*
开本 880×1230　1/32　印张 10. 125　彩插 0. 5　字数 273 千字
2013 年 1 月第 1 版　2024 年 4 月第 12 次印刷
书　号　ISBN 978－7－5132－1298－4
*
定价　39. 00 元
网址　www. cptcm. com

如有印装质量问题请与本社出版部调换（010-64405510）
版权专有　侵权必究
服务热线　010-64405510

购书热线　010-89535836

微商城网址　https://kdt.im/LIdUGr

官方微博　http://e.weibo.com/cptcm

《中国附子》

编委会

主　编　张世臣　李　可

副主编　任玉珍　孔乐凯

编　委　（以姓氏笔画为序）

尹茂财　刘小莉　刘敬军

羊　勇　安增亮　孙　鸿

杜　杰　李　飞　张晓莉

陈彦琳　季友山　周　林

谭　鹏

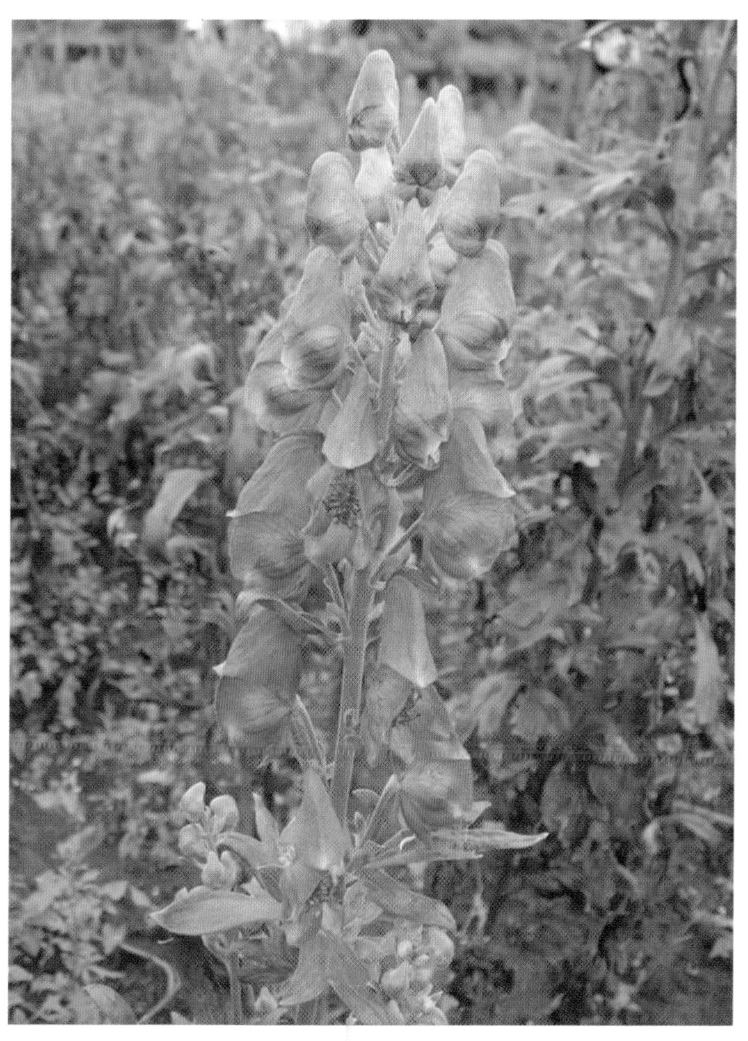

附子原植物

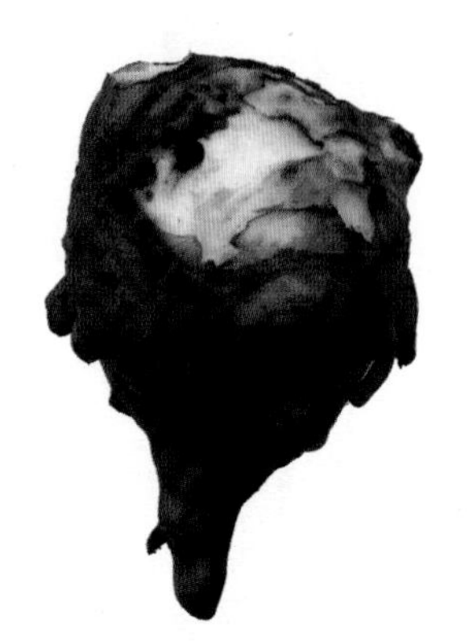

泥附子

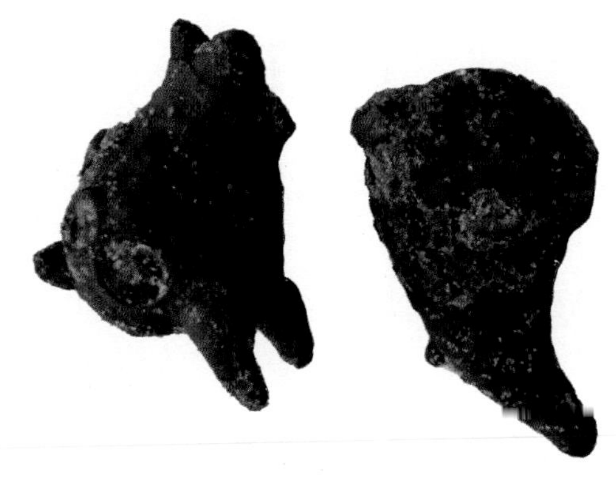

盐附子

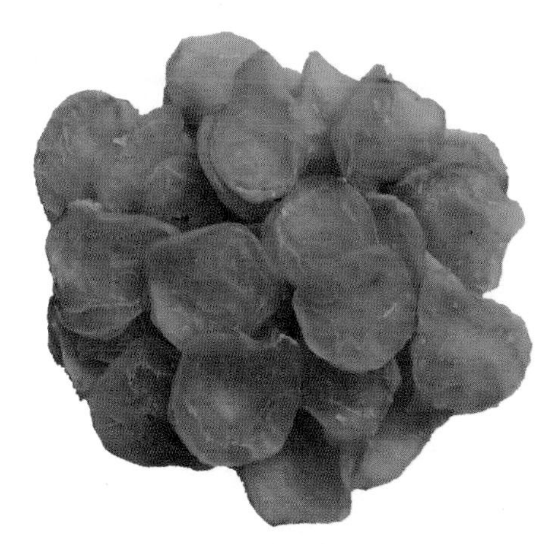

白附片

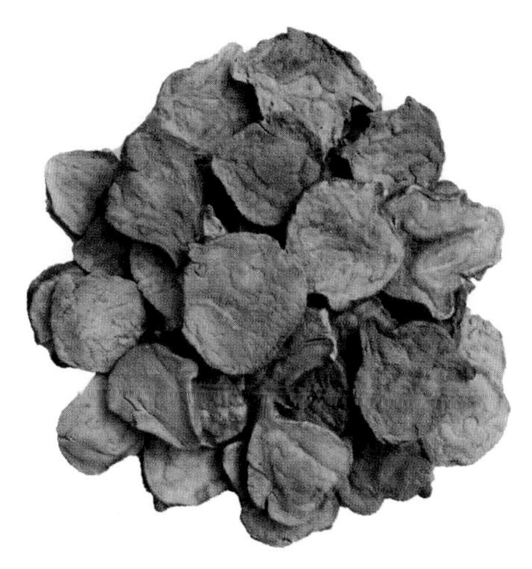

炒附片

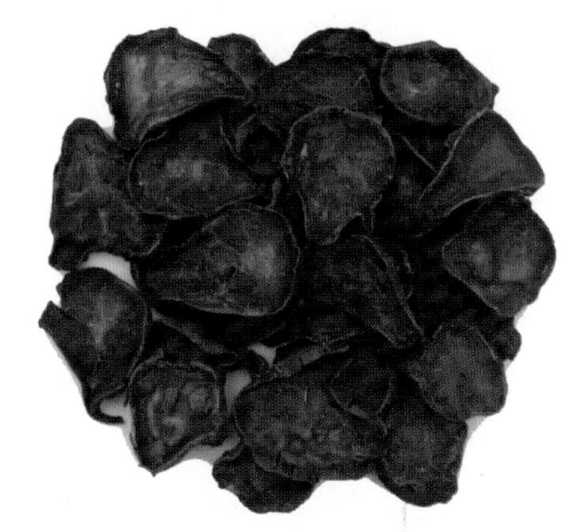

淡附片

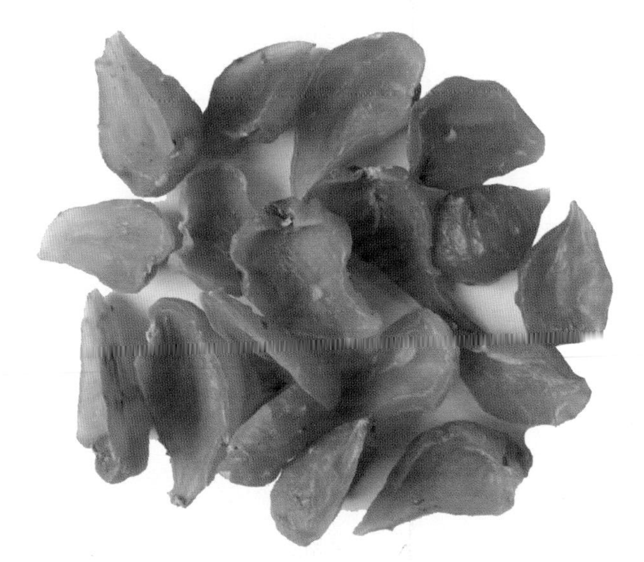

卦附片

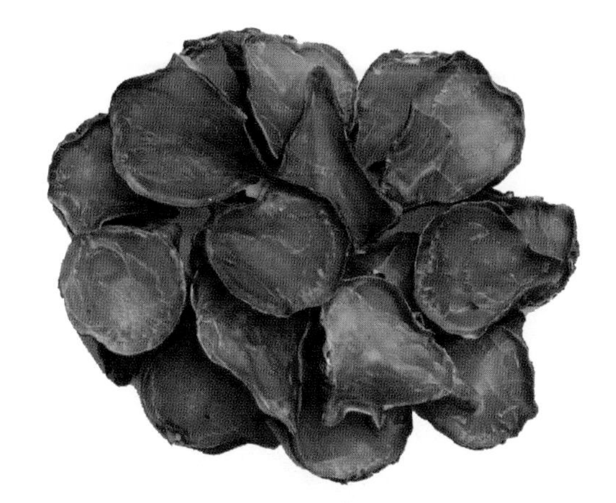

黑顺片

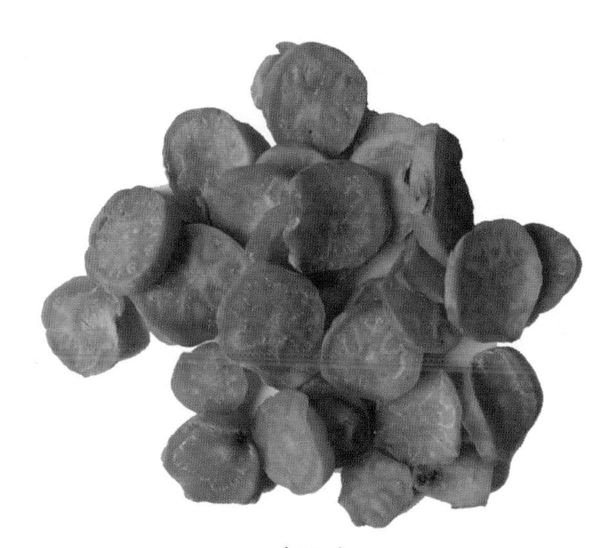

黄附片

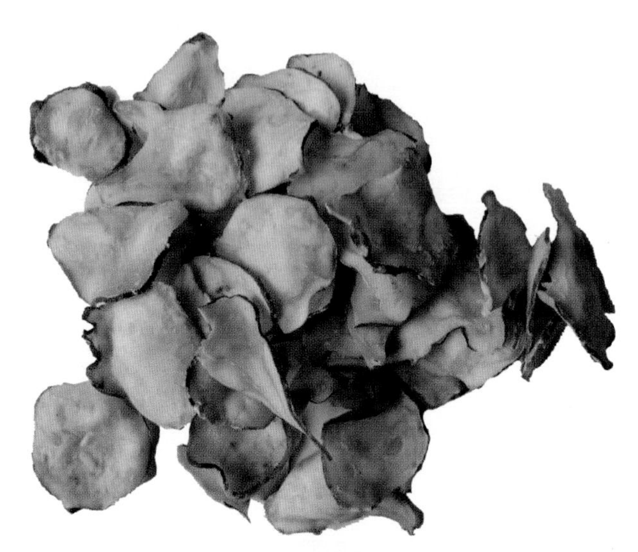

刨附片

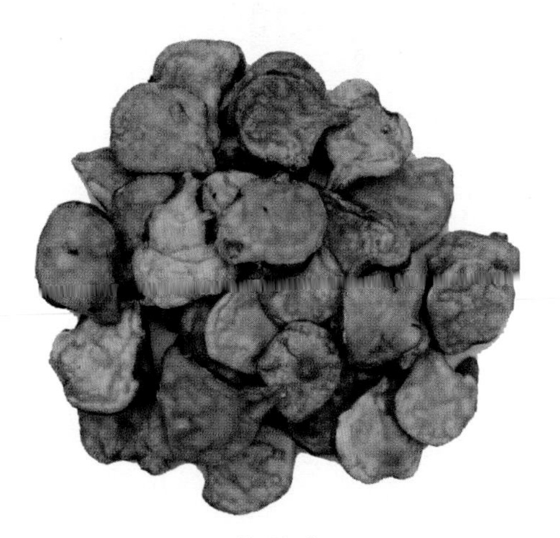

炮附片

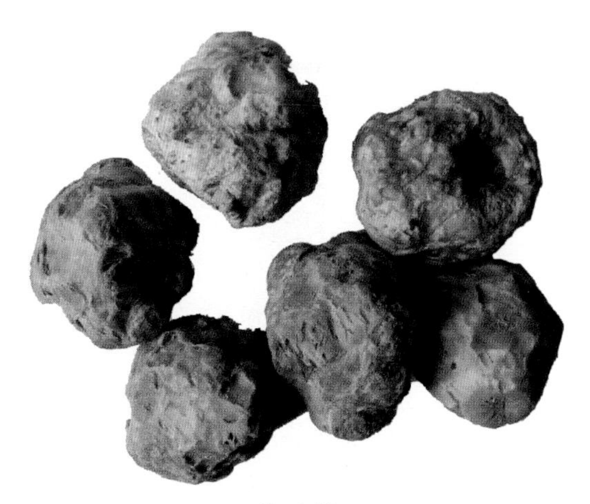

炮天雄

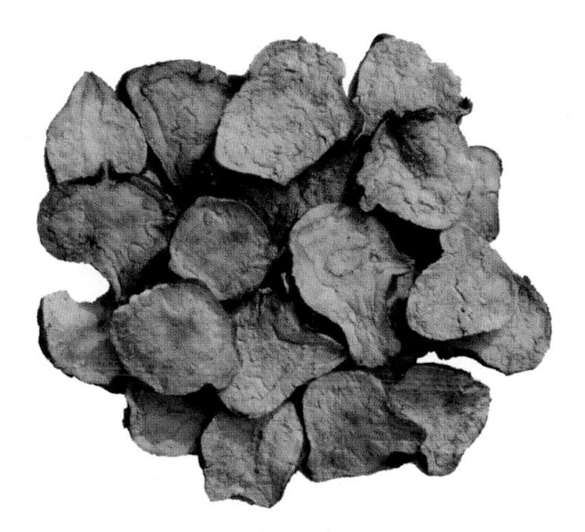

生附片

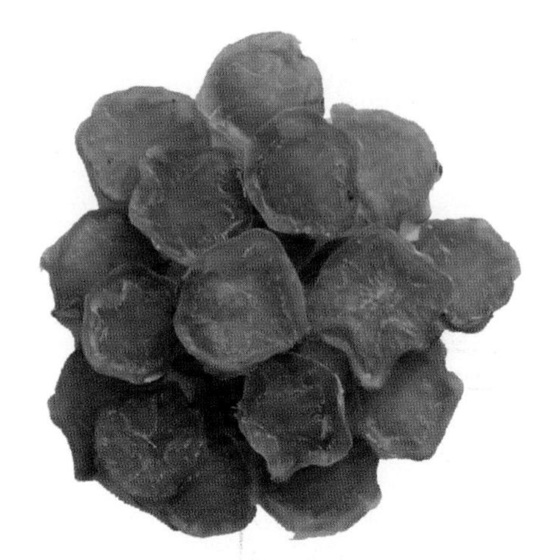

熟附片

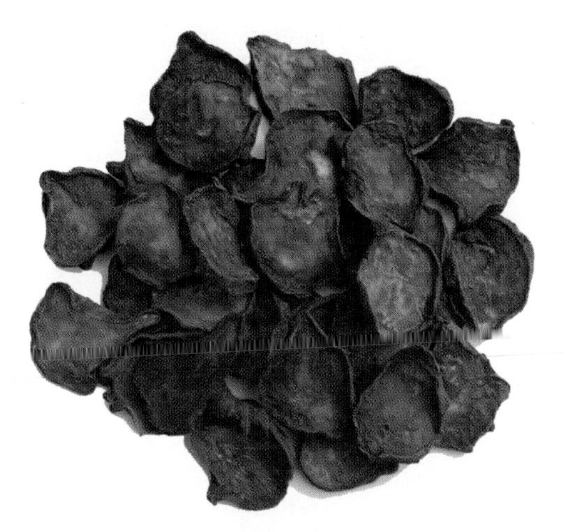

蒸附片

序 言

医乃大道，系于性命，其所凭借者，药也，针也，刀也。药之为用，有调养者，如白术、沙参之类；有治病者，如黄连、黄芩之类；有救命者，如附子、人参之类。故《神农本草》有三品之分。

附子乃毒药也，有因其毒而用之者，有因其毒而舍之者，因其毒而用之，智者之行为也。纵观古今，善用附子者众多，如张仲景、郑钦安等，近现代以来，渐有扶阳学派形成。由附子组方者，如四逆汤、附子理中汤等，多如繁星。附子在国医中角色重矣。

因为毒药，国家管理严格；因为毒药，医家应用谨慎；因为毒药，药家研究深入。

吾等深感国医之博大、国药之精深，遍览古今医籍，检索现代研究，撷取历代名医经验，揽其粹而为此书，企望附子更广于国民福祉。

是为序。

岁在壬辰八月既望

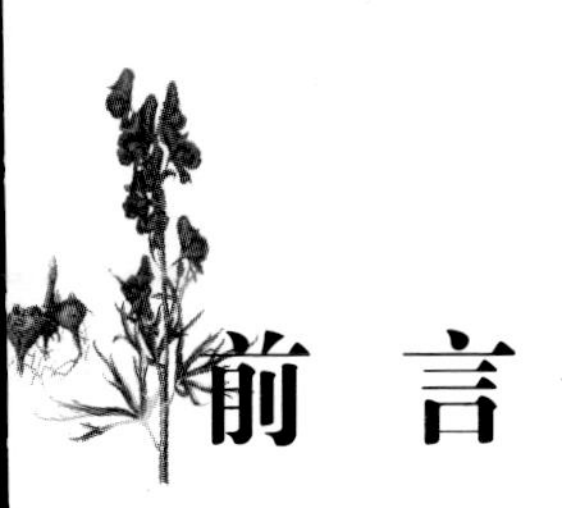

前　言

根据文献记载，乌头、附子应用于临床，在中国已有两千余年历史。我国第一部药学专著《神农本草经》就已载录乌头、附子。医圣张仲景著《伤寒论》、《金匮要略》两书共374方，其中应用附子方剂有36方，占9.6%。以后历代名医在危症、急症、疑难重症的治疗中亦多重用附子而取得良好疗效。故明代名医张景岳将附子与人参、地黄、大黄列为药中四维。药中四维者，乃治病保命之要药也。

至今从收集资料看，含有附子的成方制剂数量甚多，其中国家药典（2010年版）含附子的中成药共有19种，占总数约1.8%。

由于附子在中医临床的卓越疗效，一直广受基础研究和临床研究的高度关注，并取得了一系列成果，为医疗保健事业作出了重要贡献。鉴于附子在中药科学体系中的独特地位，本书系统论述了附子品种、产地、栽培、采收、产地加工的道地特色；独特的炮制工艺，保证了饮片的质量稳定、可控，以确保临床安全有效；同时通过收集整理附子的药效成分研究、药理毒理研究、临床应用研究等各方面成果，希望能对中药科学体系中附子这一大药的进一步研究和应用提供借鉴。

根据上述目的，我们组织专家撰写了《中国附子》一书，希望同道予以指正。

中国药材公司总经理

2012年10月18日

编写说明

附子（乌头、天雄系列）是中医医药史中运用最早的中药之一，有数千年的药用历史。唐以前的诸多医学文献如《万物简》、《五十二病方》、《武威汉代医简》、《肘后方》等都大量载录了附子、乌头、天雄的临床应用，并且在很多医药著作中占很大比例。《伤寒论》中用附子的方剂有二十三方，《金匮要略》有十三方；陶弘景的《本草经集注》称其“为百药长”；明代张景岳更将附子、人参、熟地、大黄归为“药中四维”；清代郑钦安开创的扶阳学派倡用乌附，附子的运用甚至占到处方的3/4以上。但民国以来，由于种种原因，许多医家畏用乌附，甚至有的中医院乌附应用为零。难道古今人的体质发生了巨大的变化？古今病种大相径庭了？通过学习相关古代典籍、善用附子的临床家医案，结合我们一线的临床工作，发现现代人的体质特点及疾病谱可能较古代运用附子的机会更多。由于空调、冰箱等制冷设备的广泛应用，冷风伤其表，寒凉食物伤其中；另外，西药抗生素的滥用，中药寒凉药的不恰当使用也导致寒凉病证人群增加。只是因种种原因导致大家不认识附子，不会运用了而已。为了完整继承宝贵的中医遗产，无愧于古人，为了更好服务于国人健康，无愧于今人，我们力求把对附子的认识不偏不倚地呈现出来，以期发挥它巨大的价值，使之成为医家的有力武器、病家向愈的灵丹妙药。

另外，在我们的临床运用中发现，市场上附子产品良莠不齐，给医患都带来了风险，有的因为附子质量问题引发医疗事故。有鉴于此，本书从附子的种植栽培、道地产区，附子的炮制加工，化学成分、药理、毒理、药效、临床使用等研究成果及各个环节进行了客观总结，为附子的合理应用提供参考。

2012 年 9 月 8 日

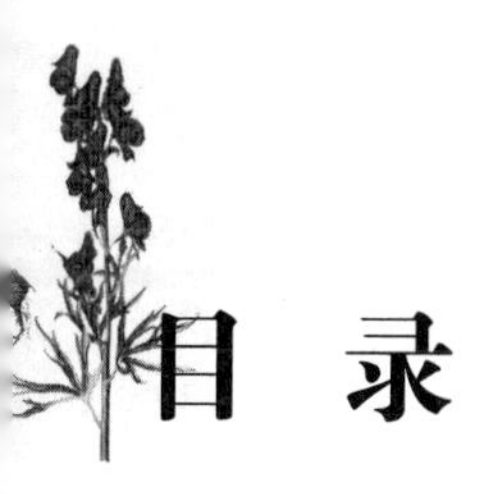

目　录

第一章　附子的文献记载……………………………………… 1
第二章　附子的临床应用 ………………………………………10
第一节　经方中附子应用方剂总结 ……………………………10
一、附子在《伤寒论》中的应用 ……………………………10
二、附子在《金匮要略》中的应用 …………………………11
第二节　附子在经方中的治疗作用 ……………………………12
一、温阳救逆 ……………………………………………………12
二、温经散寒除湿痹 ……………………………………………13
三、除胸痹心痛 …………………………………………………14
四、温阳散水邪 …………………………………………………14
五、温经散寒固表 ………………………………………………15
六、温中散寒除满止痛 …………………………………………16
第三节　历代应用附子经方验案 ………………………………17
一、四逆汤类 ……………………………………………………17
二、桂附地黄汤类 ………………………………………………25
三、附子理中汤类 ………………………………………………28
四、真武汤类 ……………………………………………………32
五、麻黄附子细辛汤类 …………………………………………37
六、桂枝附子汤类 ………………………………………………43
七、乌梅丸 ………………………………………………………46
第四节　附子古今临床应用剂量回顾 …………………………50
第五节　含附子中成药的应用 …………………………………53
一、四逆汤 ………………………………………………………53
二、附子理中丸 …………………………………………………55
三、祛风湿膏 ……………………………………………………55

四、参附注射液 …… 56
第六节　附子的中毒与解救措施 …… 57
一、附子的致毒化学原理 …… 57
二、附子的中毒症状 …… 58
三、中医学对附子中毒的处理方法 …… 58
四、西医学对附子中毒的处理方法 …… 60
第七节　附子的食疗运用 …… 60
一、附子粥 …… 61
二、附子羊肉汤 …… 61
三、附片薏苡粥 …… 61
第八节　少数民族医对附子的临床应用 …… 63
第三章　附子运用名家名案 …… 66
一、祝味菊 …… 67
二、吴佩衡 …… 69
三、范中林 …… 74
四、孙秉严 …… 81
五、李可 …… 88
第四章　附子的种植与生产 …… 102
第一节　附子的植物形态与生物学特性 …… 102
、附子植物来源与药用部位 102
二、植物形态 …… 102
三、生物学特性 …… 103
第二节　附子栽培历史 …… 107
第三节　附子的产地 …… 109
一、附子主产地的相关古代文献记载 …… 109
二、附子在我国的主要分布情况 …… 110
第四节　附子GAP基地建设 …… 111
一、附子种植基地选择依据 …… 112
二、附子生物学特性 …… 112
三、附子基地生态环境质量要求 …… 112

四、附子基地道地性要求…………………………………… 116
五、附子种植基地选择标准……………………………… 117
六、附子 GAP 基地建设情况 …………………………… 120
第五节　附子品种选育与种根培育……………………… 124
一、附子新品种选育……………………………………… 125
二、附子优良品种繁育…………………………………… 134
第六节　附子栽培技术…………………………………… 137
一、附子种根培育………………………………………… 137
二、选地整地……………………………………………… 140
三、基肥施用……………………………………………… 142
四、种根选择及处理……………………………………… 142
五、栽种…………………………………………………… 143
六、套种…………………………………………………… 145
七、查窝补苗……………………………………………… 146
八、中耕除草……………………………………………… 146
九、追肥施用……………………………………………… 147
十、排灌…………………………………………………… 148
十一、修根（习称“人工节育”） ……………………… 149
十二、摘尖掰腋芽………………………………………… 150
十三、病虫害防治………………………………………… 152
第七节　附子采收与产地加工…………………………… 158
一、附子采收……………………………………………… 159
二、鲜附子产地初加工…………………………………… 160
第五章　附子的炮制研究………………………………… 162
第一节　附子的药用历史与饮片规格…………………… 162
一、附子的品种本草考证………………………………… 162
二、乌头、川乌、草乌、天雄与附子的区别与联系 …… 163
三、附子的药用历史……………………………………… 167
四、附子的饮片规格……………………………………… 168
五、附子药材商品规格…………………………………… 169

第二节　附子炮制工艺……………………………… 170
一、附子炮制方法的历史沿革………………………… 170
二、附子产地加工工艺……………………………… 182
第三节　现代炮制工艺研究…………………………… 186
一、传统工艺研究………………………………… 186
二、创新工艺研究………………………………… 187
第四节　炮制设备研究……………………………… 189
一、传统加工设施………………………………… 189
二、清洗设备…………………………………… 190
三、切制设备…………………………………… 191
四、炒制设备…………………………………… 191
五、蒸制设备…………………………………… 192
六、干燥设备…………………………………… 192
第六章　附子的化学与药效毒理研究 …………………… 197
第一节　化学研究………………………………… 197
一、附子的化学成分……………………………… 198
二、不同附子及其炮制品中的生物碱类成分………… 198
三、生物碱类成分的结构…………………………… 200
四、生物碱类成分的性质…………………………… 209
五、生物碱成分的提取与分离……………………… 210
第二节　炮制对附子化学成分的影响………………… 210
一、炮制对生物碱类成分的影响…………………… 210
二、炮制对其他类成分的影响……………………… 217
三、不同辅料炮制附子对毒性和强心成分的影响…… 218
四、乌头碱型生物碱的模拟炮制研究……………… 219
第三节　药理毒理及体内代谢研究………………… 221
一、药理研究…………………………………… 221
二、附子毒理学研究进展…………………………… 236
三、体内代谢研究进展……………………………… 239

第四节　炮制对附子药理、毒理作用的影响……………243
一、炮制对毒理作用的影响……………………………243
二、炮制对药理作用的影响……………………………245
三、炮制对附子毒性和药效影响的综合研究…………250
四、附子炮制前后成分变化与毒效相关性研究………254
第七章　附子市场前景……………………………………265
第一节　附子产业政策……………………………………265
一、江油附子产业政策……………………………………265
二、安县附子产业政策……………………………………265
三、陕西附子产业政策……………………………………266
四、凉山附子产业政策……………………………………266
五、云南附子产业政策……………………………………266
第二节　附子商品药材市场分析…………………………266
一、中国附子药材市场供需分析…………………………266
二、中国附子市场前景……………………………………268
第三节　附子饮片市场分析………………………………269
一、附子饮片市场现状与市场前景………………………269
二、“中坝牌”附片——附片饮片市场中的精品 ……270
第四节　含附子中成药市场情况概况……………………271
第八章　附子的药用管理…………………………………273
第一节　毒性中药的管理法规……………………………273
一、附子历来就作为毒剧药物应用………………………273
二、古代对附子的药用管理………………………………274
三、现代对附子的药用管理………………………………276
第二节　质量标准沿革……………………………………279
一、附子传统质量评价标准沿革…………………………279
二、历版《中国药典》附子质量标准沿革 ……………286
三、各地方炮制规范附子质量标准………………………289
第三节　质量标准研究……………………………………293
一、乌头碱限量检查………………………………………293

二、总生物碱含量测定 …………………………… 294
三、双酯型生物碱的测定 ………………………… 296
四、单酯型生物碱和双酯型生物碱同时测定………… 298
五、多糖 …………………………………………… 300
六、尿嘧啶 ………………………………………… 300
七、微量元素 ……………………………………… 301
八、胆巴限量 ……………………………………… 301
第四节　小结 ……………………………………… 309
一、完善GAP认证管理，加强对源头的监管 ……… 309
二、严格对毒性中药饮片GMP的监管，确保产品质量
…………………………………………………… 310
三、完善毒性中药饮片GSP认证的规范，建立毒性
药材交易平台，提高准入门槛………………… 311
附　宋·杨天惠《彰明附子记》 ………………… 313

第一章　附子的文献记载

附子，是最早有文献记载的中药品种之一，在传统的中药材品种中占有极其重要的地位，同时也是最出名的毒剧中药材。现在所用附子饮片药材来源于毛茛科植物乌头 *Aconitum-carmichaeli* Debx. 块根上所附生的子根（侧根）的加工品，因其附乌头而生，如子附母，故名之。主产于四川江油、安县、布拖，陕西汉中、城固、南郑等地区。其中四川江油历来为其传统道地产区，所出者质量亦较其他几个产区为优。

大约在春秋战国到汉初这段时期，我国的医药学家就对附子的应用有了比较完备的认识，从西汉到唐代这段时期更是逐渐发展完善。在这一段时期的医药典籍中附子扮演着重要的角色，文献记载中出现的频率非常高，早在梁代陶弘景的《本草经集注》中就称其“为百药长”，一语道尽这段时期附子在中药王国里的重要地位。附子来源于毛茛科植物乌头 *Aconitumcarmichaeli* Debx. 的子根，其整棵植物即称之为乌头，最早附子的应用也是和乌头混合在一起的，并没有完全分开。从春秋战国到唐代这一段时期，医家对附子不同部位存在不同的药效差别体会逐渐加深。

关于附子类药物的记载最早见于春秋末期、战国初期成书的《国语·晋语》，即“骊姬受福，乃鸩于酒，堇于肉”，贾逵注：“堇，乌头也。”《尔雅》“芨，堇草”，郭璞注：“即乌头也，江东呼为堇。”而为它作注的贾逵生活于东汉末年到三国时期，在这里乌头是作为“毒”来使用的。附子类药物有大毒早在成书于西汉景帝时期（公元前 150 年）的《淮南子·主术训》中就一言定论：“天下之物，莫凶于鸡毒。”鸡毒指附子的母根乌头。附子、乌头所含的毒性成分主要为乌头碱。乌头碱对人的毒性极为强烈，常人只需服用 3～4mg 就会出现心慌、心悸、心律不齐，甚至心搏骤停。附子生用毒性极大，在古代生附子、乌头的粉末及乌头全草提取品射罔常被用来作为在狩猎和战争中制作毒箭，宫廷暗杀及制作蒙汗药的毒药。陶弘景在《本草经集注》谓：“草乌，捣茎汁日煎为射罔，猎人以傅箭，射禽兽十步即倒。”在《汉书·外戚传》中就记载了西汉宣帝时期（公元前73 年—前49 年）一桩附子作为“毒”使用的宫廷谋杀案：大将军霍光之女霍成君为宣帝妃，霍光之妻想让自己的女儿登上皇后宝座，行贿串通女医淳于衍。皇后许氏分娩之后，淳于衍暗中将捣好的附子粉掺在许皇后要吃的药丸内。许皇后服药后不久，即感到全身不适，出现了“头岑岑”的附子中毒症状，很快昏迷死亡。

《淮南子·缪称训》则提到了“物莫无所不用，天雄、乌喙，药之凶毒也，良医以活人”。则指出了附子作为“杀生之毒”和“治病之毒药”的同时应用，并且首次提到乌喙、天雄的分称的名字。由此可见大约在西汉初期附子类药物及药物名称开始分化。成书时间约在公元前 40 年的由西汉元帝时黄门令史游编写的儿童识字课本《急就篇》中就有“牡蒙甘草菀藜芦，乌喙附子椒芫华”的记载。作为一本由官方人员编写的儿童课本，可见此时附子类药物及药物名称分化已为大众所知。

在 1977 年安徽阜阳双古堆第二代汝阴侯夏侯灶墓出土的汉简——《万物》简中有六处地方明确的提到乌喙的名字。《万物》简明确提到乌喙的地方有六条，其中一条明确的提到了乌喙的功效：“服乌喙百日令人善趋也。”据目前所发现的材料可以证明《万物》简编纂成书在春秋战国时期，到西汉初年抄成。这应该是关于附子类药物最早的可见材料。

1973 年湖南长沙马王堆三号汉墓出土了迄今我国已发现的最古老的医药专书《五十二病方》帛书，专家考证该帛书成书早于吕后元年（公元前 187 年），且不会晚于秦汉之际，应为公元前三世纪末写本。全书记载了五十二个题，每题都是治疗一类疾病的方法，故称《五十二病方》。每病少则一二方，多则有二十几方，总数有 280 方，原书可能有 300 方。笔者根据严健民先生编著的《五十二病方补译》进行统计：其中出现乌豙（音 yi，喙）的方子有 10 方，并专列一病——毒乌豙（喙）者，专讲乌喙中毒的治疗。整个《五十二病方》帛书中只有乌豙（音 yi，喙）一名，并未出现附子和天雄等药物名称。以上两份出土的简帛作为皇室成员墓葬品，并且未经后世增删及臆测性注释，可参考性较强。笔者认为在这以前，包括在这以后一段时期附子和乌头是混用的，统称为乌头或乌喙。

1972 年 11 月在甘肃武威柏树乡下五畦村旱滩坡发现的东汉墓葬中，清理出医药简牍 92 枚，其中木简 78 枚，木牍 14 枚，称为《武威汉代医简》。而据考据该医药简牍的成书年代约在东汉初期，公元 1 世纪左右。《武威汉代医简》共记载各科方剂 30 多个，涉及内科、外科、骨伤科、五官科、针灸科等。笔者根据张延昌先生主编的《武威汉代医简注解》进行统计：该医药简牍中共出现中药方剂 28 个，其中出现乌头类药物的方剂有 10 个，占所有方剂的三分之一之多。其中单用附子的方剂 6 个，单用乌喙的方剂 1 个，单用天雄的方剂 1 个，并且第一次出现了乌喙、附子同用的方剂 2 个。由此可见，汉朝以前古人已经积攒了大量使用附子类药物的经验，从上述资料不难看出在该时期附子类药物是临床上的一味常用药，并且积攒了大量有效的治疗附子类药物中毒的临床经验。

被尊为中药理论开山经典之作的《神农本草经》，据考据约成书于东汉末年（公元 2 世纪）。在《神农本草经》中附子、乌头、天雄的药性和别名也是分开论述的，并且在该书中提到了“乌头……一名乌喙”。与《神农本草经》同时期的由医圣张仲景编写的中医学不朽经典《伤寒杂病论》里面，除去重复方之外共载方375首，用附子者有36方，66条，占的比例非常大，使用乌头的方子若干，使用天雄的方子仅一个“天雄散”方。毫无疑问在《伤寒杂病论》里面附子的使用已在附子类药物里面成为了最主要的，乌头仍旧使用，天雄这一名称规格已基本取消使用。

野生乌头所结子根附子很少，并且个头很小，产量很低；而家种品附子的产量要远远高于乌头的产量；天雄的产量更低，甚至为药农所忌，早在北宋元祐七年（公元1092年）陈承编修的《重广补注神农本草并图经》中就提到：但天雄者，始种乌头，而不生诸附子、侧子之类，经年独生，长大者是也。蜀人种之忌生此，以为不利。天雄这个名字也与那个时期皇室成员信奉黄老之说不无关系。附子类药物的名字开始多样化。随着历史长河的推进，中药材品种及名称在延续的同时也是在变迁的。秦汉时期是我国物质文明及科技发展快速进步的一段时期，西汉前期经过“文景之治”，汉朝的经济国力达到了空前的高度，而在当时农业是其支柱产业，农业技术发展迅速。汉代以前桑麻的种植只局限于某些地方，汉时桑麻得到广泛种植（此时黄河中下游地区的农村，户户房前屋后种了桑树，有的富户拥有上千亩的桑麻）。在这一时期某些中药材也开始了由野生需求向种植发展的过程，附子的种植可能就是其中之一。伴随着附子的种植，附子的应用也经历了乌喙（整棵毛茛科植物乌头的块根，包括附子和乌头）到乌喙（此即毛茛科植物乌头的母根，也叫乌头）、附子（附母根而生的子根）、天雄（毛茛科植物乌头不生附子的独根者）等不同使用部位和名称的演变。

在尚志钧先生辑复的三国时期魏国吴普所著的《吴氏本草经》中记载：“乌头，一名茛……正月始生，叶厚，茎方中空，叶四面相当，与蒿相似。附子，一名茛……或生广汉。八月采。皮黑肌白。侧子，一名莨……八月采，阴干。是附子角之大者。畏恶与附子同。乌喙……十月采。形如乌头，有两歧相合，如乌之喙，名曰乌喙也。所畏、恶、使，尽与乌头同。”该书是目前可见的、且已知作者的最早的本草文献之一，该书也同时提出了乌头、附子、侧子同名“莨”，并确定了这种植物的植物学形态：“正月始生，叶厚，茎方中空，叶四面相当，与蒿相似。”这与现代对附子植物形态的描述是完全相符的。“莨”在《唐韵》中为“古恨切”，音“艮”。《注》莨乃草乌头之苗，此草形状及毒皆似之，故名。就此可以得出确论乌头、附子、侧子来源于同一植物毛莨科植物乌头 *Aconitumcarmichaeli* Debx. 所生母根、子根和侧根。

可是这种“乌喙到乌喙、附子、天雄等不同使用部位和名称的演变”却使跟吴普同时期同是魏国的张揖做出了错误的解释，其在《广雅》中有“奚毒，附子也。一岁为子，二岁为乌喙，三岁为附子，四岁为乌头，五岁为天雄”的说法。西晋张华在其《博物志》中错误地认为：“物有同类而异用者，乌头、天雄、附子，一物，春夏秋冬采之各异。”附子、乌头、乌喙、天雄不过是不同历史时期乌头类植物的块根及子根的不同叫法而已。这些不同的叫法的传承随着时间的久远，以至于最初的来历越来越模糊，几至失去了线索。不难看出张揖、张华等人非药学家，其或许根本没有见过乌头这种植物，想当然的成分很大。甚至连梁代的道医大成之人陶弘景和南朝刘宋时期（约公元 400 年）大药学家雷敩也都犯了相同的错误，因为有前面张揖、张华等的错误认识，陶弘景在其《神农本草经集注》中错误的解释道：“附子，以八月上旬采，八角者良……（乌头）今采用四月，乌头与附子同根，春时茎初生，有脑形似乌鸟之头，故谓之乌头。有两歧共蒂，状如牛角，名乌喙，喙即乌之口也，亦以八月采。捣茎取汁，日煎为射罔，猎人以傅箭射禽兽，中人亦死，宜速解之也……（天雄）今采用八月中旬。天雄似附子，细而长便是，长者乃至三四寸许，此与乌头、附子三种，本并出建平，故谓之三建。今宜都山最好，谓为西建，钱塘间者谓为东建，气力小力弱，不相似，故曰西冰犹胜东白也。其用灰杀之时，有冰强者不佳……（侧子）即附子边角之大者脱取之，昔时不用，比来医家以疗脚气多验。”雷敩在其《炮炙论》则持“（附子）凡使先需细认，勿误用，有乌头、乌喙、天雄、侧子、木鳖子。乌头少有茎苗，长身乌黑，少有傍尖。乌喙皮上苍，有大豆许者孕八九个，周围底陷，黑如乌铁。天雄身全矮无尖，周匝四面有附孕十一个，皮苍色即是天雄。侧子只是附子旁有小颗附子，如枣核者。木鳖子只是诸喙、附、雄、乌、侧中毗者，号曰木鳖子，不入药中用，若服令人丧目”的观点。陶弘景和雷敩的论述固然有他们的价值所在，不过这种想当然的论述使后人对附子、乌头、乌喙、天雄的关系更加迷惑。其实早在东晋时期，文学家谢灵运在《山居赋》中就给出正确的答案：“《本草》所载，山泽不一……二冬并称而殊性，三建异形而同出……二冬者，天门、麦门冬。三建者，附子、天雄、乌头。”在较谢灵运稍早的东晋葛洪所著的《肘后救卒方》的上卷《治伤寒时气温病方第十三》节下“治伤寒阳毒、阴毒诸方”中就提到了著名的“三建汤”——“又三建汤方：乌头、附子、天雄并炮裂”，这是乌头、附子、天雄并用的首次记录。笔者根据尚志钧先生辑校的东晋葛洪原著、梁陶弘景增补的《补辑肘后方》做了初步统计，该书共辑佚方1265首，其中含附子、乌头、乌喙、天雄的方子有86首，并有大量的方子附子、乌头或附子、天雄等两药合用。并且在本书所载的“葛氏常备药”中乌头、附子分别排在第三位和第四位，可见葛氏对这两味药的看重，窥豹一斑我们也可知附子、乌头在那个时代应用之广泛。

到了唐显庆二至四年（公元657—659年）由苏敬等编著了我国历史上第一部官方药典《新修本草》，世称《唐本草》。苏敬在其［谨案］中云：“天雄、附子、乌头等，并以蜀道绵州、龙州出者佳。余处纵有造得者，气力劣弱，都不相似。江南来者，全不堪用。陶以三物俱出建平故名之，非也。按《国语》置堇于肉，注云乌头也。《尔雅》云：芨，堇草。郭注云：乌头苗也，此物本出蜀汉，其本名堇，今讹为建，遂以建平释之。又石龙芮叶似堇草，故名水堇。今复说为水茛，亦作建音，此岂复生建平耶？检字书又无茛字，甄立言《本草音义》亦论之。天雄、附子、侧子并同用八月采造。其乌头四月上旬，今云二月采，恐非时也。”不难看出到唐代官方已明确指出附子、乌头、天雄、侧子同时指的毛茛科植物乌头 *Aconitumcarmichaeli* Debx. 块根的不同部位。

唐代国家统一，经济繁荣，附子的种植得到了恢复和发展。蜀道绵州、龙州确立为附子的道地产区，及至宋代附子已大面积种植，宋代四川附子的道地性更加明确，《本草图经》云：“绵州彰明县（四川江油）多种之，惟赤水一乡者最佳。”四川江油地区所产附子已成为公认的道地药材，论及对附子种植、采收、加工及植物形态描述之详细、准确者莫过于南宋赵与时《宾退录》卷三中所载东蜀杨天惠撰《彰明县附子记》，后世著作对附子的描述多引述此文。东蜀杨天惠撰《彰明县附子记》云：绵州故广汉地，领县八，惟彰明出附子。彰明领乡二十，惟赤水、廉水、会昌、昌明宜附子……按本草经及注载：附子出犍弃山谷及江左山南、嵩高齐鲁间。以今考之皆无，有误矣。又云：春采为乌头，冬采为附子。大谬！又云：附子，八角者良，其角为侧子。愈大谬！与余所闻绝异，岂所谓“尽信书，不如无书”者类耶？这一记载与今江油河西数乡出产附子，而河东诸地不产，仍完全一致。此后各地附子虽亦有产出，但总以四川江油为道地。因川乌系附子的母根，显然也应以川产为正。后世医药家虽偶有发挥，但莫有超出此《记》者。

纵观人类发展史，可以活命的食物和可以要命的毒药是人类最关注的事物之一，甚至可能排到人类所关注事物的第一位。《鹖冠子·环流》说“积毒为药，工以为医”，人类原始民族的药物知识多来源于中毒。在我国古代，药和毒是一家，是密不可分的，毒药多是代表药物的泛称。《神农本草经》既是本着“神农尝百草，一日七十毒”的传说（《淮南子·修务》），按毒性大小把药分之为上、中、下三品，后世本草书皆遵其例。《素问·异法方宜论》：“其病生于内，其治宜毒药。”《素问·脏气法时论》：“毒药攻邪，五谷为养，五果为助，五畜为益，五菜为充。”王冰注：“药，谓金玉土石草木菜果虫鱼鸟兽之类，皆可以祛邪养正者也。然辟邪安正，惟毒乃能，以其能然，故通谓之毒药。”唐朝以前的诸多医学文献包括前文提到的《万物简》、《五十二病方》、《武威汉代医》，以及南北朝时期葛洪的《肘后方》都大量的载录了乌头、附子、甘遂、大戟、巴豆、商陆等毒性药材，并且所占比例很大。中医本身就是利用药物的毒性来治疗疾病。在中医理论里药物毒性同时也是指药物的偏性，即热药有热毒、寒药有寒毒等。药物的偏性（毒性），正是中医用药治病的依据。在中医辨证的基础上，用药之偏性，治人之偏差。热者用寒药，寒者用热药；虚者补之，实者泻之等不一而足。《周礼·天官·医师》：“医师掌医之政令，聚毒药以共医事。”郑玄注：“毒药，药之辛苦者。”《吴氏本草经》：“附子，一名茛。神农：辛。岐伯、雷公：甘，有毒。季氏：苦，有毒，大温。”按郑玄的注附子完全符合了《周礼·天官·医师》毒药的定义。但良医活人，多藉猛药，《孟子·滕文公上》谓：“药不瞑眩，厥疾不瘳。”附子是毒，更是天下第一大毒药。附子被历代医家视为补火要药，“回阳第一要药”。早在梁代陶弘景的《本草经集注》中就称其“为百药长”，一语道尽附子在中药王国里的重要地位。明代的张景岳更将附子与人参、熟地、大黄列为“药中四维”。古称“礼、义、廉、耻”为国之四维，言为立国安邦之要；药中四维，即治病保命要药。

历朝历代出过很多善用附子的医家，对附子的应用和发挥之妙者首推汉代的医圣张仲景。在其《伤寒杂病论》中其承袭汉朝以前先贤和发皇古意自创之附子方比比皆是，如著名的“四逆汤”、“白通汤”、“附子汤”、“附子理中汤”、“桂枝加附子汤”等等。唐代的孙思邈在《千金要方》中创温脾汤，将附子、大黄、人参、干姜、甘草熔于一炉。宋代有关附子的创新方增多，如陈自明《妇人良方大全》中的参附汤，为回阳固脱的代表方剂，是抢救心力衰竭的主方。又如《太平惠民和剂局方》的三生饮，由生附子、生川乌、生南星、木香等组成，为治疗中风偏瘫语謇之名方。尚有魏岘《魏氏家藏方》中的芪附汤，被后世立为益气温阳、回阳救逆的主方。明代的陶华在《伤寒六书》中立回阳救逆汤，方中既有回阳救逆的附子、干姜、肉桂，又有益气生阴的人参、五味子、炙甘草，特别是方中麝香的使用，增强了附子的温通开窍作用。清代的唐容川创天魂汤，将附子、干姜等温里药用于血证，为治疗虚寒性吐血另设温阳摄血法。而对于清末郑钦安开创的中医扶阳学派（火神派）来说，附子如同一国之君一般，其重要性更是不可言喻，附子的运用甚至占到全部处方的四分之三以上。民国年间上海祝味菊、云南吴佩衡、四川范中林等皆是善用附子的大家，在近代医林中独树一帜。当代名医山西灵石李可先生、四川成都卢崇汉先生皆擅用附子，并对用量、煎服法等多有发挥。

回顾文献我们发现，在我国汉代附子的应用已经很普遍，甚至解毒之法已完备。乌头、附子、天雄的分类已完成。大面积人工种植开始于唐宋，并确立道地产区。

第二章　附子的临床应用

第一节　经方中附子应用方剂总结

一、附子在《伤寒论》中的应用

附子在经方中应用广泛，为了更好地认识经方中附子的作用，按照方剂在《伤寒论》中先后顺序，把含附子的经方做了以下归纳。

表2－1　　《伤寒论》中含附子的方剂比较

次序	方剂	附子剂量	炮制方法	剂型	加减
1	桂枝加附子汤	一枚	炮，去皮，破八片	汤剂	
2	桂枝去芍药加附子汤	一枚	炮，去皮，破八片	汤剂	
3	四逆汤	一枚	生用，去皮，破八片	汤剂	
4	小青龙汤	一枚	炮	汤剂	加
5	干姜附子汤	一枚	生用，去皮，切八片	汤剂	
6	芍药甘草附子汤	一枚	炮，去皮，破八片	汤剂	
7	茯苓四逆汤	一枚	生用，去皮，破八片	汤剂	
8	真武汤	一枚	炮，去皮，破八片	汤剂	减
9	附子泻心汤	一枚	炮，去皮，破	汤剂	
10	桂枝附子汤	三枚	炮，去皮，破	汤剂	
11	去桂加白术汤	三枚	炮，去皮，破	汤剂	
12	甘草附子汤	二枚	炮，去皮，破	汤剂	
13	麻黄附子细辛汤	一枚	炮，去皮，破八片	汤剂	
14	麻黄附子甘草汤	一枚	炮，去皮，破八片	汤剂	
15	附子汤	二枚	炮，去皮，破八片	汤剂	

（续表）

次序	方剂	附子剂量	炮制方法	剂型	加减
16	白通汤	一枚	生用，去皮，破八片	汤剂	
17	白通加猪胆汁汤	一枚	生用，去皮，破八片	汤剂	
18	通脉四逆汤	大者一枚	生用，去皮，破八片	汤剂	
19	四逆散	一枚	炮令坼	汤剂	加
20	乌梅丸	六两	炮，去皮	丸剂	
21	四逆加人参汤	一枚	生用，去皮，破八片	汤剂	
22	理中丸	一枚		汤剂	加
23	通脉四逆加猪胆汤	大者一枚	生用，去皮，破八片	汤剂	

二、附子在《金匮要略》中的应用

表2-2　《金匮要略》中含附子的方剂比较

次序	方剂	附子剂量	炮制方法	剂型	加减
1	桂枝附子汤	三枚	炮，去皮，破八片	汤剂	
2	白术附子汤	一枚半	炮，去皮	汤剂	
3	甘草附子汤	二枚	炮，去皮	汤剂	
4	头风摩散	一枚	炮	散	
5	桂枝芍药知母汤	二两	炮	汤剂	
6	《千金》三黄汤	一枚		汤剂	加
7	《近效》术附汤	一枚半	炮，去皮	汤剂	
8	崔氏八味丸	一两	炮	丸剂	
9	《千金》越婢加术汤	一枚	炮	汤剂	加
10	薏苡附子散	十枚	炮	散	
11	乌头赤石脂丸	乌头一分 附子半两	炮	丸剂	
12	九痛丸	三两	炮	丸剂	
13	附子粳米汤	一枚	炮	汤剂	
14	大黄附子汤	三枚	炮	汤剂	
15	栝楼瞿麦丸	一枚	炮	丸剂	
16	越婢汤	一枚	炮	汤剂	加
17	麻黄附子汤	一枚	炮	汤剂	
18	桂甘姜枣麻辛附子汤	一枚	炮	汤剂	

（续表）

次序	方剂	附子剂量	炮制方法	剂型	加减
19	黄土汤	三两	炮	汤剂	
20	四逆汤	一枚	生	汤剂	
21	通脉四逆汤	大者一枚	生	汤剂	
22	薏苡附子败酱散	二分		散剂	
23	乌梅丸	六两	炮	丸剂	
24	附子汤				
25	竹叶汤	一枚	炮	汤剂	加
26	肾气丸	一两	炮	丸剂	

第二节　附子在经方中的治疗作用

一、温阳救逆

以四逆汤为代表方剂。在太阳病上篇，伤寒“重发汗，复加烧针”致阳气内虚者，应用四逆汤以救逆。在太阳病中篇更是直接指出了附子“救里”的作用，身体疼痛的症状在太阳病多见，但亦有因少阴里虚寒所致，故单纯以四逆汤救里即可，虚寒得化，疼痛自解，四逆汤应用在其他篇章亦多是与此相类。附子在四逆汤中的应用体现了《本经》中对附子“主风寒咳逆邪气，温中”的认识，里气虚寒，下利不止，外可见“身体疼痛”、“大热不去”、“四肢拘急、手足厥冷”等病情，放胆应用四逆汤，用生附子配伍干姜、甘草，温脾肾之阳救虚寒以止利、除热。正如陶节庵云“温经用附子，无干姜不热”，尤其是生附子配干姜，透达阴寒，回阳救逆，其力精专。在干姜附子汤用以治疗“下之后，复发汗，昼日烦躁不得眠，夜而安静，不呕，不渴，无表证，脉沉微，身无大热者”，汗、下之后阳气暴虚，阴寒独盛，生附子、干姜浓煎一次顿服，以救虚脱之阳。若阴寒内盛病情入里渐深，出现阳气虚微，被阴寒格拒于外，形成内寒外热之时，仲景则以通脉四逆汤处之，加大附子、干姜的用量，温阳通脉。当病情进一步深入出现“吐已下断，汗出而厥，四肢拘急不解，脉微欲绝者时”，以通脉四逆加猪胆汁治之。古人在注解此条时认为，阴寒内盛格阳于外，以咸寒猪胆汁，引药入里，我们认为这种解释或许有些牵强，猪胆汁在这种病情深重的情况下应是直接发挥其治疗作用，而不是仅仅为引经佐使之药。根据现代药理研究，猪胆汁含有大量胆汁酸、胆盐等，抗菌谱广，抗炎作用强，尤其是对消化系统更为突出，口服后还可刺激胆汁分泌，增加肠蠕动。在少阴病，出现下利脉微、干呕烦躁之时，胃肠消化系统已经极其混乱，整体功能衰竭，此时应用附子并直接配伍口服猪胆汁，可破阴除寒救逆，并恢复病人的胃肠功能，助消化，促吸收，急危症时可保得病人胃气，挽留生命。在白通汤中体现得更为明确，“少阴病，下利脉微者，与白通汤。利不止，厥逆无脉，干呕烦者，白通加猪胆汁汤主之”，可以明显看出病情进一步加重，胃肠功能紊乱，此时加猪胆汁应该是直接来纠正胃肠功能，助正气的恢复。总结四逆、白通之类应用，其一，可医恶寒、下利厥逆、脉沉微等全身性阴寒、功能衰退证候；另外对里寒外热、大汗出、大热不去、干呕烦躁等症，亦可回阳复脉，潜纳浮阳，如《医宗金鉴》所云“能大壮元阳，主持内外，共招外热返之于内”，我们在临床中对于大热不去，兼见太阴、少阴虚寒者，应用四逆汤类方，其退热之效确实可以一剂而愈。

二、温经散寒除湿痹

温经散寒除湿痹的作用多体现在太阳病篇、痉湿暍病脉证篇以及中风历节病脉证篇，方剂有桂枝附子汤、白术附子汤、甘草附子汤、桂枝芍药知母汤、附子汤。以桂枝芍药知母汤为代表，“诸肢节疼痛，身体尪羸，脚肿如脱，头眩短气，温温欲吐，桂枝芍药知母汤主之”，历节病程日久，风寒湿郁痹气血经脉，以附子温经散寒除湿，配伍麻黄、桂枝、白芍、防风、知母、生姜疏通经脉、畅通气血阴阳，白术、甘草健脾益气扶正。病情轻浅者仲景处以桂枝附子汤类温通经脉气血，桂枝辛温发散，通阳利水，行里达表，无所不到；附子温阳散寒，通行十二经脉，走而不守，二药相须为用，可作用于全身瘀滞不通之所。病深虚寒明显者，以附子汤主之，“少阴病，身体痛，手足寒，骨节痛，脉沉者，附子汤主之”，以少阴阳虚为主，兼见寒湿痹阻经脉关节，以附子温通助阳除湿，白术、茯苓健脾益气除湿，芍药以畅通气血，人参辅助正气。附子除痹的作用正体现《本经》中主“寒湿，踒躄拘挛，脚痛，不能行步”的记载。

三、除胸痹心痛

《金匮要略》胸痹心痛短气病脉证中论述到：“阳微阴弦，即胸痹而痛，所以然者，责其极虚也。今阳虚在上焦，所以胸痹、心痛者，以其阴弦故也。”阳虚为胸痹病发之主因，温通不及则病见胸痹、心痛。中医所谓身体虚弱多为气虚，其根源则在气机疏通不及不能正常流通，附子温阳散寒通络止痹痛，助正气的运行，从这一点上来说，附子尚有补益之功效。方剂见于薏苡附子散、乌头赤石脂丸、九痛丸，分别配伍薏苡仁、干姜、川椒、乌头等宣痹除湿止痛。值得注意的是，在治疗心脏病中，病人往往需要长时间服用某种成药，在急性发作时，口服速效救心丸一类成药，应用方便，并能很快解决病人当下的病痛。从胸痹心痛篇可以看出，古人治疗“心痛彻背，背痛彻心”也是以丸散剂来治疗，可长期服用，对心脏病的预防和急性发作应有很好的治疗作用，值得我们深入挖掘，形成固定剂型，发挥中医、中药的特色。

四、温阳散水邪

以真武汤为代表方剂。“少阴病，二三日不已，至四五日，腹痛，小便不利，四肢沉重疼痛，自下利者，此为有水气。其人或咳，或小便利，或下利，或呕者，真武汤主之。”脾肾阳虚，水气泛溢，以附子温阳逐水，白术、茯苓、生姜健脾益气利水，芍药畅通血络，助津液代谢。对于方中配伍芍药历来医家就有争议，有医家认为此种配伍可“制约附子之刚燥，使其利水温阳而不伤阴”；更有医家主张此为传抄失误，应把芍药去掉或更换为桂枝一类辛散之品，如汪苓友“真武汤，专治少阴里寒停水……或疑芍药酸寒，当减之，极是，然上证是里气虚寒，方中既有姜附之辛，不妨用芍药之酸，以少敛中气”，我们认为这种说法有失偏颇，《本经》中芍药的作用为“主邪气腹痛，除血痹，破坚积，寒热，疝瘕，止痛，利小便，益气”，在《别录》中记载其可通顺血脉，去水气，利膀胱、大小肠，可见芍药有利小便的功效，直接发挥利水、逐瘀痹的作用，与温阳散寒之附子相伍，力量更大，况且此时病人一派阴水泛滥，水湿停聚之候，正宜温阳燥湿祛水，何来伤阴之理？对于水湿内郁的治疗，仲景还有从外开解之法，如麻黄附子汤、桂枝去芍药加麻黄细辛附子汤，配伍麻黄、桂枝、细辛之属，温经散寒，开解太阳以助水湿运化。对于肾气虚弱，气机蒸化无力，小便不利者，仲景以肾气丸主之，附子与熟地配伍，补益正气，以助气化。

五、温经散寒固表

出现于太阳病误汗以致里气虚寒，出现“恶风，小便难，四肢微急，难以屈伸”，以及太少同病时。方剂有麻黄附子细辛汤、麻黄附子甘草汤、桂枝加附子汤、桂枝去芍药加附子汤、竹叶汤。如麻黄附子细辛汤，“少阴病，始得之，反发热脉沉者”。少阴虚寒证兼太阳表证未解者，以附子温经散寒，佐细辛、麻黄透发表里，主治太少两感证。临床常用于年老体虚之人，外感风寒表证，寒气随入里渐深，症见头痛咳嗽、失音喑哑等，以此方治疗可以取得一剂知、二剂愈的效果。另外，对于血压忽高不下、兼见头痛眩晕等情况，对症应用本方有很好的降压止头痛功效。“产后中风发热，面正赤，喘而头痛，竹叶汤主之”，产后中风外感，以桂枝、葛根、防风、桔梗来宣散表邪之外，尤须以附子、人参、大枣、甘草辅助正气，开解与扶正补虚并用。另外，有三首方剂在方后加减法中加用附子，分别是越婢加术汤、越婢汤、竹叶汤，亦是因表阳虚弱、卫外不固，如越婢汤“恶风者，加附子一枚”；竹叶汤“颈项强，用大附子一枚”。

六、温中散寒除满止痛

附子温中散寒除满止痛的作用主要体现在附子粳米汤、大黄附子汤、乌梅丸、黄土汤等方剂。“腹中寒气，雷鸣切痛，胸胁逆满，呕吐，附子粳米汤主之”，中气虚寒，或为寒邪逆气上冲、或为寒实内结，均可应用附子以温中散寒除满，或配伍半夏以降止逆气，或配伍大黄、细辛散寒通滞。“胁下偏痛，发热，其脉紧弦，此寒也，以温药下之，宜大黄附子汤”，大黄、附子相伍，取其温阳通络、驱寒逐瘀止痛之意，治疗寒结在里的腹痛、寒疝等病效果明显，如尤在泾所言“大黄苦寒，走而不守，得附子、细辛之大热，则寒性散而走泄之性存”。现代治疗经验中方除了应用在肋间神经痛、胆结石、粘连性肠梗阻等病外，对于下肢深静脉血栓所引起的腰痛、腿疼、腿肿等症亦有明显的治疗作用。当寒热错杂、蛔厥不安时，配伍黄连、黄柏、川椒以解郁热、安蛔救厥。方后加减法中，四逆散“腹中痛者，加附子一枚”；理中丸“腹满者，去术，加附子一枚”，直接体现了附子温中除满止痛的功效。

第三节　历代应用附子经方验案

目前对某味中药的研究角度可有多个，诸如医案挖掘、现代药理、文献整理等，但无可置疑对医案的研究可能是最有效最真实的方法。临床工作者可凭借学习医案而直接学习该药的适应证、配伍规律，进而尝试应用。我们精选了历代临床家的有关含附子经方的部分精彩医案，加深对附子的认识。

一、四逆汤类

［案1］直叙立刻救苏刘筠枝不终其用之故

筠枝先生，创业维艰，大率得之节啬者多。然七旬御女不辍，此先天元阳固密，非人力之所为也。若能良贾深藏，可以百年用之不竭，奈何以御女之故，而数扰其阳耶！夫阳者亲上而卫外，易出而难收者也。在根基浅露之躯，毫不敢肆情纵欲。幸而根深蒂固，不易动摇，乃以房中之术，自伐其根，而重加栽接，致太命危于顷刻。岂误以节啬之方，而倒施之御女乎！夏月阳气在外，阴气在内，此时调摄之法，全以扶阳抑阴为主。翁偶不快，实饮食起居如常，医者以壮年伤暑之药，香薷、黄柏、石膏、知母、滑石、车前、木通投之，即刻不支，卧于床褥。次早余见时，则身僵颈硬，舌强喉哑，无生理矣。余诊毕云：此证虽危，然因误药所致，甫隔一晚，尚可以药速追。急以大附子、干姜、人参、白术各五钱，甘草三钱，大剂煎服，可解此厄，万不宜迟。渠诸子不能决，余忙取药自煎。众议姑以前方煎四分之一，服之安贴，再煎未迟，只得从之。药成送进，适前医再至，遂入诊良久，阻药不用。余面辱其医，进房亲督灌药。寸香之久，翁大呕一声，醒而能言，但声雌而颤，呼诸子乳名，云适才见州官回。询其所由，开目视之不语。转问医者何人。曰江西喻。遂抬手一拱。又云：门缝有风来塞塞。余甚快，忙出煎所存三分之药以续进。维时姻族杂至，商以肩舆送余归寓。余断欲进药。众劝云：且暂回寓，或者明日再请，其意中必惧吾之面折医辈耳。及他医进药，哑瞶如前，越二日而逝。余为之叹惜不已焉！七旬御女不辍，斧斤于内，而假庸医以权，长子次子继夭；斧斤于外，而开姻族以衅，气机久动，尚自谓百年无患也。于人乎何尤！

胡卣臣先生曰：献玉而遭刖，认为顽石也。投珠而按剑，诧为不祥也。至剖石得玉，转灾为祥，尚然不识，则何见耶！医事固裂，亦所遇适穷耳。

（陈熠．喻嘉言医学全书．北京：中国中医药出版社，2011）

［案2］辨徐国祯伤寒疑难急症治验

徐国祯伤寒六七日，身热目赤，索水到前复置不饮，异常大躁，将门牖洞启，身卧地上，辗转不快，更求入井。一医汹汹，急以承气与服。余证其脉，洪大无伦，重按无力。谓曰：此用人参、附子、干姜之症，奈何认为下症耶？医曰：身热目赤，有余之邪躁急若此，再以人参、附子、干姜服之，逾垣上屋矣。余曰：阳欲暴脱，外显假热，内有真寒，以姜、附投之，尚恐不胜回阳之任，况敢纯阴之药重劫其阳乎？观其得水不欲咽，情已大露，岂水尚不欲咽，而反可咽大黄、芒硝乎？天气燠蒸，必有大雨，此症顷刻一身大汗，不可救矣。且既认大热为阳证，则下之必成结胸，更可虑也。惟用姜、附，所谓补中有发，并可以散邪退热，一举两得，至稳至当之法，何可致疑？吾在此久坐，如有差误，吾任其咎。于是以附子、干姜各五钱，人参三钱，甘草二钱，煎成冷服，服后寒战，戛齿有声。以重绵和头覆之，缩手不肯与诊，阳微之状始着。再与前药一剂，微汗热退而安。

胡卣臣先生曰：雄辩可谓当仁。

（陈熠．喻嘉言医学全书．北京：中国中医药出版社，2011）

［案3］

王新玉伤于风寒，发热怕冷，身疼汗出，服表散药未愈。转增腹痛泄泻，舌白润，口不渴，小便清利，一变而为太阳太阴并病。用时方平胃散加防风、桂枝，不惟前证未减，反益心下支结，胸胁满痛，口苦烦渴，再变而为太少二阳及太阴诸病矣。窃思证兼表里，《伤寒论》中之柴胡桂姜汤，病情颇为切合。其方柴桂发散和解，可治太少二阳之表；姜草健脾止泻，可温太阴之里；牡蛎开结住汗，有利气机之调畅；黄芩清热，蒌根生津，能清内在之烦渴。是一方而统治诸证。书方与之。否料患者又以病变时延，易医而欲速效。医不详察证情，认为表实里热而迭汗下之，遂致漏汗洞泻，息短偃卧，而势甚危殆。又复邀诊，脉微欲绝，四肢厥逆，汗泻未已，不时转侧手扰，此属阴阳垂绝之象，亟宜通脉四逆汤挽将绝之阳，配童便救将尽之阴，以策万全。

附子一两，干姜两半，炙草五钱。浓煎，冲童便少许。

频频灌下，自晨迄暮，尽二大剂，泻汗逐减。当子夜阳回之时，汗泻全止，身忽发热，是阴复阳回之兆。按脉浮缓无力，阴阳将和，邪气外透。乃煎桂枝汤加参续进，益气解肌，二剂热退人安。后以补脾胃和气血调理匝月复元。夫是病几经转变已濒于危，虽得幸愈，然亦险矣。

（赵守真．治验回忆录．北京：人民卫生出版社，2008）

［案4］

谭某，男，45岁。患疟疾，经治多日获愈。曾几何时，又突发热不休，但口不渴，喜拥被卧，神疲不欲动，此为病久正虚之证，治宜温补。无如医者不察脉证虚实，病情真假，只拘泥于翕翕发热而用麻桂妄汗之，遂致漏汗不止。身不厥而外热愈炽，惟蜷卧恶寒，厚被自温，不欲露手足，声低息短，神衰色惨，证情严重，病家仓皇无计，由族兄某建议邀吾。至时，人已不能言，汗犹淋漓，诊脉数大无力，面赤，身壮热，舌白润无苔，不渴不呕，审系阴寒内盛阳气外格，属诸戴阳一证。治宜回阳抑阴，阳回则阴和，阴阳和则汗敛也。因思《伤寒论》中之通脉四逆汤及茯苓四逆汤，皆回阳刚剂，若以汗多亡阳而论，则通脉四逆又不如茯苓四逆汤回阳止汗之力大，遂用大剂茯苓四逆汤以图挽救。

茯苓八钱，生附六钱，干姜五钱，野参四钱（另蒸兑），炙草三钱。煎好，另加童便半杯冲服。

上方实系通脉四逆、茯苓四逆两方化裁而合用之。一日夜进药三帖，午夜发生烦躁，刹那即止，渐次热退汗停，按脉渐和有神。次晨口能言一二句，声音低微，气不相续，此时阳气虽回，气血犹虚，改进十全大补汤（桂枝易肉桂）温补气血。后又随加破故纸、益智仁、巴戟、杜仲等温养肾元，服药半月，病体全复。

（赵守真．治验回忆录．北京：人民卫生出版社，2008）

［**案5**］

农民萧某，34岁，住零陵荷叶塘村。某晨忽大吐血，先为瘀黑块状，后系鲜红新血，时少时多，三整日未断，服药杂治均罔效，病情日形严重，特来迎治。患者蜷卧于床，血吐犹未少止，面白惨淡无神，四肢厥冷，舌胖润无苔，身倦不欲动，口渴喜暖饮，亦不多，脉细微欲绝，此阴阳衰微，将见离决之候。检阅服方，皆苦寒折之，如三黄解毒汤、龙胆泻肝汤之类，是欲止血而过服寒凉之所造成。现当生死存亡千钧一发，唯有回阳固本之一法，当处以人参四逆汤：

力参五钱（蒸兑），生附八钱，干姜五钱，炙草二钱。

上方意在回阳救厥温经止血也。半日连服二大剂，夜半阳回，肢微温，血仍点滴未停，因略为易方：

力参五钱，附子三钱，黑姜炭（炮透）四钱，炙草二钱。水煎，冲发炭及童便服。

上方温以止血，二剂血果止。讵知日晡身发高热，烦躁不安，脉则洪数而软，乃血气来复，故现此离奇之假象，不应为所眩惑，治宜温平补血，疏当归补血汤加炮姜。二剂后，热退神宁。不料夜半腹大痛，拒按，大便已数日未行，此由阴证而转属阳明，然在《伤寒论》中已有调胃承气汤法治，今特小其剂以用之：

大黄三钱（酒制），芒硝二钱（冲），甘草二钱。

一剂便下痛止，改用益气补血之药，逐渐安平。

（赵守真．治验回忆录．北京：人民卫生出版社，2008）

［**案6**］

刘某，女，45岁，农民。

患者咳嗽气紧，吐白泡沫清痰，全身软弱无力，已卧床不起，二日未进饮食，大便不通，力乏喘促，但面赤唇红，一咳连续一二十声，神识恍惚，说话不清，两足厥逆。舌质淡，苔白腻。脉沉细，有时右寸脉不显。元阳有欲从上脱之势，此乃危候。当告诉其亲属，并在处方上批明，大剂四逆汤加葱白回阳救急，通达内外之阳：

制附片62g，干姜62g，炙甘草62g。葱白引

连服二剂。复诊时，神识已清，两足渐温，此阳回之验。咳嗽喘促，有所减轻，嘴唇乌黯，语言细小，恶寒，舌苔白润而滑，两胁胀痛，右寸脉微弱。此肺阳虚，肺气不足之咳喘。法当辛甘助阳，温补肺气。又，肺肾为子母之脏，故必兼补肾阳。附子理中汤治之。

制附片62g，泡参31g，白术31g，干姜31g，炙甘草31g。

又尽二剂，诸证大减。惟喘促仍盛，白泡沫清痰多。因上方用泡参，服后使虚气上升，故见喘促。清痰多者，乃水湿未能得阳所化。上方去参，加茯苓，通阳利水，止咳逆。

制附片62g，白术31g，干姜31g，炙甘草31g，茯苓18g。

连服二剂，四肢温和，微咳，白泡清痰仍多，痰饮尚重，苓桂术甘汤加味和之。

茯苓 18g，桂枝 15g，白术 18g，甘草 15g，半夏 18g，干姜 18g。

尽二剂后，咳嗽喘促告愈。惟饮食不多，精神欠佳，理中汤加砂、蔻，巩固疗效。

党参 15g，白术 18g，炮姜 18g，炙甘草 15g，干姜 15g，砂仁 9g，白蔻 9g。

又服二剂，饮食增而痊愈。

（唐步祺．咳嗽之辨证论治．西安：陕西科学技术出版社，1982）

［案 7］**伤寒病少阴阴极似阳证（一）**

杨某，男，三十一岁，云南省姚安县人。1923 年 3 月，已病廿日。始因微感风寒，身热头痛，连进某医方药十余剂，每剂皆以苦寒凉下并重加犀角、羚羊角、黄连等，愈进愈剧，犹不自反，殆至危在旦夕，始延余诊视。斯时病者目赤，唇肿而焦，赤足露身，烦躁不眠，神昏谵语，身热似火，渴喜滚烫水饮，小便短赤，大便已数日不解，食物不进，脉浮虚欲散，此乃风寒误治之变证。缘由误服苦寒凉下太过，已将真阳逼越于外而成阴极似阳之症，外虽现一派热象，是为假热，而内则寒冷已极，是为真寒。如确系阳症，内热熏蒸，应见大渴饮冷，岂有尚喜滚饮乎？况脉来虚浮欲散，是为元阳有将脱之兆，昔寒凉下，不可再服，惟有大剂回阳收纳，或可挽回生机。病象如此，甚为危笃。急拟白通汤加上肉桂一剂治之。

附片 60g，干姜 26g，上肉桂 10g（研末，泡水兑入），葱白 4 茎。

拟方之后，病家云及是晚因无人主持，未敢煎服。次晨，又急来延诊，余仍执前方不变，并告以先用上肉桂泡水试服，若能耐受，则照方煎服，舍此别无良法。病家乃以上肉桂水与服之。服后旋即呕吐涎痰碗许，人事稍清，自云内心爽快，遂进上方。服一剂后，病情较减，即现出恶寒肢冷之象。午后再诊，身热约退一二，已不作烦躁谵语之状，且得熟寐片刻，乃以四逆汤加上肉桂主之。

附片100g，干姜36g，甘草12g，上肉桂10g（研末，泡水兑入）。

服上方后，身热退去四五，脉稍有神，小便赤而长，略进稀粥。再剂则热退七八，大便始通，色黑而硬，惟咳嗽痰多，痰中兼带有血。病家另延数医诊视，皆云热症，出方总不离苦寒凉下之法。由于前医所误之鉴，又未敢轻试。后因病人吃梨一个，当晚忽发狂打人，身热大作，有如前状，又急邀余诊治，始言吃梨之事。余视之，舌白而滑，仍喜滚饮，此阳神尚虚，阴寒未净，急欲扶阳犹不及，反与滋阴清凉之水果，又增里寒，病遂加重。即告以禁服生酸水果冷物及清凉苦寒之药为幸，余仍主以大剂回阳祛寒之剂治之。照第二方加倍分量，并加茯苓30g、半夏16g、北细辛4g，早晚各服一剂，共连服六剂。三日后再诊，身热已不作，咳痰渐愈，饮食增加，小便淡黄而长，大便转黄而溏。又照方去半夏、细辛，加砂仁、白术、黄芪，每日一剂，连进十余剂，诸病俱愈。后体健胜于前。

按：凡病有真热证与真寒证之分，又有真热假寒证与真寒假热证之别。然真者易识，而假者难辨。《内经》曰："治病必求于本。"即凡病当须辨明阴阳之意也。

（吴生元．吴佩衡医案．北京：人民军医出版社，2010）

［**案8**］**少阴证鼻衄**

刘某，男，5岁。成都市某厂职工之子。

［病史］1948年春，其父背来就诊时说："小儿一人在家，中午忽发现他鼻出血不止，倦怠无力，躺在椅上，面色苍白。曾频频用凉水冷敷，流血反而加剧，急请范老诊治。"

［初诊］患儿精神委靡，四肢逆冷，唇舌淡白。此为少阴寒证，阳气衰微，不能摄血，阴气较盛，势必上僭。徒止血，岂能止？法宜壮阳驱阴，温经摄血。急投四逆以救其里。

处方：天雄片30g，炮姜30g，炙甘草20g。一剂。

嘱急火煮半小时许，先取少量服之；余药再煮半小时，续服。

患儿父亲将处方拿回家中，其母见之，大吵大闹："从古到今，未见鼻流血用干姜附片！"其父仍坚持服用。一剂未尽，血立止。傍晚，患儿在院内玩要如常。

[按语] 鼻衄一证，现代医学认为，鼻腔疾病与全身性疾病均可引起。中医学认为，与肺、胃、肝、肾等脏腑关系尤为密切。通常外感风邪，肺郁化热；过食辛辣厚味，胃火上逆；暴怒气逆，肝火妄动；肾阴耗损，虚火上炎等，均可热伤脉络，迫血妄行，治则常以清热凉血为主。但临证确属虚寒，因血失统摄而致衄者，亦非罕见。后者若误用凉药每成偾事。

（范开礼．范中林六经辨证医案选．北京：学苑出版社，2011）

[案9] **四逆汤之霍乱证**

霍乱证，伤人最速。善治之，则其愈亦速。谭寨谭某，贩茧绸为业，适由佛山回乡，多饮茶水，晚膳后，精神尚如常。睡至四鼓，下利。至晓，下利已三四次，趋迎予诊。按左手脉未毕，即不能忍，急如厕，后诊其六脉皆沉。与大剂四逆汤，嘱其连买两剂，盖恐药肆远隔，购药不便也。翌早，病者自来门诊，若无病状。据云："昨日药未及煎，屙呕殊迫。且吐于枕畔，不能起床。服药后得酣睡，即醒复屙。乃服第二剂，寻进饭焦半碗，下午屙呕俱止。晚食饭焦一碗，安睡如常。"今徒步来诊，遇人询及，几以昨日之事，为夸诞云。

（黎庇留．黎庇留经方医案．北京：人民军医出版社，2009）

[案10] **下利腹痛之四逆证**

潘少干，往逢简乡看会景，是晚住一银号。日中多饮水，以数日未大便也。睡至四鼓，大便初硬后溏，颇以得大便为快。嗣则连下三四行。次早回家，延予诊之。予以真武汤去芍药加干姜，服后，下利不减，而腹痛。下午，余复往，至则坐客为满，多系业医者。有爱余者，行至无人处，问曰："病势如何?"予曰："有加无已。晨间无腹痛。今乃增此，非可以轻易视之也。"曰："倘难着手，幸早避去，庶免同业闲话耳。"予曰："君爱我甚厚！然今日之事，我苟不负责，则无人能治焉。前方非不对证，奈法高一丈，魔高十丈何！故当以大剂猛药为之，必效。"遂主大剂四逆汤。病家睹方，疑信参半，延至入夜，汤成而尚未服。余又至其家，见案头置浓煎之药一碗；而聚讼纷纷，莫衷一是。余慨然曰："若药又不合，我当任其咎！"方议论间，无何而手足厥矣，无何而牙关闭矣。其妻彷徨无措。余命将药渐次灌之，并速其再煎一剂；汤未成，而病者能言，叹息不已。然手足未暖，又痾。余趋进此剂，并与饭焦茶，痾遂告止。次日，处用理中汤加附子，以开其胃，尽日无痾。次早邀诊，云："夜半复痾。"其妻谓："入晚口渴难忍，因少与茶，岂有事耶?"遂严禁茶粥。是晚，余亦与诸客，在其家周旋通宵。忆去年龙珠禄丰两坊，坏人以百十计者，即此症也。潘之疾寻愈。

（黎庇留．黎庇留经方医案．北京：人民军医出版社，2009）

按：四逆汤是仲景回阳救逆主方，由此演化的白通汤及通脉四逆汤等，为后世医家广泛沿用，在中医临床治疗中发挥了极大的作用，尤其是在急症的处理上，辨证应用准确有起死回生、扭转病势的疗效。

二、桂附地黄汤类

［案1］

曾治一贵人，患疽疾未安而渴大作，一日饮水数升。愚进以加减八味地黄汤，诸医大笑曰：此药若能止渴，我辈当不复业医矣。皆用紫苏、木瓜、乌梅、人参、茯苓、百药煎生津之药止之，而渴愈甚。数剂之后，茫无功效，不得已而用予方，连服三日而渴止，因相信。久服，不特渴疾不作，气血亦壮，饮食加倍，强健胜于壮年。盖用此药，非予自执，鄙见实有本原，薛氏家藏书中，屡用奏捷，久服轻身，令人皮肤光泽，耳目聪明，故详著之。使有渴疾者，能聆余言，专志服饵，取效甚神，庶无为庸医所惑，亦善广前人之功。

（齐秉慧．齐氏医案．北京：中国中医药出版社，1997）

［案2］

周某，商人。禀赋羸弱，喜肥甘，酖酒色，握筹持算，劳心经营。偶感风寒，发生咳嗽，短气动悸，心烦不眠，久治依然。随又疟痢并行，医用辛热药，病得已。此后微咳心悸，时有烦热，医又认作体气之虚，杂进温补，遂致口渴尿多，肌肉不得精液之养，日形消瘦。虽屡更医，皆未究其病源，仍以温肾为事，病情转剧。且曰：消渴而至肾亏，不任补养，病殊难已。其内兄恳往治之，傍午抵其家。伊蜷卧斗室中，见余至，起而执手相泣曰："吾病数月，服药百剂，病且益增，渴喜冷不辍，小便清长，每小时七八次，尿愈多，渴愈加，夜烦不能卧，腰至踝尤感清冷，常喜厚被温覆，口虽能食，何故清瘦若是，望先生有以治之。"按脉细微而数，舌红厚腻，声低息短，大便二日一行。统观全证，因知其热渴引饮，当属上焦郁热，与《素问·气厥论》"心移热于肺，传为鬲消"之旨合。纵欲竭精，则不免阴亏于下而阳浮于上，以致肺欠宣发，高原之水不能敷布，乃建瓴下注也，故饮多尿多，所谓"阳强无制，阴不为守也"。至其下肢清冷，则不仅肾阴亏而肾阳亦衰，已成上盛下虚之局。景岳有云："阳不化气则水精不布，水不得火则有降无升，所以直入膀胱而饮一溲二，以故源泉不滋天壤枯涸者，是皆真阳不足，火亏于下之消证也。"《圣济总录》亦云："火炎于上，有不得不清者。"张氏谓为阴阳失调，水火不济，则宜滋阴扶阳，交通上下。但《总录》则谓上火宜清。本证乃肾阳衰于下、心火炎于上虚实错综之候，符合上述二者之说，宜宗寒者温之、热者凉之、虚者补之之治法，化裁为用。故用八味地黄汤滋阴益阳，人参白虎汤生津泻火。药为：

附子钱半，肉桂八分（磨冲），生熟地各六钱，枣皮（山茱萸）四钱，山药五钱，茯苓、泽泻、丹皮各一钱，石膏八钱，知母二钱，甘草、粳米各三钱，洋参三钱（另蒸兑）。

连服三剂，尿渴均减，而肢冷如故，仍于原方加附子为四钱，肉桂为二钱，大温下元，减石膏为五钱，去知母不用。又六帖，口不渴，尿已少，下肢亦转温，是上焦之热已清，下焦之阳亦回，前方宜加变易，改进八味地黄汤加玄参、麦冬，一以温补肾阳，一以滋养肺阴，调理一月健复。诸亲友庆其勿药有喜，各以肥美相遗，不禁于口，因又食少乏味，胸腹饱胀，嗳腐吞酸，所谓食复也。用平胃散（苍术易山药）加神曲、麦芽、楂肉、内金之属，数日寻愈。此病上盛下虚，寒热错杂，故附子与石膏并用，针对证情，复杯即效，一有偏胜，鲜不偾事者，吾人辨证，可不慎诸。

（赵守真．治验回忆录．北京：人民卫生出版社，2008）

［案3］

文学金伯仓，咳而上气，凡清火润肺化痰理气之剂，几无遗用，而病不少衰。余诊其肾脉大而软，此气虚火不归原。用人参三钱，煎汤送八味丸五钱，一服而减。后于补中益气汤加桂一钱，附子八分，凡五十剂，及八味丸二斤而瘥。

（李中梓．医宗必读．北京：中国中医药出版社，2005）

按：肾气丸是仲景为肾气不足，水湿内停而设，临床常见腰困如折、四肢不温、小便频数或不利等症。后世医家根据此方衍化出许多补益方剂，如《小儿药证直诀》中的六味地黄丸；《景岳全书》中的左、右归丸，左、右归饮等。对因肾气不能固摄引起的各科疾病均有显效。

三、附子理中汤类

［案1］

一男子患喉痹，专科治之甫愈，而通身肿势日甚，医者惊走。孟英诊之曰：病药也。投附子理中汤，数剂而痊。予谓喉痹治以寒凉，法原不谬，而药过于病，翻成温补之证，是病于药也，非病于病也。尝闻孟英云：病于病而死者十之三，病于药而死者十之七。以予观之，诚非激论也。吁可叹已！

（王士雄．王孟英医案．北京：中国中医药出版社，1999）

［案2］**袁聚东痞块危症治验**

袁聚东年二十岁，生痞块，卧床数月，无医不投。日进化坚削痞之药，渐至毛瘁肉脱，面黧发卷，殆无生理。买舟载往郡中就医，因虑不能生还而止。然尚医巫日费。余至则家计已罄，姑请一诊，以决生死远近耳，无他望也。余诊时，先视其块，自少腹至脐旁，分为三岐，皆坚硬如石，以手拊之，痛不可忍。其脉止两尺洪盛，余具微细。谓曰：是病由见块医块，不究其源而误治也。初起时块必不坚，以峻猛药攻之，至真气内乱，转护邪气为害，如人厮打，扭结一团，旁无解数，故迸紧不放，其实全是空气聚成。非如女子冲任血海之地，其月经凝而不行，即成血块之比。观两尺脉洪盛，明明是少阴肾经之气，传于膀胱。膀胱之气，本可传于前后二便而出，误以破血之药，兼破其气，其气遂不能转运，而结为石块。以手摩触则愈痛，情状大露。若是血块得手，则何痛之有？此病本一剂可瘳，但数月误治，从上而下，无病之地，亦先受伤。姑用补中药一剂，以通中下之气，然后用大剂药，内收肾气，外散膀胱之气，以解其相厮相结。约计三剂，可痊愈也。于是先以理中汤，少加附子五分，服一剂，块已减十之三。再用桂、附药一大剂，腹中气响甚喧，顷之三块一时顿没。戚友共骇为神。再服一剂，果然全愈。调摄月余，肌肉复生，面转明润，堆云之发，才剩数茎而已。每遇天气阴寒，必用重裀厚被盖覆，不敢起身。余谓病根尚在，盖以肾气之收藏未固，膀胱之气化未旺，兼之年少新婚，倘犯房室，其块复作，仍为后日之累。更用补肾药，加入桂、附，而多用河车为丸，取其以胞补胞，而助膀胱之化源也。服之竟不畏寒，腰围亦大，而体加充盛。年余又得子。感前恩而思建祠肖像以报，以连值岁凶，姑尸祝于家庭焉，亦厚之道矣！

胡卣臣先生曰：辨症十分明彻，故未用药，先早知其效效矣！又早善其后，得心应手之妙，一一传之纸上，大有可观。

（陈熠．喻嘉言医学全书．北京：中国中医药出版社，2011）

［**案3**］**论内伤转疟宜防虚脱并治验**

袁继明素有房劳内伤，偶因小感，自煎姜葱汤表汗，因而发热，三日变成疟疾。余诊其脉豁大空虚，且寒不成寒，热不成热，气急神扬，知为元阳衰脱之候。因谓其父曰：令郎光景，窃虑来日疟至，大汗不止，难于救药。倘信吾言，今晚急用人参二两，煎浓汤频服防危。渠父不以为意。次日五鼓时，病者精神便觉恍惚，扣门请救，及觅参至，疟已先发矣！余甚彷徨，恐以人参补住疟邪，虽救急无益也。只得姑俟疟势稍退，方与服之，服时已汗出黏濡，顷之果然大汗不止，昏不知人，口流白沫，灌药难入，直至日暮，白沫转从大孔遗出。余喜曰：白沫下行可无恐矣，但内虚肠滑，独参不能胜任。急以附子理中汤，连进四小剂，人事方苏能言，但对面谈事不清。门外有探病客至，渠忽先知，家人惊以为祟。余曰：此正神魂之离舍耳！吾以独参及附子理中驷马之力追之，尚在半返未返之界，以故能知宅外之事。再与前药，二剂而安。

胡卣臣先生曰：病情上看得委息周至，大开生面。

（陈熠．喻嘉言医学全书．北京：中国中医药出版社，2011）

［案4］

张某，女，29岁，工人。

患者经常肚痛，月经每月推迟，量少而色淡红，经期中及前后，频发咳嗽，咳痰不易出，多白泡沫涎痰，喜吃辛辣热物，恶冷食，面色㿠白无神，恶寒特甚，多吃油脂即肚泻，嘴唇青白。舌质淡红，苔白润而滑。脉微细。此属阳虚，月经不正常，故须扶阳生血，经行正常，咳嗽自愈，附子理中汤加香附治之。

制附片31g，党参31g，干姜24g，白术24g，炙甘草31g，香附12g。

服药二剂，继续以加味附子理中汤主之。

制附片31g，党参31g，炮姜31g，白术24g，炙甘草31g，茯苓18g，当归15g，木通12g，吴茱萸9g，桂子12g，血余炭15g。

连服二剂。据患者云："饮食增多，肚痛肚泻均愈，精神转好，月经正常而不咳嗽也。"

（唐步祺．咳嗽之辨证论治．西安：陕西科学技术出版社，1982）

［案5］太阴证水肿

于某，男，41岁。北京某机关干部。

［病史］全身浮肿十年，近一年加重。出国工作期间，曾患疟疾，服奎宁半年而愈。回国后，1969年到西南山区，在潮润闷热之坑道内工作一年多。逐渐感到全身乏力，肢体沉重，食欲减退，面与下肢开始浮肿。1978年初，病情发展，上肢麻木不能写字，下肢关节冷痛，全身浮肿明显加重。口干，欲大量热饮。小便短少。时而点滴难下，体重由140斤（1斤＝500g）增至174斤。北京某医院诊为"前列腺炎"。但水肿原因始终未查明。

［初诊］1978年8月4日。因一周前参加夏收后，浮肿加

剧。面部与四肢尤甚，按之凹陷。神疲，纳呆，腹满，喜热饮，腰痛，阳痿，小便短少。面暗黑无华，舌淡，苔白滑腻。此为太阴脾虚湿郁所致。初因湿热内困，后伤及脾阳，故水液内停；而太阴之伤，又累及足少阴肾，法宜温肾健脾，燥湿利水，以理中汤加减主之。

处方：制附片 30g（久煎），白术 15g，干姜 15g，炙甘草 12g，茯苓 12g，上肉桂 6g（冲服）。

［二诊］8 月 18 日。上方服十剂，浮肿减轻，头昏、乏力好转。原方再服二十剂。

［三诊］9 月 18 日。全身浮肿消退大半，纳增，小便较前通畅。上方加桂枝 10g，生姜皮 60g，以增化气行水之力。续服十五剂。

［四诊］10 月 8 日。浮肿基本消退，诸证均明显好转。为巩固疗效，以理中丸加味缓缓服之。

处方：党参 30g，炒白术 60g，干姜 60g，炙甘草 30g，制附片 120g，茯苓 60g，上肉桂 10g。十剂。

共为细末，水打为丸。日服 2 次，每次 10g。

1979 年 5 月 15 日追访：服丸药四个多月，病痊愈，体重由 170 余斤降至 140 余斤。

［按语］《素问·至真要大论》云："诸湿肿满，皆属于脾。"脾乃至阴之脏，少阴又为太阴之母。故肾不主五液，脾不行水，则肿满生焉。本例先后以理中汤加附子等，温补太、少二阴，阳气升，阴霾散，气化行，水湿消，故病获愈。

（范开礼．范中林六经辨证医案选．北京：学苑出版社，2011）

按：在温中散寒、健脾益气的理中汤中加入附子，可以振奋阳气、温运脾肾，从而扩大了原方的治疗范围。加减配伍的变化，可以帮助恢复全身气机的升降出入，广泛应用于临床各科疾病的治疗。

四、真武汤类

［案1］

一何叟年近八旬，冬月伤风，有面赤气逆，烦躁不安之象。孟英曰：此喻氏所谓伤风，亦有戴阳症也，不可藐视。以东洋人参、细辛、炙甘草、熟附片、白术、白芍、茯苓、干姜、五味、胡桃肉、细茶、葱白，一剂而瘳。孟英曰：此真阳素扰，痰饮内动，卫阳不固，风邪外入，有根蒂欲拔之虞。误投表散，一汗亡阳。故以真武、四逆诸法，回阳镇饮，（以此二语印证前方，可知用法之周到）攘外安内，以为剂也。不可轻试于人，致干操刃之辜，慎之！慎之！

（王士雄．王孟英医案．北京：中国中医药出版社，1999）

［案2］

申某久病之后，体气已虚，不慎风寒，又染外感，只宜培补剂中佐少许表药，殊不能视同日常表证治之。前医竟用麻黄汤发汗，因之大汗不止，头晕目眩，筋惕肉瞤，振振欲仆地，小便难，肢微拘急，呈状甚危。余见其人神志尚清明，脉现细微，汗淋漓未休，此由峻发之后，卫气不固，津液大伤，肾气亏竭而小便难，血不营筋而肢拘急，阳虚则水气泛逆，冲激于上，故振振而眩仆，是纯一阳虚之真武汤证，为水逆之重者。若不如是辨认，泛用漏汗之桂枝附子汤，虽能回阳而不镇水；如用苓桂术甘汤，虽能镇水而不回阳，皆属本证前阶段轻者浅者言之，至阳虚水逆之本证，则以真武汤为适合，且应大其量以进：

附子五钱、白术、白芍各四钱，茯苓八钱，生姜五钱。并用五倍子研末醋拌成饼敷贴脐孔，布条捆扎，又用温粉扑身。连进二剂，汗渐止，再三剂，不特汗全收，即眩晕拘急尿难诸候，亦均消失。后用归芍六君子汤加补骨脂、巴戟、干姜调理培补。

（赵守真．治验回忆录．北京：人民卫生出版社，2008）

［**案**3］

刘道生，患背冷如冰，脊骨不可按摩，虽衣重裘不暖，四时皆然，而饮食工作则如故。医有作风寒治者，有作肾虚治者，甚至作痰饮治者，且曾用针灸治疗数月，均不效，历有年矣。今冬彼来城视兄，其兄道衡与余友善，邀为诊治，详述致病经过。诊其脉沉而细微，背冷脊疼如昔。盖背为督脉所行，《素问·骨空论》云："督脉生病，治督脉，治在骨上。"《伤寒论·少阴篇》亦云："少阴病得之一二日，口中和，其背恶寒者，当灸之，附子汤主之。"又曰："少阴病，身体痛，手足寒，骨节痛，脉沉者，附子汤主之。"此属阳虚湿重之方证，恰与本病相符，即书原方与服：

附子五钱，芍药三钱，白术三钱，党参四钱，茯苓三钱。

四剂病未改善，沉思是证是药，当属不谬，其所以疗效不高者，药力之未足欤？又嘱再服四剂，每次加吞金液丹一钱，一日两次，仍未减轻，乃于原方加鹿胶三钱，破故纸、枸杞、狗脊、千年健各四钱。外用紫金桂附膏（中药店有售）溶化于方形布块成一圆圈，中置白砒细末一钱，烘热贴背心冷处。又服药三剂，寒疼均减。惟贴处起粟形作痒，知为胶药砒末之力居多，不再服药，专用膏药贴如前法，五日一换，半月症状消失，欣然还乡。

（赵守真．治验回忆录．北京：人民卫生出版社，2008）

［**案**4］**痰喘咳嗽兼气虚便秘**

刘某之父，年过六旬。1924 年 9 月，病已月余，六脉沉迟无力，舌苔白腻，喜热饮，咳嗽哮喘而多痰。腹胀且痛，不思食，大便秘结二十日不更衣，小便赤而长，夜难入寐，精神极弱。查前所服方药，均以清热消食降气为主，且以硝、黄峻剂通下之，仍不能便，其势较危。此系脾肾阳虚，中土失运，痰湿水饮阻逆于肺，清肃不降，致痰喘咳嗽，传导失司，无力输送。加之阳虚则气不化津，无以滋润肠道，致成气虚寒凝之便秘不通，此太阴、阳明经气不相传也。宜扶阳温化主之，拟真武汤加味。

附片100g，茯苓30g，白术20g，杭白芍10g，干姜30g，北细辛6g，五味子5g。

一剂见效，二剂后喘、咳约去十之六七，三剂则照原方去杭芍，服后痰喘咳嗽若失，略进饮食。第三日以四逆汤加茯苓、上肉桂、砂仁、北芪。

附片100g，干姜50g，茯苓50g，砂仁10g，上肉桂10g（研末，泡水兑入），北芪60g。

上方服一剂后，是晚便意迫肛，解出干结黑色粪便半痰盂许，腹中顿觉舒缓。然因年老气虚，解便时用力过盛，旋即昏晕不省人事。急诊之，气短欲绝，脉沉迟无力，但见白苔已退，唇舌已转红润，此乃气虚下陷之故。当即以煎好之汤药喂服。俄顷，人事已省，脉转有神。原方连服三剂，食增神健，咳喘不作，二便通达。

（吴生元．吴佩衡医案．北京：人民军医出版社，2010）

［案5］**少阴证咳嗽（慢性支气管炎）**

安某，女，54岁。北京某部队家属。

［病史］1966年因受风寒，咳嗽迁延十二年。每年入秋则发，冬季加剧，甚则不能平卧。某某医院诊断为慢性支气管炎。发作时服药虽可暂时缓解，但经常反复，日益加重。1978年8月来诊，按少阴证水寒内结论治，三个月基本治愈。

［初诊］每日阵发性剧咳，痰清稀，量多，头晕心累，气短，昼夜不能平卧。畏寒恶风，面足浮肿，脸色萎黄。舌质淡暗有瘀斑，舌体胖嫩而边缘多齿痕，苔白滑，根部厚腻。此为少阴阳虚水泛，寒痰阻肺咳嗽。法宜温阳化气行水，以真武汤加减主之。

处方：茯苓24g，生姜30g，白术20g，制附片60g（久煎），桂枝10g。六剂。

［辨证］患者每年秋冬外感，咳必复发，神疲身倦，恶寒肢冷，气短倚息难卧，面色晦滞，舌质暗淡无华，皆肾阳衰微之明证。因肾为水脏，肾中真阳衰微不能化气，则水饮内停。水寒之气上泛，则头眩、心累。水气停于胸肺，则咳嗽不已，痰涎清稀量多，气短难卧。水气溢于肌表，故面足浮肿沉重。舌质胖嫩，兼有齿印与瘀斑，舌苔白而厚腻，皆为水泛寒凝之象。同时年逾半百，阳虚益甚。多年前，初感寒邪病咳，正气未衰，逐风寒之邪从外而解，或可速愈；今则迥然不同，断不可舍本求标。综上所述，此属少阴肾阳衰微，水寒射肺，故投以温阳散寒、化气行水之真武汤为宜。

上方真武汤加减，以附子之辛热，壮肾之元阳，则水有所主；白术之苦燥，建立中土，则水有所制；兼生姜之辛散，佐附子以补阳；茯苓之淡渗，佐白术以燠土，并寓散水渗湿之意；以芍药易桂枝者，加速温经散寒、化气行水之功。

［二诊］原方连服六剂，咳嗽明显好转，痰亦减少过半，呼吸较前通畅，渐能平卧。面已不觉肿，舌质稍转红润，厚腻苔减。多年之患，已获初效。宜守原法，以干姜易生姜，加强温中补脾之效。

［三诊］上方续服六剂，诸证显著减轻。尚有轻微咳嗽，清痰少许。舌质转为淡红，乌暗瘀斑与白腻苔渐退，舌边齿痕已不明显。有时尚觉气短，心累。病有从阴出阳之势。须适应转机，通阳和中，燥湿涤饮。以苓桂术甘汤加味，缓缓服之。

处方：茯苓 20g，桂枝 10g，白术 20g，法半夏 15g，生姜 20g，甘草 3g。十二剂。

服十二剂后，诸证基本痊愈。入冬以来，再未重犯。1979 年 5 月 4 日至患者家中追访，自觉始终良好。

［按语］咳嗽一证，有从外而入者，有从内而出者。不论其外入或内出，皆可按六经辨证。本例咳嗽，应属少阴阳虚，水泛成痰，水寒袭肺，肾阳虚而累及于肺。既有水气，又系少阴寒化。故投以真武汤，壮元阳以消阴翳，逐寒痰以清水源。

不攻肺而肺之病自愈，不止咳而咳嗽自平。

（范开礼．范中林六经辨证医案选．北京：学苑出版社，2011）

［案6］**真武汤治胁痛**

里海吉源坊，谭平端之母，病左季胁满痛，上冲左胁，迫心部，苦不能耐，古朗余云初，医治已两月余矣：香砂、陈皮，六君子汤，服至七十余剂，非不温也，其病有加无减。嗣延予诊治：见面黄暗唇白，舌上苔滑，脉沉弦而迟。予断曰：此寒水用事也。脉弦为水，沉为里，迟为寒。肾中生阳，不能为水之主；则阴寒夹水邪，迫于心部。遂订真武汤原方，无加无减。平端谓曰："方中各味，皆已备尝之矣。"予晓之曰："备尝之乎？诸药分别用之，则既不成方，亦安能有效？此方名真武者，盖取义于镇水之神。先圣制方，命名自非无因。夫经方苟能对症，固捷如桴鼓之相应也。"次早，平端来告曰："服方后，得熟睡，是前月来所无者！今晨，痛已不知消散何处矣。凡七十余日，治之不验者，竟一旦而廓清之！"相约午刻往诊。比至，患者头束绉带，语予曰："胁痛若失，兹者，转觉头痛若破。"予脉之，告曰："此元阳虚损也。头为诸阳之首，阳虚不能贯顶，脑髓空虚，故尔。"改用吴茱萸汤，头痛寻愈。次日复诊，脉象沉迟，而周身疼痛。作新加汤服之，身痛又止。再诊，只云胃呆，余无所苦。拟理中汤，俾理中健胃。连服十余剂，以善其后。平端由是时相过从，自言"在西省医名大噪，有生华佗之号，而何以不能用真武等方"？深以为未窥长沙之门为憾。盖其尝究心《伤寒论》，第以文辞艰涩难解而辍。予出示手批伤寒论一帙，乃瞿然改曰："今而后，吾知有可入之途矣。"遂弃所学，而输心于圣训焉。

（黎庇留．黎庇留经方医案．北京：人民军医出版社，2009）

按：本方以阳虚阴盛、水气内停为主要病机，临床辨证可用于阳虚寒湿的高血压、心力衰竭、慢性肾炎、肾病综合征等。

五、麻黄附子细辛汤类

［案1］**辨痢疾种种受症不同随症治验**

陈汝明病痢，发热如蒸，昏沉不食，重不可言，至第三日危急将绝，方请余诊。其脉数大空虚，尺脉倍加洪盛。谓曰：此两病而凑于一时之症也。内有湿热，与时令外热相合，欲成痢证，尚不自觉。又犯房劳，而为骤寒所乘，以故发热身重，不食昏沉，皆属少阴肾经外感。少阴受邪，原要下痢清白，此因肠中湿热，已蒸成猪肝鱼脑败浊之形，故色虽变而下利则同也。再用痢疾门药一剂，即刻不救矣！遂忙以麻黄附子细辛汤一剂，与之表散外邪，得汗后热即微减；再用附子理中汤，连进二剂，热退身轻能食；改用黄连理中汤丸，服至旬日全安。

（陈熠．喻嘉言医学全书．北京：中国中医药出版社，2011）

［案2］**治金鉴伤寒死症奇验**

金鉴春月病温，误治二旬，酿成极重死症，壮热不退，谵语无伦，皮肤枯涩，胸膛板结，舌卷唇焦，身蜷足冷，二便略通，半渴不渴，面上一团黑滞。从前诸医所用之药，大率不过汗、下、和、温之法，绝无一效，求治于余。余曰：此症与两感伤寒无异，但两感症日传二经，三日传经已尽即死；不死者，又三日再传一周，定死矣。此春温症不传经，故虽邪气留连不退，亦必多延几日，待元气竭绝乃死。观其阴症、阳症，两下混在一区，治阳则碍阴，治阴则碍阳，与两感症之病情符合。仲景原谓死症，不立治法，然曰发表攻里本自不同，又谓活法在人，神而明之，未尝教人执定勿药也。吾有一法，即以仲景表里二方为治，虽未经试验，吾天机勃勃自动，若有生变化行鬼神之意，必可效也。于是以麻黄附子细辛汤，两解其在表阴阳之邪，果然皮间透汗，而热全消。再以附子泻心汤，两解其在里阴阳之邪，果然胸前柔活，人事明了，诸症俱退，次日即思粥，以后竟不需药，只此一剂，而起一生于九死，快哉！

（陈熠．喻嘉言医学全书．北京：中国中医药出版社，2011）

［**案3**］

续某，女，45岁，干部。

患者面容浮肿，色黄而黯，两眼无神，恶寒，两膝以下冰冷，如泡在水中，通夜睡不暖，两腿随时发抖，抽搐，肌肉疼，气短，心累心跳，总觉精神不支，喜静坐而恶行动，胸部苦满，不思饮食，口虽干而不饮茶水，经期推迟，量少而色乌黑。平日最易感冒，恶寒发热，喉管发痒即咳嗽喘促，吐白泡沫涎痰。注射青链霉素，半月或一月才能告愈。但不久又感冒咳喘，如此循环不已。近又复感冒，咳嗽喘促吐痰，一如从前，嘴唇乌白，满口津液。舌质淡红，苔黄白。脉浮紧而细。此为外感风寒之邪，由太阳而入少阴之咳喘，法当温经散寒以平咳止喘。从上述各种症状来判断，身体阳虚为病之本。因阳虚则卫外不固，不能抵抗风寒之邪入侵，故最易感冒。因感冒引起之咳嗽喘促，亦不一定是慢性气管炎复发，此为肺脏有沉寒，外之风寒入而附之，发为咳喘，非清热解毒一类方药所能治。并告诉患者，勿为方药所畏，有是病即应服是药，炎症应当清热，寒症则应辛热以散寒。用麻黄附子细辛汤加味治之。

麻黄9g，制附片31g，细辛3g，桂枝15g，干姜31g，甘草31g，苏叶12g，防风15g。

上方可服二剂。服第一剂时用童便引，使虚热下行；第二剂，即可不用。

据患者云：服第一剂后，咳喘大减；二剂服后，咳平喘止。

（唐步祺．咳嗽之辨证论治．陕西：陕西科技出版社，1982）

［案4］

高某，女，28岁，工人。

主诉："自幼出麻疹后，即得气喘病，迄今二十余年。平时最怕冷，虽暑热炎天，亦穿长袖衣，晚上盖棉被，冬季通夜睡不暖，两脚冰冷。饮食不多，想吃而吃不下，随时肚泻，有时呕吐清水，如气候变化，则咳嗽而兼喘息，虽经诊断为慢性支气管炎，服中、西药治疗，只能暂时将咳嗽、喘息减轻，稍隔几日，气紧促喘息又如故。"患者身体瘦弱，面容苍白无血色，言语声音细小，困倦无神。此次发病，头晕，一身痛，特别怕冷，两膝以下虽白天亦冷如冰，口虽干而不渴，尤其腰背酸痛得厉害，咳嗽兼喘促，吐风泡沫痰。舌苔白滑微黄。脉浮紧而细。此乃肺脾肾三脏俱虚，复受寒邪侵袭。先当治其标病，后扶肺、脾、肾之阳以治本。新订麻黄附子细辛汤治之。

麻黄9g，制附片31g，细辛3g，桂枝18g，生姜31g，甘草24g。

服药一剂后，无不良反映。此病重药轻，上方加重分量，并加干姜治之。

麻黄12g，制附片62g，细辛3g，桂枝18g，生姜62g，干姜31g，甘草31g。

连服两剂后，咳嗽、喘促有所减轻，一身痛大减，以新订四逆加麻黄汤治之。

制附片62g，干姜31g，炙甘草31g，麻黄12g。

又尽二剂，虽不咳嗽而仍喘促，饮食很少，甚至不思食，用甘草干姜汤温其脾胃。

炙甘草62g，炮姜62g。

服一剂后，改用大剂附子理中汤去参扶肾阳而平喘。

制附片62g，白术31g，干姜31g，炙甘草31g。

连服二剂，喘又有所减轻。但仍恶寒，上方加桂、炮姜治之。

制附片62g，白术31g，干姜31g，炮姜31g，炙甘草31g，桂子12g。

又服二剂，不复怕冷，仅微喘，以附子理中汤原方肺、脾、肾俱补之。

制附片62g，党参31g，白术31g，干姜31g，炙甘草31g。

上方连服三剂，饮食增多而精神转佳。嘱其用附片、生姜炖羊肉汤调理。

制附片62g，生姜124g，羊肉500g。

据患者云：先后炖服羊肉汤两次。自病愈后，已不怕冷，夏天与常人一样穿短袖衣，冬天能睡暖，身体已有抵抗能力，不像从前每月发病，每月治病，影响工作。即偶尔受凉，因感冒咳嗽喘促，服药一二次，即告愈。

（唐步祺．咳嗽之辨证论治．陕西：陕西科技出版社，1982）

［案5］**少阴咽痛**

王某，女，成年。始因受寒起病，恶寒，咽痛不适，误服苦寒清热养阴之剂后转成危证。余诊视之，患者头痛如劈，恶寒发热，体痛。咽痛，水浆不能下咽，痰涎涌甚，咽部红肿起白泡而破烂。舌苔白滑，脉沉细而兼紧象。不渴饮，此系寒入少阴，误用苦寒清热，致使阴邪夹寒水上逼，虚火上浮而成是状。取扶阳祛寒，引阳归舍之法，以加味麻黄细辛附子汤治之。

附片40g，干姜26g，北细辛6g，麻黄5g，上肉桂6g（研末，泡水兑入），甘草6g。

服一剂后寒热始退，咽部肿痛减去其半，再剂则痛去七八，三剂尽，诸证霍然而愈。

按：少阴受寒误用苦寒清热养阴之剂，无异于雪上加霜。《内经》云：“足少阴之脉……循喉咙，夹舌本。”风寒闭束少阴经络不通，虚火上浮冲于咽喉而肿痛者，宜用麻黄细辛附子汤治之。方中附子能扶阳驱寒，麻黄开发腠理，解散表寒，得细辛之辛温，直入少阴以温散经脉寒邪，并能协同附子纳阳归肾，邪去正安，少阴咽痛自然获愈。

（吴生元．吴佩衡医案．北京：人民军医出版社，2010）

［案6］太阳少阴证瘿病（甲状腺左叶囊肿）

宋某，女，36岁。成都市某厂工人。

［病史］体质素弱，常患感冒。1977年5月，患外感咳嗽，服清热止咳中药数剂后，表证解。但越数日，忽发现颈部左侧有一包块，约2cm×3cm，触之稍硬，随吞咽活动，无痛感。自觉心累，无其他明显症状。曾注射青霉素，服消炎药，后加服中药。同年6月，经某医学院附院诊断为“甲状腺左叶囊肿”，建议手术治疗。患者未接受，同年7月初转来求诊。

［初诊］左侧颈部出现包块已两月。神疲乏力，食欲不振，入夜难寐，手足清冷，恶寒，头昏。舌暗淡，苔淡黄而腻。此为瘿病，主证在少阴，兼太阳伤寒之表，法宜扶正祛邪，温经解表，以麻黄细辛附子汤加味主之。

处方：麻黄10g，制附片60g（久煎），辽细辛6g，桂枝10g，干姜30g，甘草30g。三剂。

［二诊］上方服三剂后，包块开始变软，心累乏力略有好转。药证相符，重剂方能速效。上方姜、附、草三味加倍，再服三剂。包块明显变小，舌质稍转淡红，苔黄腻减。又以初诊方续进十剂，包块逐渐消失。

1979年7月13日，患者来信说：服药十余剂颈下包块消失，食欲睡眠大为好转。两年来未再复发。

［按语］本例患者颈侧长包块，触之硬结，不与皮肤粘连，皮色如常，随吞咽而动，系瘿病之主要证候。《灵枢·寒热》篇谈及寒热瘰疬、鼠瘘之类，病在颈腋者，其病理之本：“皆在于脏，其末上出于颈腋之间。”本例瘿病，正是如此。太阳与少阴相表里，风寒湿邪，日久深入少阴，表里同病。阳气渐衰，营卫不固，寒凝气滞，日益壅于颈侧而成结。故此案未泥于一般瘿肿多属痰气郁结，或火郁伤阴之常规。以太阳少

阴证论治，温经解表，以畅气血；通阳散寒，以开凝聚。同样可收软坚散结之效。

（范开礼．范中林六经辨证医案选．北京：学苑出版社，2011）

［案7］**太阳少阴证头痛**

李某，男，48岁。解放军某部老红军。

［病史］1957年12月，患剧烈头痛，夜间尤甚。痛时自觉头部紧缩似鸡蛋大小，如铁箍紧束，不能入睡。在四川某医院住院八个多月，病因不明，按“神经官能症”治疗。每日服安眠药强行控制。出院后，头痛复发时，又增肩背痛楚如缚。后转部队某医院，采用睡眠疗法等治疗。又入某医院，按“癔病”论治。病情未见好转，被迫全休。每日剧痛发作一至数次。发展严重时，舌强目呆，手不能抬，脚不能移，说不出话。1965年来诊。

［初诊］头剧痛，连及肩背，每日发作数次。神衰气短，四肢无力，手足不温，经常下利。面色萎黄，舌质暗淡，苔黄夹白，根部厚腻。此为太阳少阴证，多年陈寒凝聚已深，表里之邪交织难解。法宜扶阳解表，峻逐阴寒。以麻黄细辛附子汤加味主之。

处方：麻黄10g，制附片60g（久煎），辽细辛6g，桂枝12g，干姜60g，生姜120g，甘草30g。

［二诊］上方连服十余剂，头痛减轻，余证同前。病重药轻，熟附久煎，难奏其功。遂令将上方加倍重用附子，改久煎制附片为略煎（煮沸后二十分钟下群药）。嘱其尽量多服，若身麻，甚则失去知觉，不必惊骇，任其自行恢复。

处方：麻黄10g，制附片120g（略煎），辽细辛6g，桂枝12g，干姜60g，生姜120g，甘草30g。

患者遵法服之，服后等待药性发作。半小时后，信步庭院，忽然倒下。被家人抬进卧室，很快清醒。除全身发麻外，无明显不适。起身后，又倒在地上，口中流出不少清泫黏液。数小时后，逐渐恢复常态。间隔数日，依上法又重复一次。从此，多年剧痛明显减轻，头、肩、背如紧箍重压之苦，皆如释。其后将初诊方附片久煎又连续服用两月，病遂基本治愈。十余年来，未再复发。

1979 年 10 月 31 日追访：患者已年逾花甲，谈笑风生，介绍二十年来患此奇病之种种经历，不胜感慨之至。

[按语] 此例头部之剧痛，如绳索捆绑，似头戴“紧箍”之状，乃寒湿之邪久聚，循太阳经入里，日积月深而不解。此所谓“寒中少阴之经，而复外连太阳”。以麻黄细辛附子汤加味，峻逐表里寒湿之凝滞。钱潢称此方为“温经散寒之神剂”，实临床经验之谈。

（范开礼．范中林六经辨证医案选．北京：学苑出版社，2011）

按：本方功能温经扶阳、开表散邪。麻黄、附子同用，可用于太少两感证，证见发热、恶寒、头疼、脉沉而紧等。临床辨证除了应用于阳虚外感之外，对于一些高血压、腹泻、水肿等也有独特的治疗效果。

六、桂枝附子汤类

[案 1]

康翁德生，经商外地，善于理财，凡利所在，不问寒暑，冒风露以行，是以所积日富。1946 年冬往商零陵，中途突发风湿关节病，不利于行，折归，询治于余。翁身沉重，手足拘急，关节痛处微肿，走注疼痛，如虎啮，如针刺，夜间增剧，刻不可忍，有时发寒热，但无汗，脉沉紧，舌苔白润，气短难续。此即《内经》所云“风寒湿痹”之候。稽诸古人叙述痹证最详者，莫如秦景明氏。其谓：“风痹之证，走注疼痛，上下走注，名曰行痹；寒痹之证，疼痛苦楚，手足拘紧，得热稍减，得冷愈甚，名曰痛痹；湿痹之证，或一处麻木不仁，或四肢不举……拘挛作痛，蜷缩难伸。”又《金匮》更详叙其方证：“诸肢节疼痛，身体尪羸，脚肿如脱，头眩短气，温温欲吐，桂枝芍药知母汤主之。”按：翁病虽与秦说三证相符，而尤切《金匮》之所说，自以桂枝芍药知母汤为适应。但其夜痛加剧，则又兼及血分，宜前汤与张锡纯氏活络效灵丹配用，庶能统治诸候而免偏颇。且风湿蕴积日久，寒邪深入筋骨，等闲小剂，殊难胜舒筋活络逐寒祛湿之重任，故大剂猛攻以作犁庭捣穴之计，始可一鼓而奏肤功。

桂枝、芍药各两半，麻黄六钱，乌附八钱，知母四钱，防风、当归、丹参各一两，乳香、没药各五钱，苍白术各六钱。每日一剂，酒水各半煎，分早中晚三次服。

夜间汗出遍身，痛楚略减。又续进五剂，兼吞小活络丹，每次钱半。夜间均有微汗，痛逐减轻，脉见缓和，手足能屈伸，关节肿消，尚不能起床。然以其人思虑多，气血虚，乃师前人攻衰其半之旨，改拟攻补兼施之三痹汤，并加防已、蚕砂、海风藤、银花藤等疏络活血药，一日二剂，时历兼旬，遂得步履如常。再用十全大补汤加龟、鹿、虎三胶焦服，逐次复元。因其营养有加，调摄咸宜，数年未发，且无他病云。

（赵守真．治验回忆录．北京：人民卫生出版社，2008）

［案2］

袁某，青年农妇，体甚健，经期准，已育子女三四人矣。一日，少腹大痛，筋脉拘急而未少安，虽按亦不住，服行经调气药不止，迁延十余日，病益增剧，迎余治之。其脉沉紧，头身痛，肢厥冷，时有汗出，舌润，口不渴，吐清水，不发热而恶寒，脐以下痛，痛剧则冷汗出，常觉有冷气向阴户冲出，痛处喜热敷，此由阴气积于内，寒气结搏而不散，脏腑虚弱，风冷邪气相击，则腹痛里急，而成纯阴无阳之寒疝。窃思该妇经期如常，不属于血凝气滞，亦非伤冷食积，从其脉紧肢厥而知为表里俱寒，而有类于《金匮》之寒疝。其谓：“腹痛脉弦而紧，弦则卫气不行，即恶寒；紧则不欲食，邪正相搏，即为寒病。”又“寒疝腹中痛，逆冷，手足不仁，若身疼痛，灸刺诸药不能治，抵当乌头桂枝汤主之。”本病症状虽与上引《金匮》原文略有出入，而阴寒积痛则属一致。因处以乌头桂枝汤：制乌头四钱，桂枝六钱，芍药四钱，甘草二钱，大枣六枚，生姜三片。水煎，兑蜜服。

上药连进二帖，痛减厥回，汗止人安。换方当归四逆加吴茱萸生姜汤：

当归五钱，桂枝二钱，细辛一钱，芍药、木通各三钱，甘草、吴茱萸各二钱，生姜三片。

以温通经络，清除余寒，病竟愈。

（赵守真．治验回忆录．北京：人民卫生出版社，2008）

［案3］**太阳证风湿（急性腰扭伤）**

杨某，女，60岁。四川省温江县永宁乡，农民。

［病史］既往有风湿痛史。1974年8月初，身觉不适，畏寒，头昏，身痛。某日正弯腰时，忽感腰部剧烈疼痛，不能伸直，头上直冒冷汗，遂倒床不起。邀范老诊治，按太阳证风湿论治，十余日痊愈。

［诊治］腰痛如割，不能转侧，身觉阵阵畏寒发热，手脚麻木。面色青暗，唇乌，舌质微红，苔白滑腻，触双手背微凉，脉浮虚。此为太阳证，风湿相搏，卫阳已虚。法宜温经散寒，祛风除湿。以桂枝附子汤主之。

处方：桂枝15g，制附片60g（久煎，一个半小时），生姜30g，炙甘草10g，红枣30g。四剂。

上方连服四剂后，诸证悉减。再服四剂，基本痊愈。从此行走、劳动如常。1979年6月追访，患者谈及五年前病愈以后，未再复发。

［按语］《伤寒论》指出：“伤寒八九日，风湿相搏，身体疼烦，不能自转侧，不呕不渴，脉浮虚而涩者，桂枝附子汤主

之。”本例诸证与上条基本吻合，故按原方投之，仅药量斟酌变化。加重桂枝，发散在表之风寒，通阳化气；配以生姜，使风邪从皮毛而出；加重附子，温经逐寒止痛，助肾阳，而立卫阳之基；佐以草、枣，益中州、和营卫，则三气除而搏自解。

（范开礼．范中林六经辨证医案选．北京：学苑出版社，2011）

按：附子温经散寒，白术健脾祛湿，桂枝通阳祛风，仲景配伍应用于风、寒、湿痹证的治疗，后世对风湿性关节病、坐骨神经疾病等，效法仲景均取得了很好的临床效果。

七、乌梅丸

［**案**1］

萧某，老农也。腹中攻痛，上下窜扰，频吐清涎，痛剧则肢厥，数月一发以为常。自疑属寒积所致，煎姜艾汤冲胡椒末，往往获效。冬月不慎风寒，经医用解表及消导药，表解而腹痛益增，走注不定，甚至昏厥，医又认为大建中汤证，服药痛仍未止。医院检查为蛔虫集结肠间，用山道年杀虫药，虫不下，亦不便，痛视前增剧。又认为肠绞结，须开刀，否则多危险。患者惧而至中医院诊治，其脉参差不一，乍大乍小，面色萎黄，并有白斑，唇红，舌白润，口不渴，肢冷吐涎，腹中攻痛，发作有时，此为虫证。《病源》有云：“蛔虫者……或因脏腑虚弱而动，或因食肥甘而动。其发动，则腹中痛，发作肿聚，去来上下，痛有休息，亦攻心痛，口喜吐涎及吐清水。”按与本证相合，既属虫证，当作虫治。但病久体虚，阳微阴盛，不宜专于驱虫，而应扶阳温中佐以杀虫，则相互为用，可收指臂之效。处方乌梅丸加减：

乌梅五钱，干姜、党参、附子、肉桂、当归、蜀椒各三钱，细辛一钱。去苦寒之连、柏，加杀虫之槟榔、雷丸各三钱，雄黄末八分（兑），并用赭石一两。

意在用温补药以增强胃肠，用杀虫药以驱虫内散，使不结聚，复用重坠药乘势逐其下行，则肠结可解，大便能通，虫亦难安，势将随便排出矣。水煎顿服，一日二剂，稀便数次，杂下死蛔二十余条，痛减肢温，脉现细弱，尚属阳微不振，气血大虚，乃于前方去杀虫药，又服五剂，痛解全安，随用十全大补汤调理。

（赵守真．治验回忆录．北京：人民卫生出版社，2008）

［案2］**蛔厥腹痛（胆道蛔虫证）**

郑某，女，三十六岁，昆明官渡区某公社社员。1962年10月某日夜间，患者突然脘胁疼痛，宛如刀绞，彻于右侧肩背，四肢冰冷，汗出如珠，兼发恶心呕吐，吐出黄绿苦水，并吐蛔虫一条，胃中灼热嘈杂，脘腹痞胀，烦躁不宁，呻吟不止，终夜不能入眠。天明，其痛稍有减轻，方才交睫，又复作痛如前，遂由家人护送至中医学院附属医院急诊。经检查，诊断为“胆道蛔虫症”，住院治疗。余会诊之时，见患者脉沉弦而紧，舌苔白腻，舌质青黯，不渴饮。此乃厥阴脏寒，肝胆气机郁结，腹中蛔虫上扰作痛，属蛔厥之证。照仲景法，以乌梅丸主之。

附片30g，干姜15g，肉桂9g，当归15g，党参15g，黄连6g，黄柏9g，川椒5g（炒去汗），细辛5g，乌梅3枚。

煎一服，疼痛稍减，三服尽疼痛呕吐均止，手足已回温，夜间已能安静入睡。惟胃中仍嘈杂，脘腹尚感痞闷。口苦，不思饮食。脉沉弦，已不似昨日兼有紧象，腻苔稍退，舌质仍含青色。蛔虫虽安，但肝胆寒凝之气尚未祛尽。照原方加川楝子9g，槟片9g。连服二剂后，便下蛔虫二十余条，腹中感到舒缓，饮食渐有恢复。脉缓，苔退。再以香砂理中汤加荜茇、高良姜调理二剂，气机恢复，痊愈出院。

（吴生元．吴佩衡医案．北京：人民军医出版社，2010）

［案3］**厥阴证肠游（急性痢疾）**

江某，男，39岁。成都市金牛区营门口乡，农民。

［病史］1977年8月下旬，在田间劳动忽感全身难受，四肢发凉，头冒冷汗，腹痛肠鸣。旋即昼夜腹泻，下利频繁，夹脓带血。9月2日急来求诊。按厥阴证肠澼论治，服药两剂痊愈。

［诊治］每日下利十余次，便稀带黏冻状，色黄赤，伴有腹痛，里急后重。兼见干呕、心烦、口渴、肢冷。舌质暗淡，尖部稍红，苔黄腻而厚。此为寒热错杂证肠澼，病在厥阴。法宜驱邪扶正，寒热并用，以乌梅丸主之。

处方：乌梅30g，辽细辛6g，干姜30g，黄连12g，当归10g，制附片60g（久煎），蜀椒6g，桂枝10g，党参12g，黄柏10g。二剂。忌食油荤、生冷。

上方连进两剂，肠澼痊愈。1979年6月随访，患者说：一年前病愈后，至今未再复发。

［辨证］《素问·太阴阳明论》篇云："贼风虚邪者，阳受之；食饮不节，起居不时者，阴受之。阳受之，则入六腑；阴受之，则入五脏……入五脏则膜满闭塞，下为飧泄，久为肠澼。"可见肠澼往往与阴阳乖和有关，并现寒热混淆诸证。

本例上热下寒之证十分明显。厥阴为风木之气，偏盛则风邪上窜。今患者干呕、心烦、恶心，舌尖较红，皆为上热。肢体厥冷，小腹冷痛，下利清稀，间夹乌白冷冻，其下寒诸证尤为明显。归根到底，其病机在于阴阳之气不能相互贯通。是以上为阳，阳自阳而为热；下属阴，阴自阴而为寒。亦即"厥阴之胜"所致之肠澼，故以乌梅丸移治之。

［按语］乌梅丸"又主久利"，本例并非久利，为何投此方？一般而论，厥阴之证，非厥即利。久利多属寒热错杂之病，则宜寒温并用之法，力求寒热夹杂之方。本例虽非久利，因证属厥阴，寒热互见，乌梅丸恰为寒热温补并用，辛酸甘苦兼备之方，正与本例对证，故移用原方而获效。实际上，古今

医家曾将乌梅丸移治多种杂证，尤其对下利之治疗，更有不断扩展。以《千金方》为例，仿仲景“又主久利”之意，用乌梅、黄连治热利；配附子、干姜等治虚寒性久利。《圣济总录》以乌梅丸治产后冷热利久不止。《证治准绳》用本方治胃腑发咳，呕出长虫。日人雉间焕说：反胃之证，世医难其治，此方速治之，实奇剂也（转引自《论伤寒论初稿》）。任应秋认为：乌梅丸有强壮胃肠功能和消炎杀虫作用，所以对慢性腹泻病亦有效（《伤寒论语译》）。不久前，曾有用本方治愈迁延十五年结肠炎之报道。可见乌梅丸之应用范围，并不局限于蛔厥与久利，在实践中已有不断发展。

（范开礼．范中林六经辨证医案选．北京：学苑出版社，2011）

［**案4**］**遗精之乌梅丸证**

陈村李某之子，因余诊其婶之蛊证，而来附诊。年二十余，赣如儿童，瘦骨柴立。余问其有何病苦？答曰：“我漏！”余曰：“何所谓漏？”伊指其下部曰：“此处漏”。余曰：“是遗精乎？起于何时？”曰：“数月矣。”曰：“每月遗几次”？曰：“四十余次。”余曰：“无怪乎形容枯槁，有如是也！”惟是双目红筋缠绕，舌焦唇红，喉痛。上颚烂，口烂，一派虚火上炎之象。余订以乌梅丸料。育之曰：“此方时医见之，必不选成。”后果有知其事者，谓此剂作汤成，适乃父归；闻而取药泻诸地。彼李某者，盖训蒙而混充医者也。次日，其婶复邀诊，李某子复与焉。余曰：“不服我药，何再诊为？”伊始告曰：“昨日之不服乌梅剂者，因已服羚羊、犀角、芩、连之大凉药也。先生断我症为虚火，宜乎愈食凉药而愈漏也。恳先生有以救我。”余以前方加减，连服二十余剂。上部之虚火，已渐而降；全身之精血，已渐而生。凡一切锁精补气补血之品，从未犯过笔端；然累月遗精之孱弱，竟收效于兼旬之内。吁，此用乌梅丸之变化也。且此方视之，似与遗精无涉，而不知其窍妙，在于直穷肝肾之源！噫，彼症之奇者，医方亦随之而奇已！

（黎庇留．黎庇留经方医案．北京：人民军医出版社，2009）

按：本方仲景用于厥阴病寒热虚实错杂之主方，后世医家不仅在蛔厥中应用，而且对内、外、妇、儿等多种疾病，辨证属寒热错杂、虚实并见者，均有良效。

第四节　附子古今临床应用剂量回顾

出土的文物史料记载的关于附子的临床应用最早可以追溯到西汉年间。成书于西汉景帝时期的《淮南子》中记载“物莫无所不用，天雄、乌喙，药之凶毒也，良医以活人”；《五十二病方》中也有附子治疗作用的记载。附子广泛应用于临床则见于东汉张仲景的《伤寒杂病论》。

统计经方中附子的用量可见，生附子均以枚计，如干姜附子汤、四逆汤、茯苓四逆汤等，皆用一枚，通脉四逆汤、通脉四逆加猪胆汁汤均用生大附子一枚；炮附子的用量在汤剂中也是以枚来计的占多数，桂枝附子汤、桂枝附子去桂加白术汤、桂枝芍药知母汤等方用量最重，为炮附子二枚，中等剂量为一枚半至二枚，如附子汤、甘草附子汤；常用量为一枚，如真武汤、附子粳米汤等。以“两”计的黄土汤中为最重，用炮附子三两。丸剂中以“两”计者，最重为乌梅丸，炮附子用到了六两，以“枚”计的常用量为一两，如八味肾气丸。散剂中以“枚”计者，薏苡附子汤为最重，用大附子十枚，最轻量是薏苡附子败酱散为二分。

汉朝之后，附子的临床应用基本遵循仲景法度，但是经方在传至今天，其基本的组方用量却早已与原书有了很大变化，特别是附子的用量，《药典》规定附子用量为 3～15g，于仲景应用的剂量相差很大。中医不传之秘在于用量，恢复仲景用量原意是保证经方发挥临床作用的基本条件。所以我们有必要探讨一下经方的原用量问题，以及经方在传承上剂量的变化，以帮助我们重新认识和应用经方，发挥在临床中的真正价值。

晋朝医书《肘后备急方》、《外台秘要》中虽然附子在丸散剂中应用量是从一分到四两不等，但是汤剂中基本沿袭《伤寒论》用量，如“治霍乱心腹胀痛，烦满短气，未得吐下方，干姜二两，甘草二两，附子一两，水三升，煮取一升，纳猪胆一合相和，分三服。”“四顺汤，治吐下腹干呕，手足冷不止。干姜、甘草、附子各二两。水六升，煮取三升半。分三服。若下不止，加龙骨一两，腹痛甚，加当归二两。胡洽用附子一枚，桂一两，人霍乱亦不吐痢，但四肢脉沉，冷汗出渴者，即瘥。”《千金要方》中更是明显，附子应用普遍并且量大，“治脾寒，言声忧惧，舌本卷缩，嗔喜无度，昏闷恍惚胀满，温中下气半夏汤方，半夏、生姜各一升，芍药、茯苓、桂心、橘皮、五味子各三两，附子五两，白术四两，甘草二两，大枣三十枚，大麻仁一升（熬研为脂），上十二味，㕮咀，以水一斗二升，煮取三升，去滓，下大麻脂，更上火一沸，分三服。”“附子散，主中风，手臂不仁，口面㖞僻，方：附子、桂心各五两，细辛、防风、人参、干姜各六两，上六味，治下筛。酒服方寸匕，日三，稍增之。”在续命汤系列中凡是用到附子均是“一枚”或是“一两”，在大续命汤中更有“干呕者，倍加附子一两”。

宋朝时中药的临床应用剂型出现了很大变化。为了给军队和贫民发放药材方便，由国家出面编纂了《太平惠民合剂局方》，其中记载的药方基本均是丸、丹、膏、散等成药的配方，作为制造成药的依据和官定的标准。翻看宋书《局方》、《普济本事方》、《济生方》等都是丸散剂的应用，经方中的大柴胡汤、白虎汤、麻黄汤等也都须打成粗末或者如麻豆大，一次用五钱来煎汤服用，回阳主剂四逆汤在《局方》中的应用是：“甘草（炙）二两、干姜一两半、附子（生，去皮、脐，细切）半两，上以甘草、干姜为末，入附子令匀。每服三钱，水一盏半，煎至一中盏，去滓，温服，不计时候，常服消暑气，分水谷。”这种官方制定的应用标准虽然方便简洁但极大地改变了《伤寒论》汤剂的原样，并且这种影响一直延续到以后的各朝各代。

金元时期的用药基本遵从了宋朝的法度，将经方变为散剂来煎汤服用，如在《儒门事亲》、《丹溪心法》中均可以见到这样的记载，如在《儒门事亲》记载四逆汤：“甘草三两，干姜半两，附子半两，生用，去皮脐，切作片子，上为粗末，每服三五钱。水一盏半，煎至一盏，去滓，温服，无时。”

考察明代医书，附子在丸药中的用量可以用到六两，但是在汤剂中则多在一钱到三钱，换算为现代用量为3～10g，如在《景岳全书》中，右归丸的制附子用量自二两并可以加至五六两，而右归饮中制附子则仅为一二三钱；用以治疗元阳虚脱，危在顷刻的四味回阳饮：人参一二两，制附子二三钱，炙甘草一二钱，炮干姜二三钱。水二钟，武火急煎七八分，温服，徐徐饮之。李中梓的《医宗必读》中记载伤寒方剂四逆汤的附子用量为三钱，甘草附子汤中为一钱，附子汤为三钱，直接将《伤寒论》中方剂的原用量缩小。导致出现这种用药局面的原因有人归结为李时珍“古之一两，今用一钱”的论断，有医家批判这种剂量换算，如清朝医家钱潢的《伤寒溯源集》“如李时珍之所谓今古异制。古之一两，今用一钱可也。此言非由考订而来，乃以臆见强断之词也。倘据此用之，宁毋失之太少乎。若果如此说，如仲景之五泻心汤及小陷胸汤中之黄连，旋覆代赭汤中之代赭石，桂枝大黄汤中之大黄，桃花汤中之干姜，皆用古秤一两，而分三次服之，若以一钱准之，又分为三次服，则每服止三分三矣。其何以治最剧最险之危证乎”。但也有医家对李时珍的观点提出解释的，李中梓的《伤寒括要》“仲景立方，动以斤计，或称升合者，何其多也，及考其用末药，只服方寸匕，丸药如梧桐子大者多不过三十粒，又何其少也，丸散汤液岂得如此悬绝耶，《千金》《本草》，皆以古三两为今一两，古三升为今一升，可为准则，且仲景汤液并分三次服，则轻重止得三分之一，而服法又得三分之一，岂非古之一两，仅得今之一钱乎”，其主要依据就是，《伤寒论》的一剂汤药是分三次服用，而明代时则是一剂药一次服用，笔者认为这种以服用方法来折算的主观推理是不合适的。首先，翻看明代的医书，有很多并没有明确交待一剂药分几次服用，再者，一剂药 30g 制附子，煎煮一次，分三次服用，与一剂 10g，一天服三剂，所达到的治疗效果是一样的吗？是否有可比性？这个还有待验证。至于李时珍究竟是出于何种推断而得出这一结论今日已经不好深究，但有一点可以肯定的是，这一结论得到后世医家的普遍认可，并成为后世医家进行经方剂量折算的参考，是明代以来关乎经方剂量折算影响最为深远的一种折算标准。这种影响持续到新中国成立之后。1979 年统一中药剂量采用“公制”规定一钱为 3g，《药典》并把附子的用量规定在 3～15g。

近年来，对《药典》以及中医教材规定中药处方的用量问题争议越来越多，大家的一致认识是用量偏小，严重制约了中医临床效果，尤其是限制了附子这种救逆回阳、挽救病人生命的作用。因此很有必要恢复经方本原用量及用法，充分展现经方应有的临床价值。

第五节　含附子中成药的应用

一、四逆汤

（一）基本信息

附子（制）300g，干姜 200g，甘草（蜜炙）300g。取附子、甘草加水煎煮 2 次，第 1 次 2 小时，第 2 次 1.5 小时，合并煎液，滤过。干姜蒸馏提取挥发油；姜渣再加水煎煮 1 小时，煎液与蒸馏分离挥发油后溶液合并，滤过，与附子、甘草的煎液合并，浓缩至约400ml，放冷，加乙醇1200ml，搅匀，静置，滤过，减压浓缩成稠膏状，加水适量稀释，冷藏，滤过，加单糖浆300ml、防腐剂适量与上述挥发油，再加水至1000ml，搅匀，灌装，每支10ml，封口即得。本品为棕黄色液体，气香，味甜、辛。功能温中祛寒，回阳救逆。用于阳虚欲脱，冷汗自出，四肢厥逆，下利清谷，脉微欲绝。口服，每次10～20ml，每日3次。(《中华人民共和国药典》1985年)

（二）药理作用

1. 升压、强心、抗休克作用

（1）以麻醉家兔的低血压状态为模型，观察四逆汤及其各单味成分所具有的效应。结果：单味附子虽有一定的强心升压效应，但其作用不如四逆汤，且可致异位性心律失常；单味甘草不能增加心脏收缩幅度，但有升压效应；单味干姜未能显示任何有意义的生理效应。由三药合方的四逆汤，其强心升压效果优于各单味药物组，且能减慢窦性心率，避免单味附子所产生的异位心律失常，提示该复方组方的合理性，也体现了中医“附子无干姜不热，得甘草则性缓”之说的科学性。(《中成药研究》1983，2：26)

（2）本方对动物失血性休克、纯缺氧性休克、橄榄油引起的栓塞性休克，冠状动脉结扎所造成的心源性休克，皆有显著的对抗作用。并还有显著的强心作用，能增加冠脉流量，对缺氧所致的异常心电图有一定的改善作用。还能兴奋垂体－肾上腺皮质功能，又有中枢性镇痛、镇静作用，并且该方毒性不大。(《中成药研究》1985，9：24)

（3）用四逆汤煎剂进行肠道灌注，对原发性小肠缺血损伤的肠系膜上动脉闭塞性休克和继发性小肠缺血损伤的晚期失血性休克的家兔有治疗作用。(《中医杂志》1982，1：73)

2. 毒性研究

研究表明，甘草、干姜和熟附子同煮，降低了附子的毒性。

单味熟附子的鼠腹腔注射的半数致死量为 3.56 ±0.409g/kg，口服为 17.42 ±10.24g/kg，而按传统比例组成四逆汤，其半数致死量的附子量分别为 5.821 ±0.599g/kg 和 71.78 ±6.84g/kg，差异显著。单味附子中毒心电图的改变与乌头碱中毒相似，而同剂量的附子组成四逆汤时，心电图则无异常改变。又以离体蟾酥心脏进行研究，表明附子毒性效应在四逆汤中降低了 30 倍。(《药学学报》1966，5：35)

3. 制菌作用

实验证明，四逆汤不仅无制菌作用，反能促进菌簇的生长。但是，用本方加黄芪、党参等配合输血、输液等措施治疗属阳虚型的金黄色葡萄球菌败血症，却取得良好效果。为此，强调治病必先“辨证”。(《中医杂志》1962，10：18)

二、附子理中丸

附子（制）100g，党参 200g，白术（炒）150g，干姜 100g，甘草 100g。以上 5 味共粉碎成细粉，过筛，混匀。每 100g 药粉加炼蜜 100 ~ 120g，制成大蜜丸，每丸重 9g。本品黑褐色，气微，味微甜而辛苦。显微镜下观察：淀粉粒长卵形、广卵形或形状不规则，脐点点状，位于较小端。糊化淀粉团块类白色。联结乳管直径 12 ~ 15μm，含细小颗粒状物。草酸钙针晶细小，不规则的充塞于薄壁细胞中。纤维束周围薄壁细胞含草酸钙方晶，形成晶纤维。功能温中健脾。用于脾胃虚寒，脘腹冷痛，呕吐泄泻，手足不温。口服，每次 1 丸，每日 2 ~ 3 次。孕妇慎用。(《中华人民共和国药典》1990 年)

三、祛风湿膏

生附子 125g，生草乌 50g，桂枝 50g，白芷 50g，水菖蒲 50g，生半夏 50g，姜黄 5g，紫荆皮 90g，续断 25g，苍术 25g，骨碎补 25g，生天南星 50g，丁香 40g，松香 125g，冰片 30g。以上 15 味，冰片研细，生天南星、丁香、松香分别粉碎成细粉。其余生附子等11味，酌予碎断，与食用植物油4800g同置锅内炸枯，去渣，滤过，炼至滴水成珠；另取红丹1600g，加入油内搅匀，收膏。将膏浸泡于水中。取膏用文火熔化后，加入上述粉末，搅匀，分摊于布上（或纸上），即得。为摊于布或纸上的黑膏药。功能祛风除湿，散寒止痛。用于风湿肢体、筋骨痹痛。用鲜姜擦患处，将膏药加温软化，贴于患处。孕妇忌贴腰腹部。

（卫生部《药品标准·中药成方制剂》，第二册，1990年）

四、参附注射液

［成分］红参、附片。

［性状］本品为淡黄色或淡黄棕色的澄明液体。

［功能主治］回阳救逆，益气固脱。主要用于阳气暴脱的厥脱症（感染性、失血性、失液性休克等）；也可用于阳虚（气虚）所致的惊悸、怔忡、喘咳、胃疼、泄泻、痹症等。

［不良反应］偶见过敏反应。

［贮藏］密封，遮光。

［有效期］1.5年。

［批准文号］国药准字Z20043116。

［收］参附注射液方剂出自明代方贤所编著的《奇效良方》，经研究制成参附注射液，由成都中医药研究所等单位临床交叉验证，与西药多巴胺、阿拉明（间羟胺）对照。用参附注射液20～30ml加葡萄糖溶液20ml静脉注射，必要时0.5～1小时重复注射1次，或以参附注射液50～100ml加入葡萄糖液250～500ml中静脉滴注，不用肾上腺皮质激素及血管活性药物。结果参附组138例，显效91例，有效32例，总有效率89.1%；对照组44例，显效24例，有效15例，总有效率88.6%，两组无显著性差异［中医急症通讯，1988，(1)：13］。石氏的研究资料提示，参附注射液能显著提高小鼠耐缺氧能力，对抗由垂体后叶素引起的大鼠心电图ST段下降［中

草药，1982，（3）：27］。兰氏等报道，参附注射液对家兔失血性休克有一定的治疗作用，能降低休克动物的乳酸和血浆组织蛋白酶的活性［中成药研究，1984，（3）：28］。爱氏等观察到参附注射液对心肌培养细胞耐缺氧能力、耐缺糖能力有明显的保护作用［中西医结合杂志，1987，（11）：679］。参附注射液对轻度、中度的厥证疗效较好，外周的升压作用缓慢，但对缺氧、缺糖性损伤有明显的修复作用［中国药理学报，1986，（5）：439］。丁氏等用中药静脉注射剂参附注射液治疗厥脱证，并与西医常规抗休克治疗作对照。临床观察治疗组195例，对照组64例，开放病例113例。结果表明，参附注射液疗效稳定，其疗效与西医常规抗休克治疗相仿，对患者血压回升及肢冷症状的改善，显著优于西药治疗（$P<0.05$）［中国中医急症，1996，（4）：161］。

第六节　附子的中毒与解救措施

一、附子的致毒化学原理

现代药理研究，附子含有乌头碱、次乌头碱等六种生物碱。其毒理作用主要是：①兴奋迷走神经，表现为出汗、流涎、恶心、呕吐、腹痛、腹泻、心动过缓、血压下降、瞳孔缩小、大小便失禁及肺水肿等。②对周围神经的损害，临床表现为口、舌及全身麻木、紧束感，痛、温觉减退或过敏，严重者运动失灵。③通过兴奋迷走神经降低窦房结自律性，异位起搏点的自律性升高而引起各种心律失常。④直接毒害心肌。其中心脏损害是乌头碱中毒诊治中重要而显著的特征，也是最重要、最多见的危险因素。这些损害多发生在服药后的头24小时内，根据服药史及临床症状、体征诊断多无困难。

二、附子的中毒症状

1. 神经系统：口舌、四肢和全身发麻，并有紧束感，烦躁不安，头晕、头痛、神志不清；痛觉消失或减弱，阵发性抽搐；或双目失明。

2. 消化系统：严重呕吐恶心、流涎腹痛、腹泻、肠鸣亢进。

3. 循环系统：心慌心悸、血压下降、心律不齐，甚至发绀、四肢厥冷。严重的心律失常或循环呼吸衰竭，是致命的主因。

三、中医学对附子中毒的处理方法

1.《五十二病方》

汉朝以前的古人已经积攒了大量使用乌头类药物的经验，并且积攒了大量有效的治疗乌头类药物中毒的临床经验。早在湖南长沙马王堆三号汉墓出土的迄今我国已发现的最古老的医药专书《五十二病方》，大约成书于公元前187年，在书中已经有关于附子功效和毒性处理的记载。

2. 历代本草

(1)《本草备要》："中其毒者，黄连、犀角、甘草煎汤解之，黄土水亦可解。"

(2)《得配本草》："中其毒者，生甘草、犀角、川连，煎汤服之可解。"

(3)《本草分经》："中其毒者，黄连、犀角、甘草煎汤解之。或用澄清黄土水亦可。"

3. 医家经验

张仲景在历史上运用乌、附剂最早，使用频率最高。仲景方中，乌、附大多生用，用量之大，古今少有。之所以能够保证能治病而又对人体不造成伤害，其奥秘全在经方的配伍、炮制与煎服方法上。仲景在一千七百多年前，已取得了临床应用乌附剂的成功经验：一、凡乌、附类方，炙甘草为乌、附之两倍，甘草善解百毒，甘缓以制其辛燥；二、蜜制川乌，蜜为百花之精华，芳香甘醇凉润，善解百毒，并制其燥裂；三、余药另煎，取汁与蜜再煎，中和毒性，使乌头之毒性降到最低点，而治疗效能不变。以《金匮》乌头汤为例……川乌5枚，大小平均5g，则为25g许。炙甘草3两，汉代一两合今之15.625g，以16两计，则为48g，恰为川乌之两倍。乌头汤之煎服法寓有深意。先以蜜2升（汉代1升合今之200ml）煎川乌1枚，煎至1升时去川乌，留蜜待用。再看服法：服7合（140ml，为全剂的2/3）。服药后的效果要求："不知，尽服之。"服后唇舌微觉麻木为"知"。"不知"即无此感觉，则"尽服之"，即把所剩1/3药液全部服下，以"知"为度。此必仲景当年亲历、亲尝的切身体验之谈，绝非臆测可比。

李可先生于20世纪60年代初，在张仲景《伤寒杂病论》使用乌头、附子剂的成功经验基础上，在保证原方疗效的情况下为又乌头剂增加了3条安全措施：①配伍：凡乌头剂，必加两倍之炙甘草，蜂蜜150g，黑小豆、防风各30g；凡用附子超过30g时，不论原方有无，皆加炙甘草60g，即可有效监制。②同煎、久煎：李可先生将仲景蜜煎川乌之另煎法，改为全方诸药之同煎、久煎法，凡乌头超过30g时，即加冷水2500ml，文火煮取500ml，日分3次服。煎煮时间3小时左右，已可有效破坏乌头碱之剧毒。附子剂用于慢性心衰者，加冷水1500ml，文火煮取500ml，日分2～3次服。危急濒死心衰病人，使用大剂破格救心汤时，则开水武火急煎，随煎随灌，不循常规，以救生死于顷刻。此时，附子的毒性，正是心衰病人的救命仙丹，不必多虑。③示范煎药、以知为度：凡用乌头剂，必亲临病家，示范煎药。病人服药后，必守护观察，详询服后唇舌感觉，以知为度，待病人安然无事，方可离去。

从古今各家本草论证得知：

炙甘草，扶正解百毒，杀乌、附毒。

蜂蜜，补中润燥，止痛解毒。治肺燥咳嗽，肠燥便秘，胃脘热痛，鼻渊口疮，汤火烫伤，解乌头、附子毒。

黑小豆，活血利水，祛风解毒，治水肿胀满，风毒脚气，黄疸水肿，风痹筋挛，产后风痉，口噤，痈肿疮毒，解药毒。《本草纲目》："煮汁，解砒石、甘遂、天雄、附子……百药之毒。"

防风，发表祛风，胜湿止痛。治风寒感冒，头痛目眩，项强，风寒湿痹，骨节酸痛，四肢挛急，破伤风。《本草求原》："解乌头、芫花、野菌诸毒。"《本草集注》："杀附子毒。"

另外，李可先生曾于1965年参与川乌中毒濒危抢救，因服用川乌9g，3例中毒，其中一例已死亡，另外两例经使用下面方法，均在40分钟救活。其处方为：生大黄、防风、黑小豆、甘草各30g，蜂蜜150g，煎汤送服绿豆粉30g。其成功经验，亦可为临床救治因不遵古法使用乌、附剂而致中毒者地抢救提供思路。

中药解救方为：金银花30g，绿豆100g，生甘草60g，水煎内服；或蜂蜜内服，每次120g，必要时可服至500g。

四、西医学对附子中毒的处理方法

1. 用高锰酸钾或浓茶反复洗胃。

2. 以迷走神经兴奋为主要表现者（心动过缓、传导阻滞）用阿托品；对异位心律失常（室早、室速）明显者，则应用利多卡因，如两者皆有，可同用之。

3. 电击转复。

4. 相应对症治疗。

第七节　附子的食疗运用

在我国药食是同源的，中医很早就认识到食物不仅能营养，而且还能疗疾祛病，古传伊尹创《汤液经》，而伊尹就是我国古代有记载的著名的庖人。如近代医家张锡纯在《医学衷中参西录》中曾指出：食物“病人服之，不但疗病，并可充饥；不但充饥，更可适口，用之对症，病自渐愈，即不对症，亦无他患”。可见食物本身就具有“养”和“治”二方面的作用，而中医则更重视食物在“养”和“治”方面的特性。

早在宋代《太平圣惠方》中就有关于附子粥的记载。今人罗绪和先生更著有《延年益寿附子药膳》和《治病抗衰老附子药方》两书。两书选录了自古至今千余首附子食疗药方。笔者选录几首常见的附子食疗方录于下：

一、附子粥

制附子10g，炮姜15g，粳米100g。二药研为细末，每次用5g，与粳米加水煮粥食。亦可将二药减半，煎水取汁，入粳米煮粥。

本方源于《圣惠方》。以附子温里散寒、止痛，炮姜温中散寒、止泻。用于里寒腹痛、腹泻，大便稀。

二、附子羊肉汤

制附子25g，羊肉1000g。羊肉洗净，切块，焯去血水，与附片加水同煮，稍后加入生姜、葱、胡椒、盐等，煮至肉烂熟。分4次食。

本方以附片温肾助阳，辅以羊肉温补肾阳，生姜、胡椒均有助于温暖阳气。用于阳虚畏寒肢冷，夜尿频多，或脘腹冷痛，腰痛。若用狗肉与附片煮汤食，有与本方类似的功能和用途。

三、附片薏苡粥

制附片10g，薏苡仁30g，粳米100g。附片煎取汁，入薏苡仁、粳米，加水煮至粥熟。分2次食。

本方以附片散寒止痛，用薏苡仁除湿舒筋。用于风寒湿痹，关节疼痛，四肢拘挛。

在云南楚雄、晋宁县、宾川县等地区，每年霜降到立春之前吃附子药膳已经成为当地人一种特色美食，被称为“天下第一毒菜”。当地人认为吃附子药膳可以“暖手脚、治疗风湿、驱风寒，强筋健体，一年吃两次，一年之内都不会感冒”。不过其药膳的制作有着严格的要求，在当地老百姓中传承了几百年：新鲜的附子清洗的时候不能用金属器具刮洗，只能用竹刀，至少要炖煮24小时，必须用沙锅栗炭火慢慢炖煮。炖好后，沙锅不能直接放在冰凉的地上，煮的过程中，水干了或糊了就不能再食用了，中途要加水一定是滚烫的开水；煮好以后，一般是炖煮的人先吃，吃完没有问题，再给其他人吃。在餐馆炖煮出售的话，则是要经手的厨师吃过检验后才能上桌。除了制作要求严格外，在食用方面，也有诸多严格的规矩：吃完后，不能吃酸冷的食物、豆类食物，不能吹风、不能洗澡，最好吃完马上睡觉。同时也不提倡多吃，每次吃一小碗即可。

同样在陕西省周至县也流传着立冬后吃“乌药”（附子）的习俗，一南方，一北方，地理位置相差千里，制作附子药膳的工艺却神奇的相似：周至人煮食附子先将一大锅水烧开后，再将洗净的附子倒入沸水中，水没附子约20cm，然后加入甘草（甘草：附子约1:10）。大约煮2小时方能水沸开锅，再换小火煮2～3个小时，整个煮附子的过程中不能再向锅中加生水。一般晚上9点多开始煮，次日早晨再食煮好的附子。在食用方面，同楚雄人一样规矩严格：煮好的附子皮色棕黑，汤呈黑色，咬开后附子为浅黄褐色。吃法如同吃汤圆，连汤带附子一同吃下，吃附子前必须把碗用开水烫一下，每次煮附子的量大约在10kg以上，以后吃时随量加热就行。煮好的附子小心储存，连日食用，成人每食约250g。食附子后忌食生冷，且在附子熟后保存时亦忌与生水接触。

附子的食疗方法大体可分为三类。一、单纯煮生附子，但煎煮时间长，至少3小时，有的地区长达10小时，且中间不能断火，不能续加冷水，成人一次食用量可达250g。该煎煮方法附子的乌头碱含量几乎为零，不但可养生而且可充饥。二、制附子与肉类同煮，常用羊肉、犬肉等，喝汤吃肉。附子一次用量50～100g，该法一般小火熳炖3小时以上。所用附子已经炮制，所以无毒。三、附子煮粥，制附子10g左右，煎煮时间1小时以上，附子用量少，经过炮制，也属无毒。附子食疗应用有明显时令性，一般在冬至前后，少有春夏服用。附子辛温，适用于虚寒或寒湿体质者，服食时有必要在中医师的指导下运用。需要重视的是未经炮制的鲜品毒性大，故不可盲目使用，附子酒制剂务必慎用。

第八节　少数民族医对附子的临床应用

维药名：节得瓦尔其尼。

别名：节得瓦尔斯尼、再地瓦尔其尼、那日比斯。

《注医典》载："附子，是一种植物的子根，相似与马兜铃的项根。它常与乌头根生长在一起。"《药物之园》载："附子，是一种植物的子根，形似香附。它产于中国和印度，前者称'节得瓦尔其尼'即中国附子，后者称'节得瓦尔印地'即印度附子。中国附子的颜色多分为白、黑、紫、黄四种，中国人将紫色附子称之为'排尔皮'，黄色附子称之为'开口比'；印度附子，即乌头有大毒的药物，附子常与乌头生长在一起，附子的毒性往往被乌头吸收，故乌头大大的能降低附子的毒性。"

根据以上维吾尔医古代本草所述附子药用部位，生长特点，产地，分类等与维吾尔医今用附子相一致。为毛茛科植物乌头（栽培品）的侧根（子根）。

性味：三级干热，有毒。

功效：燥湿祛寒，强补全身，恢复性功能，强筋健肌，祛风镇惊，补脑，补心，补肝，开胃。

主治：主治湿寒性或黏液质性疾病，如湿寒偏盛，全身虚弱，性欲降低，肌肉松弛，小儿抽风，脑虚，心虚，肝虚，食欲不振。解除各种中毒，止体内外疼痛，排石，利尿，消炎退肿，除腐生肌，补心除悸，防疫除疲，通阻除黄，消痔消肿，催产，消退四日伤寒，增强性欲，补身肥体，增加色素的作用。主治毒蛇和全蝎叮伤，肠绞痛，肾痛，胃痛，肾结石，膀胱结石，小便不利，新久各种体液性炎肿，腋下和腹股沟淋巴肿大，久疮腐肌，心虚心悸，各种流行病，黏液质性胃炎，肝阻黄疸，痔疮，难产，四日伤寒，黏液质性和胆液质性眼部发炎，性欲低下，男性体虚身瘦，皮肤白斑，白癜风。

用法用量：内服：1～1.5g。外用：适量。可入小丸剂、蜜膏、散剂、汤剂、敷剂、软膏等制剂。

注意事项：对热性气质者有害，并会引起头痛、肠溃疡，矫正药为新鲜牛乳或大麦汁。

附方：

（1）治体外疼痛：取附子适量，研成细粉，与适量葡萄醋，玫瑰花蒸露调配制成搽剂，涂于体表。

（2）治体内疼痛：取附子0.82g，研成细粉，用适量酒或玫瑰花蒸露冲服。

（3）治肠绞痛，肾痛，胃痛，肾结石，膀胱结石，小便不利，新久各种体液性炎肿：取附子适量，研成细粉，用适量黄瓜汁冲服。

（4）治心虚，心悸：取附子1.5g，研成细粉，用玫瑰花蒸露冲服。

（5）治黏液质性胃炎：取附子适量，研成细粉，与适量加热玫瑰花蒸露冲服。

（6）治肝阻黄疸：取附子适量，研成细粉，与适量葡萄醋冲服。

（7）治四日伤寒：清除致病体液后，取附子适量，研成细粉，每日冲服0.82g，连服7日。

（8）治性欲低下：取附子0.82g，研成细粉，用适量葡萄酒冲服。

（9）治腋下和腹股沟淋巴肿大：取附子适量，用水磨出药味，涂于患处。

（10）治小便不通，痔疮：取附子适量，用水磨出药味，涂于膀胱区和患处。

（11）治胆液质性眼部发炎：取附子适量，研成细粉，用适量开水调配制成敷剂，外敷于眼睑。

（12）治毒蛇叮伤：取附子1.6g，研成细粉，用1杯酒冲服。

（13）治全蝎叮伤取附子0.82g，研成细粉，用1杯酒冲服。

制剂：艾比节得瓦尔小丸，附子、无孔珍珠、精琥珀、荜茇、黑胡椒、干姜、高良姜、桂皮、补血草、矢车菊、沉香、赤芍、丁香、欧白及、欧玉竹各4g，香青兰子12g，花椒8g，藏红花2g，上述药物研成细粉，过罗，用粮浆制成0.25g的小丸即可，有条件可用金箔包衣为好。性干热。功能祛寒强心，消炎除脓，增加肠部蠕动，止泻，补身健体，增强性欲，燥湿强肌。主治心脏病，寒性心悸，耳道流脓，消化不良，腹泻，全身虚弱，阳痿，湿寒性子宫脱垂。内服，每日2次，每次1～5岁者服用1～2丸，5～10岁者服用2～4丸，10岁以上者服用4～7丸。

（出自《中华本草》民族药卷：维吾尔药）

第三章 附子运用名家名案

运用附子名家，除了汉代张仲景外，明清以来也出现了不少善用附子的大家。在这些大家的笔下出现了源于经方而又有所发挥和创造的附子方。比较著名的有张景岳、赵献可、黄元御、齐秉慧、刘止唐、郑钦安，其中郑钦安为集大成者，明确树起扶阳大旗，形成了风格鲜明的“火神派”或“扶阳派”，而大辛、大热、大毒、大效于一身的附子就成为扶阳大夫的有力武器。梳理上述大家的理论源头，《内经》、《伤寒论》、《金匮要略》固然是其主要理论依据，但《周易》的确又是重要源头之一。其中“阳主阴从”、“水火既济”、“坎中一阳”等论点均起源于《周易》。提出了扶阳观念必须在临证中加以验证，否则是空谈。可喜的是，郑钦安的再传弟子、私淑弟子在接受、验证、完善扶阳理论的过程中起了巨大的作用，一方面个人成就一时一方名医，另一方面至今扶阳学派已从隐至显。其中著名的卢铸之、范中林、刘民叔、祝味菊、吴佩衡等，他们的扶阳理念又各领风骚，实是中医的幸事。

更难能可贵的是，全国各地也有不少临床家，在临床工作中，发现乌附剂是治急危重症的利器，突出的是山西李可先生，天津孙秉严先生。他们善用附子，并在临床一线总结出完整的附子用量，减毒增效等用药规律。李可先生突出贡献是创立了破格救心汤应用于各科急危重症并取得了良好的效果；孙秉严先生则明确提出附子在肿瘤治疗中的价值，并创制了诸多新的诊断方法。下面摘录几位大家部分医案。

一、祝味菊

祝味菊（1884—1951 年），浙江山阴人。自幼聪颖过人，曾入军医学校专门学习西医，并赴日本考察西医。1926 年赴上海执教于上海中医专门学校、上海国医学院。新中国成立后，任上海中医学会筹备委员会委员。

祝氏注重阳气，擅用附子，认为温扶元阳首推黄附，沉寒痼冷可用生附。主张服用附子必须先以热水煎煮至半小时以上，再纳他药同煎。其附子用量多在 30～50g 左右，但是配伍独特，别具一格，认为“中医治疗之关键，不在于单独之药物，而在于方剂之配合”。祝氏最为常见的配伍方法是温热与潜降配伍，即附子和磁石、龙齿并用，“神昏有由于中枢疲劳太甚，抗力之不振，宜有以振奋之，附片所必用，清而下之，抑低其抗力，愈虚其虚矣。谵妄无度，神经虚性亢奋也，宜镇静之，龙磁所必用”，“神经中枢为指挥抗战之首府，神衰者附子以壮之，其为虚兴奋也，龙、磁以潜之，心脏为血液运输之枢纽，其疲劳而有衰惫之象者，枣、附以强之”。观祝氏用附子医案，大多采用这种配伍。

［案 1］

蒋氏妇人，年 48 岁。每天早晨醒来必手足抽动，甚或大跳，床几为之倒塌，如此者 2～3 小时，则抽搐自然停止，能勉强进行家务劳动。神智始终清楚，每逢寒暖交替节气，如立春、立秋、冬至等，发作更甚。全家为妇人而担忧，其夫闻有能治此病者，必踵门求医，而所服之方，不外羚羊角、天麻、石决明等药。由于多服良药，中焦受伤，又并发了胃病，早上呕吐之后，胃痛始减，一病未已，又增一病。后闻祝师善治疑难杂症，即上门求诊。经过诊查，断为虚阳上浮，非肝风也，为胃气受伤，中寒久留。处方：生龙齿（先煎）30g，活磁石（先煎）45g 以潜阳，附子（先煎）12g 以益阳气，代赭石

（先煎）18g以镇逆，旋覆花（包）9g、淡干姜9g，温中祛寒理气，全蝎（去毒）6g、大蜈蚣6g以定惊，另佐姜半夏12g、陈皮9g、炒白术12g以理中焦。服3帖后，抽搐跳动及胃痛呕吐均已大减，虽冬至节降临，疾病亦未大发。药既对症，再用前法。生龙齿（先煎）30g，活磁石45g，黄附片（先煎）12g，淡干姜9g，姜半夏12g，陈皮9g，石菖蒲9g，嫩钩藤12g，全蝎9g，蜈蚣9g，旋覆梗12g，制香附12g。连服4帖，抽搐大定，胃仅隐痛，呕恶全止，心情愉快，胃纳增加，再续服上方4帖，以巩固疗效。以后纵然发作，即以原药方照服3帖，病即豁然。

（刘元苑．赵守真、祝味菊、范中林三家医案．学苑出版社，2010）

［案2］

程妇，年二十余岁，体质素差。妊娠足月施剖宫产后，出血过多，头昏目眩，四肢无力，少腹隐隐作痛，发热至38℃以上，以后早轻暮甚，日渐加剧。西医按术后感染治疗不效，于是请中医诊治。刻诊：病人热度不退，时而恶风恶寒。此乃恶露不净，瘀血内阻，复感外邪而起。治以散表活血化瘀之法。方用当归、赤芍、丹参、蒲黄、荆芥、防风之属，药后病人少腹隐痛，发热不退，胃肠不舒，泛泛作恶，夜不能寐，呻吟不止。随邀请祝医生诊治，祝诊后曰："患者正气不足，又是剖宫产，失血较多，合脉论证，病属气血双亏，营卫不和，吾所虑者非病也，乃正虚耳。首应培益正气，调和营卫而退热，佐以活血化瘀。待正气来复，营卫调和，血行流畅，则热退腹痛止，体力逐步恢复矣。"处方：黄厚附片12g（先煎），柴胡、川桂枝、炒白芍各9g，活磁石（先煎）、生牡蛎（先煎）各30g，防风、藿梗、姜半夏各9g，炒麦芽12g，生蒲黄、五灵脂、延胡索各9g。家属见药方首列附子，心中怀疑曰："曾闻人云，胎前宜温，产后宜凉。吾妻产后出血过多，气阴不足，热度不退，是否可服温药乎。”祝曰：“正虚宜及时补救，否则有虚脱之危险。”家属仍有顾虑，将药分四次服下，不仅无任何反应，热度却退至38℃以下，继续服之，热度却退至平常，头昏呕吐均止，体力仍虚弱，即于原方中加人参12g，酸枣仁16g。再服5帖，精神振作，胃纳转馨而愈。

（刘元苑．赵守真、祝味菊、范中林三家医案．学苑出版社，2010）

二、吴佩衡

吴佩衡（1886—1971年），四川会理县人，青少年即从学于中医名家，1930年曾代表云南中医界赴上海，参加全国神州中医总会组织的抗议取缔中医的活动，新中国成立后创立云南省私立中医药专科学校，曾任云南省中医学校校长、云南中医学院院长、云南省政协常委等职。

吴氏临床上传承了郑钦安的学术思想，认为“真阳之火能生气，邪热之火能伤气；邪热之火必须消灭，真阳之火决不可损也。只有真气运行不息，才能生化无穷，机体才有生命活动”。吴氏极为推崇郑钦安先生治疗方法，其在主持云南中医院工作时曾将《医理真传》和《医法圆通》作为教参资料以学习。在用方用药上，吴氏推崇应用附子，在其医案中，基本上均可见附子的运用，而且擅用超大剂量，有时用到500g。用方则四逆汤最为常用，指出“一切阳虚阴盛之病皆可用此方”。吴氏应用附子提倡久煎，须用开水煎煮2～3小时，用量如果增加，则须延长煎煮时间，以口尝不麻为准，有时为了抢救急危重病，须久煎附子，随煎随服。

［**案1**］

顾某，男，年四旬，云南省鲁甸县人，住上海马斯南路息庐三号。肾气虚，脾湿素重，时值酷暑炎热季节，常食西瓜凉饮，夜卧贪凉，复受冷风所袭，遂致脘腹疼痛不止，痛极则彻及心胸腰背、水米不下，汗出淋漓，辗转反侧睡卧不安，时时呻吟。余诊之，颜面青黯，舌苔白滑质含青色，脉来一息两至半，沉迟无力，手足厥冷。此乃肝肾之阴夹寒水，脾湿凝聚三焦，凌心犯胃，阳不足以运行，而成是状。先以上肉桂10g研末泡水与服之。服后旋即呕吐涎沫碗许，此为寒湿外除佳兆，继以吴萸四逆汤加味治之。

附片100g，干姜30g，上肉桂10g（研末，泡水兑入），公丁香6g，白胡椒6g（捣末，分次吞服），吴茱萸10g，甘草10g。

服一剂，涌吐酸苦涎水两大碗、痛减其半。再服一剂，又吐涎水两大碗，其痛大减，遂得安卧。次晚续诊，脉已一息四至，汗止厥回，诸痛俱瘥。继以桂附理中汤二剂调理而愈。

（吴生元．吴佩衡医案．北京：人民军医出版社，2010）

［案2］

张某之妻，年三十余岁，四川省会理县人。1924年6月患病，请西医治疗，病情日剧，就诊于余。余视之，舌苔白滑兼灰黑色，脉细迟欲绝，十余日来饮食不进，微喜滚饮，虽恶寒但不见发热，心痛彻背。时时感觉腹中有气上冲心胸，心中慌跳，复见呕吐，触之，腹内有癥坚痞块，痛不可当。缘由前医曾予腹部注射某药一针，其后针处硬结突起，继而扩展大如碗口。此乃肝肾阴邪为患，复因针处被寒，阴寒夹水邪上逆，凌心犯胃，如不急为驱除，缓则必殆无救。遂拟四逆苓桂丁椒汤治之。

附片130g，干姜60g，茯苓26g，公丁香13g，上肉桂13g（研末，泡水兑入），白胡椒6g（捣末，分次冲服），甘草6g。

服一剂则痛减其半，再剂则诸证渐退，痛止七八，稍进饮食。唯呕吐未止，此乃肝肾阴寒之邪未净，拟乌梅丸方治之。

附片130g，干姜60g，当归26g，上肉桂13g（研末，泡水兑入），黄连13g，黄柏13g，北细辛6g，潞党参16g，川椒

6g（炒去汗），乌梅3枚。

服一剂后，呕吐止。服二剂后，腹痛全瘳，腹内痞块渐散。继以回阳饮（即四逆汤加肉桂），兼吞服乌梅丸十余剂，始奏全功。

（吴生元．吴佩衡医案．北京：人民军医出版社，2010）

[**案**3]

徐某，男，年四旬余，云南省大姚县人，住滇南个旧市。1923年10月来昆明治病，就诊于余。询及由来，悉知患心胃痛证已二十余年，经中西药物屡治未效，近则病情日见增剧，形体消瘦，面容不展。胸膈痞胀作痛，两胁满闷不舒，脘腹灼痛，痛极则彻于胸背，固定不移，从心下至脐腹隆起板硬如石，按之亦痛，腰背如负薄冰，懔懔而寒。时而泛酸上冲咽喉，呕吐黄绿酸苦涎水，心中嘈杂，知饥而不能食，唯喜烫饮，饮而不多。大便干结难解，小便短涩，手足不温，少气无力，入夜难寐。舌淡苔白滑腻，脉来沉迟，息间仅两至半，且短而弱。良由病久阳虚，真火内衰，阴寒内结，脾阳不运，无力以制水邪，肝郁不疏，夹寒水上逆犯胃凌心。阳虚为病之本，寒水泛溢为病之标，乃本虚标实之证，法当扶阳温散寒水之邪治之，先拟乌梅丸方一剂。

附片100g，干姜30g，桂尖30g，细辛10g，黄连10g，焦黄柏10g，当归25g，川椒3g（炒去汗），党参3g，乌梅2枚。

服上方，痛稍减，呕吐酸苦水已少。此病历经二十余载，根深蒂固，邪实而证顽矣，欲除病根，非大剂辛温连进，方能奏效。以余多年临床体验，此证每于服药之后，或见脘腹增痛，或吐酸、便泻、小便色赤而浊等征象，可一时有所表露，此乃药与病相攻，驱邪之兆，若药能胜病，犹兵能胜敌，倘畏惧不专，虽欲善其事，而器不利也，何以克服！古云："若药不瞑眩，厥疾弗瘳。"余将此理告病者，务期早除痛苦，渠则俨然信守，遂以吴萸四逆汤加味治之。

附片150g，吴茱萸18g，干姜60g，上肉桂18g（研末，泡水兑入），公丁香5g，茯苓30g，白胡椒3g（研末，兑服），甘草15g。

服药后果如余言，一剂则痛反较增，二剂则腹中气动雷鸣。三剂则涌吐大作，吐出黄绿苦水盈盂，吐后胸胃痞胀舒缓，白滑苔渐退。更照原方附片量增至200g，每日一剂，连进十剂，愈服越见吐，痛不减反有所增之势，小便色赤，但较长，已十余日不大便，诊视则白滑苔已退尽，但舌本透白而无血色，脉转缓和稍有神，仍喜滚饮而畏寒，正邪交作，势均力敌。仍照前法，再进不怠。拟方白通汤加上肉桂。

白附片300g，生盐附子150g，干姜150g，葱白9茎，上肉桂10g（研末，泡水兑入）。

连服二剂，大便始通，色黑如漆，腹痛，痞硬稍减，能略进饮食。再服数剂，大便则畅泻，色黑绿，臭不可当，脘腹疼痛及痞硬顿失其半，胃逆作酸已减少。此阴寒溃退，元阳渐复。照原方去葱白加茯苓30g，砂仁15g，白术30g，甘草18g。连进数剂，大便由稀而溏，色渐转黄，饮食渐增，舌质已略显红润之色，脉沉细一息已四至，腹中痞硬已消去八九，唯胃脘中仍感灼辣疼痛，时而吐酸水一二口，复主以乌梅丸方。服三剂，吐止痛减，食量增加，背寒肢厥已回温。唯形体枯瘦，正气未充，精神尚差，胃中尚时而隐痛，继以桂附理中汤加黄芪，并兼服乌梅丸，每日三丸。每服均见好，连服十余剂而愈，体健如常。

（吴生元．吴佩衡医案．北京：人民军医出版社，2010）

［案4］**阴瘅证（慢性胆汁性肝硬化）**

方某，男，二十八岁，未婚，河南省人，昆明军区某部战士。患者因肝脾肿大，全身发黄已八年，曾先后住昆明军区某医院及省市级医院治疗，效果不显著，继而出现腹水肿胀，腹围达98cm，黄疸指数高达100μmol/L，经军区医院行剖腹探查，取肝脏活体组织做病理检验，证实为“胆汁性肝硬化”。遂于1959年7月由市级某医院转来中医学院门诊部就诊。余见患者病体羸瘦，面色黄黯晦滞无光，巩膜深度黄染，周身皮肤亦呈深黯黄色，干枯瘙痒而留见抓痕。精神倦怠，声低息短，少气懒言，不思食，不渴饮。小便短少，色深黄如浓茶水，腹水鼓胀，四肢瘦削，颜面及足跗以下浮肿，两胁疼痛，尤以肝区为甚。扪之，肝肿大于右肋沿下约二横指，脾肿大于左肋沿下约三横指。脉沉取弦劲而紧，舌苔白滑厚腻而带黄色，少津。因阳虚水寒，肝气郁结不得温升，脾虚失其运化，湿浊阻遏中焦，胆液失其顺降，溢于肌肤，故全身发黄。阳虚则湿从寒化，水湿之邪泛滥于内，脾阳失其运化，日久则成为腹水肿胀之证。肤色黄黯不鲜，似阴黄之象。此病即所谓“阴瘅证”。法当扶阳抑阴，疏肝利胆，健脾除湿为治则。以四逆茵陈五苓散加减治之。

附片100g，干姜50g，肉桂15g（研末，泡水兑入），吴茱萸15g（炒），败酱草15g，茵陈30g，猪苓15g，茯苓50g，北细辛8g，苍术20g，甘草8g。

二诊。服上方十余剂后，黄疸已退去十之八九，肝脾肿大已减小，小便色转清长，外肿内胀渐消，黄疸指数降至20单位，面部黄色减退，已渐现润红色，食欲增加，大便正常，精神转佳。然患病已久，肝肾极为虚寒，脾气尚弱，寒湿邪阴尚未肃清，宜再以扶阳温化主之。

附片150g，干姜80g，茵陈80g，茯苓30g，薏苡仁20g，肉桂15g（研末，泡水兑入），吴茱萸10g，白术20g，桂尖30g，甘草10g。

三诊。服上方六剂后，肝脾已不肿大，胁痛若失，小便清利如常，面脚浮肿及腹水鼓胀已全消退，饮食、精神倍增，皮肤及巩膜已不见发黄色。到市级某医院复查，黄疸指数已降至3μmol/L。脉象和缓，舌苔白润，厚腻苔已全退。此水湿之邪已除，元阳尚虚，再拟扶阳温化之剂调理之，促其正气早复，以图巩固效果。

附片150g，干姜80g，砂仁15g，郁金10g，肉桂15g（研末，泡水兑入），薏苡仁30g，佛手20g，甘草10g。

服上方七八剂后，患者已基本恢复健康。一年后询访，肝脾肿痛及黄疸诸证均未再发作。

按：以上病证，实由阳虚水寒，寒湿内滞，肝气郁结不舒所致。阳虚则水邪泛溢，肝郁则易克伐脾土，脾虚不能健运，湿从寒化，而至肝脾肿大、腹水、黄疸诸证丛生。余所拟用各方，旨在温暖肾寒，疏肝解郁，健运脾湿，化气行水。寒湿内滞之证，施以温化之剂，犹如春和日暖，冰雪消融，故能治之而愈。

（吴生元．吴佩衡医案．北京：人民军医出版社，2010）

三、范中林

范中林（1895—1989年），四川郫县太和镇人。范氏潜心研究《伤寒论》多年，深刻把握仲景六经辨证体系，认为“伤寒之中有万病，仲景约法能合诸病”。擅用经方，尤其是在处理一些急危重症之时，仍坚持应用经方，组方严谨，效专力宏。其重视阳气在身体的作用，注重扶阳，对《伤寒论》三阴病的体会颇深，应用真武汤、四逆汤、附子理中汤等屡屡取得临床杰效。范氏应用附子，用量一般在35～150g之间，视病情的深浅而相应变化药量，投用大剂量附子时，主张久煎，一般在一小时以上，再与其他中药煎煮半小时即可。

［案1］少阴证真寒假热（高热）

车某，男，74岁。成都市居民。

［病史］1975年4月初，感受风寒，全身不适。自以为年迈体衰，营卫不固，加之经济困难，略知方药，遂自拟温补汤剂服之。拖延十余日，病未减轻，勉强外出散步，受风而病情加重。头昏体痛，面赤高热，神志恍惚。邻友见之急送某某医

院。查体温 39℃，诊为感冒高热，注射庆大霉素，并服西药，高烧仍不退，病势危重，邀范老至家中急诊。

［初诊］患者阵阵昏迷不醒，脉微欲绝。已高烧三日，虽身热异常，但重被覆盖，仍觉心中寒冷。饮食未进，二便闭塞。双颧潮红，舌淡润滑，苔厚腻而黑。患者年逾七旬，阴寒过胜，恐有立亡之危。虽兼太阳表证，应先救其里，急投通脉四逆汤抢救之。

处方：生甘草 30g，干姜 60g，制附片 60g（久煎），葱白 60g。

［辨证］患者高热，神昏，面赤，苔黑，二便不通，似阳热之象。虽高热，反欲重被覆身；身热面赤，而四肢厥冷。二便不通，却腹无所苦。苔黑厚腻，但舌润有津。高烧神昏，无谵妄狂乱之象，而脉现沉微。参之年已古稀，体弱气衰，实一派少阴孤阳飞越之候，生气欲离，亡在顷刻。故应急投通脉四逆加葱，直追其散失欲绝之阳。

［二诊］服上方二剂，热退，黑苔显著减少。阳回而阴霾之气初消，阴阳格拒之象已解。但头痛、身痛，表证仍在；肾阳虚衰，不能化气，故仍二便不利。以麻黄附子甘草汤驱其寒而固其阳，加葱生少阳生发之气。

处方：麻黄 10g，制附片 60g（久煎），生甘草 20g，葱白 120g。四剂。

［三诊］上方服四剂，头不觉昏，二便通利，黑苔退尽。唯身痛未除。虽阳回、表解，仍舌淡，肢冷，阴寒内盛，呈阳虚身痛之象。宜温升元而祛寒邪，以四逆加辽细辛主之。

处方：炙甘草 20g，干姜 30g，制附片 60g（久煎），辽细辛 6g。二剂。

［四诊］服二剂，余证悉除。其大病瘥后，真阳虚衰，以理中汤加味调理之。

处方：潞党参 15g，炒白术 10g，炙甘草 10g，干姜片 15g，制附片 30g，茯苓 12g。1979 年 7 月 18 日追访，患者已

79 岁高龄，自病愈后，几年来身体一直较好。

［按语］临证辨别寒热，并不太难。但物极必反，“寒极生热，热极生寒”。此等寒热真假之辨，一旦有误，危情叵测。前人对此，曾有较多之阐发。

本例证似阳热，而脉微欲绝，脉证不符。范老遇此寒热真假难分之际，全面审度，突出舌诊：其舌质淡，为阴寒盛；苔黑而润滑有津，乃肾水上泛。断不可误认为阳热，实为阴寒内盛已极，虚寒外露之假象。故遇此类危证，效仲景之法，敢于突破，常获显效。

（范开礼．范中林六经辨证医案选．北京：学苑出版社，2011）

［案 2］**少阴证偏枯（脑血管意外）**

陈某，女，65 岁。成都市某公司职工家属。

［病史］平素身体尚好，未患过大病。1963 年 10 月间，正从事家务劳动，忽觉头似重物压顶，旋即昏仆，不省人事。急邀某中医来诊，用温针刺百会穴，约十五分钟，苏醒。左侧上下肢已偏瘫，口㖞斜，流清泫涎不止，成都某某中医院诊为：“中风。”某某医院确诊为：“脑血管意外。”其后，由中医诊治，病未发展。每年秋冬开始卧床，直到次年春，天暖后可扶床缓慢移步。1971 年冬，病势沉重，患者一再告之家人：今冬难以熬过，命备后事。遂来求诊。

［初诊］入冬以来，畏寒蜷卧，重被覆盖，左侧手足仍厥冷。头部发木，如盛盒内。左侧偏枯，骨瘦如柴。脸面浮肿，面色苍白。舌质淡，苔白腻。半身不遂多年，阳气日衰，属少阴寒化，阴寒内盛，阳虚水泛已极。急须回阳救逆，化气行水，以四逆汤并真武汤加减主之。

处方：制附片 120g（久煎），干姜 60g，炙甘草 60g，白术 30g，茯苓 30g，炮姜 60g，上肉桂 15g（冲服）。

［二诊］上方服一剂后，全身发痒，如虫爬行。连服四

剂，身上开始感觉轻松，头木之感渐消。上方随症加减：遇有外感风寒、关节疼痛，加麻黄、桂枝、细辛；阳气渐回，则姜附酌减。其后，又酌加人参、黄芪、当归、菟丝子等，以增助阳益气、活血养血之效。如此坚持服药半年，面色渐转正常，浮肿消退，食欲倍增，四肢变温，精神好转。1972 年 4 月已能起床，依靠拐杖或他人搀扶，能缓缓移步；到同年 7 月，即可丢掉拐杖而行。

1979 年 11 月 23 日追访：患者已 73 岁，向来访者兴奋地介绍，从 1972 年底，在冬季继续服些温阳补肾药，七年来再未卧床不起。这几年一直能料理家务。

［按语］中风之发生，总不外乎阴阳失调，气血逆乱。本例初诊时，患者已成中风后遗症，偏枯达八年，病势沉重，显然不能按一般中风之常规论治。观其诸证，少阴寒化，阴盛阳衰已极。故投大剂四逆，随证加减，始终按少阴寒化证论治。

（范开礼．范中林六经辨证医案选．北京：学苑出版社，2011）

［案 3］**少阴证虚损**

陈某，男，28 岁。解放军某部医生。

［病史］1971 年，到西藏某地执行任务，长期风餐露宿而致病。开始自觉指尖、手掌、下肢关节咯咯作响，继而面肿，心悸，腰痛，彻夜不眠。某部医院曾按“肾炎”治疗一段时间。后又改服清热解毒之品，包括犀角、羚羊角等。逐渐行走乏力，神疲纳呆。其后按“肝肾虚损，气血亏耗”论治，服滋补之剂。曾出现脑内如鸣，头顶发脱，心悸加重，动则气喘，身出冷汗，肢体皆痛，四肢麻木等证。至 1977 年 1 月 3 日，自觉口内从左侧冒出一股凉气，频吐白泡沫痰涎，胸中如有水荡漾，左耳不断渗出黄水，听力减退，走路摇摆不定。血压 70/50mmHg。同年 5 月 22 日，突然昏倒。急入某医院，住院治疗三月，未查明病因。面部及双下肢浮肿加重，头昏胀难

忍，转送某医院会诊。左半身痛、温觉明显减退，左上肢难举，提睾反射消失，悬雍垂向左弯曲，舌向左偏。结论为：“左半身麻木，感痛觉障碍，左上肢无力，水肿待诊。”数年来，服中药千余剂。1977 年 9 月，转来就诊。

［初诊］面部与双下肢肿胀，左半身及手足麻木，四肢厥冷，脑鸣，头摇，神疲，心悸，失眠，记忆力及听力减退，身痛，胁痛。口中频频冒冷气，吐大量泡沫痰涎，纳呆，大便稀薄，小便失禁。舌质暗淡、胖嫩，边缘齿痕明显，苔白滑厚腻而紧密，脉沉细。此为少阴寒化，迁延日久，阴盛阳微，气血亏损，已成坏病。法宜回阳救逆，化气行水。以四逆汤、真武汤加减主之。

处方：制附片 120g（久煎），干姜 60g，生姜 120g，炙甘草 30g，茯苓 30g，白术 30g，桂枝 10g，辽细辛 6g。

［二诊］上方服二十剂，脑鸣消失，心悸好转，面部及下肢浮肿显著消退，小便失禁转为余沥。多年痼疾初见成效，守原方续服。

制附片 120g（久煎），干姜 60g，炙甘草 60g，桂枝 10g，生姜皮 60g，辽细辛 3g，茯苓 30g。

［三诊］服十剂后，口中已不冒凉气，神疲、肢冷、纳呆、便溏均有好转，但仍不断吐白沫，余证尚无明显改善。少阴阳衰日久，沉寒痼冷已深，积重难返。法宜益火消阴，温补肾阳，以四逆汤加上肉桂，嘱其坚持服用。可连服四五剂后，停药两天再服，直至身体自觉温暖为止。并配服自制坎离丹。

处方：制附片 60g（久煎），干姜 30g，炙甘草 30g，上肉桂 10g（冲服）。

上方连服半年，全身肿胀消退，摇头基本控制，身痛和手足麻木显著减轻，心悸明显消失，吐白沫大减，二便正常。血压回升到 120/80mmHg，身体逐渐恢复正常。

1979 年 11 月 20 日随访：于 1978 年下半年病基本痊愈，重新走上工作岗位。

［按语］本例患者，病情较重，迁延日久，加以误补误治，日益恶化。初诊时已明显可见三阴俱病，五脏虚损：心悸失眠，神疲肢冷，舌淡胖嫩，为手少阴心阳虚弱；头摇、脑鸣、发脱、胁痛，为足厥阴肝血亏损；浮肿、纳呆、便溏，为足太阴脾土虚甚；口中频冒冷气，吐大量泡沫痰涎，为手太阴肺气内伤；四肢厥逆，小便失禁，精神委靡，记忆力和听力减退，为足少阴肾阳衰微。身痛、左半身及手足麻木，为风寒湿长期留滞肌肉经络，逐渐深入筋骨，正气日虚，精血耗损。可见，患者全身性之里虚寒证，十分明显。病情虽复杂，其症结实属少阴寒化，心肾阳微，尤以肾阳衰败为甚。所谓“五脏之伤，穷必及肾”。故抓住根本，坚持回阳救逆，益火消阴，大补命门真火，峻逐脏腑沉寒，守四逆辈，连服半载，多年痼疾始得突破。

［案4］**少阴证舌强**

王某，男，60岁。内蒙古某厂干部。

［病史］1970年末，在架设变压器时，被钢丝绳撞击头部，当即昏迷约8分钟，急送当地某医院，诊为“急性脑震荡”。约一月内均处于意识模糊，吐字不清，口角流涎状态。其后仍觉头晕、头胀、恶心、呕吐、畏声音刺激。经治疗两月，上述诸症有好转，但严重失眠，且似睡非睡之状，持续7年余。头左侧偶有闪电般剧痛，发作后则全身汗出。1976年5月开始觉舌干、舌强，说话不灵，下肢沉重，后逐渐发展至左上肢厥冷麻木。到1979年2月，出现神志恍惚，气短，动则尤甚，纳呆，病情加重。同年11月内蒙古某医院诊断为“脑震荡后遗症”，转北京治疗，于1980年1月3日来诊。

［初诊］舌强，舌干，难以转动已三年余。尤其晨起为甚，须温水饮漱之后，才能说话，舌苔干厚，刮之有声。纳差，畏寒，左上肢麻木，活动不灵，下肢沉重无力，左肢较甚。七年来双足反觉热，卧时不能覆盖，否则心烦不安。步履

艰难，扶杖可以勉强缓行数十米，动则喘息不已。小便清长频数。面色黄滞晦暗，眼睑浮肿，精神委靡。舌质暗淡，少津，伸出向左偏斜，苔灰白腻，脉沉。此为少阴阳衰阴盛证，以四逆汤主之。

处方：制附片 60g（久煎），干姜 30g，炙甘草 30g。二剂。

［辨证］此例脑外伤，酿成后遗之证多年。来诊时，神靡，恶寒，内寒外热，四肢沉重，舌淡，脉沉，一派少阴阳衰阴盛之候。陆渊雷云：“少阴病者，心力不振，全身功能衰减之病也。”患者头部受重物撞击，长期失眠，纳呆，甚则神志恍惚，肢体麻木，迁延过久，必致全身功能衰减，心肾阳气俱伤。盖头为诸阳之会，舌为心之苗。心力不振，肾阳衰微，津液不能上达，可引起舌强难言。证属少阴寒化，阳衰阴盛，即投以四逆汤为治。

［二诊］11 月 7 日。主诉：服完一剂，半夜醒来，自觉舌有津液，已能转动，遂情不自禁，唤醒陪伴说：舌头好多啦，我能说话了！起床后，下肢沉重感亦减轻。服完两剂，舌强、舌干、转动困难之症显著减轻。守原方再进五剂。

［三诊］1 月 14 日。舌强、舌干进一步好转。左上肢麻木，畏寒减轻。舌根部尚有强硬感，仍稍觉气短，眼睑浮肿，食少寐差，舌淡苔白。少阴寒化已深，又累及太阴脾阳衰惫，以四逆、理中合方加减为治。

处方：制附片 60g（久煎），干姜 30g，炙甘草 20g，白术 30g，茯苓 30g，桂枝 10g。五剂。

［四诊］1 月 21 日。舌强、舌干已愈大半。可离杖行动，独自登上四楼，左上肢凉麻消失，摆动有力。双足已无发热感，夜卧覆被如常，寐安，食欲增加。以上方加上肉桂 10g，增强益阳消阴，峻补命火之效，再进五剂。

［五诊］1 月 28 日。患者精神振奋，诸症显著好转，要求回家过春节。为巩固疗效，嘱其原方续服十剂。

［按语］此例虽属外伤，但其主证，已不在外而在里，属少阴寒化。外伤可循经入里，伤科亦能从内而治。《伤寒论翼》云：“仲景治法，悉本《内经》。按岐伯曰：调治之方，必别阴阳；阳病治阴，阴病治阳。定其中外，各守其乡。”又云：“仲景约法，能合百病。”范老在临证中，对于某些外科疾病，亦遵仲景六经学术思想，扩展加以运用。抓住六经主证及其变化，内外相参，立法处方，外伤每随之迎刃而解；或配合外治之法，常获捷效。

（范开礼．范中林六经辨证医案选．北京：学苑出版社，2011）

四、孙秉严

孙秉严（1922—2005 年）主任医师，山东莱阳人，三世祖传中医。1937 年起随祖父孙清泉学医，1940 年赴朝鲜新义州开业行医，1953 年回国后在天津市和平区东兴市场医院中医科从事胃溃疡、骨结核等中医治疗工作，1956 年毕业于天津市中医进修学校，1957 年以后专攻中医肿瘤，1985 年到北京中医肿瘤研究基金会肿瘤门诊工作，1988 年应聘为中国癌症研究基金会、全国防癌协会副主任委员，1997 年调北京市老年病医院肿瘤专家门诊部工作。专著有《癌症的治疗与预防》、《治癌秘方》、《孙秉严治疗肿瘤临床经验》、《孙秉严 40 年治癌经验集》等。独创“三印、两触、一点”辨证方法。“三印”属于望诊范围，指察望甲印、舌齿印、腮齿印，用以辨识机体之寒热虚实；“两触”属于切诊范围，包括触按胃、脐和触摸耳壳增生物，用以辨体内瘀滞之有无；“一点”即查看全身皮肤小白点，测知毒结的有无。治疗上擅用大剂量附子、干姜、肉桂等，结合破瘀攻下等法，临床疗效显著。

［案 1］肝癌

陈某，男，52 岁。住河北省安次县某公社人。他右上腹部胀痛、恶心两个月，大便燥结。1973 年 6 月经天津某几个医院检查，肝大胁下 10cm，质硬，结节状。身体进行性消瘦。三个医院检查胎甲球（甲胎蛋白）均为阳性（检号分别为 979、44、63）。

他于 1973 年 7 月 7 日来诊。查体消瘦，上腹部饱满，右上腹肿块平脐，质硬，胸前蜘蛛痣 6 个。舌淡苔薄白，脉沉细弦，甲印属寒热交错类（后期），舌、腮印（+），双耳壳结节（+）。

症属脾肾阳虚寒瘀毒结，治以回阳驱毒，破瘀攻下。

成药处方：新丹，每日 1 剂；化结丸，每日 1 剂；和肝丸，每日 1 剂；化毒片，每日 1 剂。

化疗口服药：争光霉素（博来霉素），每日 1 支（8 万单位）。

汤药处方：当归 10g，白芍 15g，三棱 15g，桃仁 15g，红花 15g，柴胡 10g，鳖甲 10g，牡蛎 30g，斑蝥 5 个，滑石 15g，肉桂 30g，干姜 20g，附子 30g，生熟地各 15g，党参 15g，二丑（牵牛子）30g，槟榔 30g。每日 1 剂，水煎分 2 次服。

服药至 8 月 10 日，天津某医院检查，肝大明显缩小，至 11 月底，一切不适症消失，能参加农业劳动。1974 年 1 月来复诊时，肝基本上触不到，1 月 14 日天津某医院检查胎甲球为阴性（检号 7），肝扫描未见异常（扫描号 028）。1983 年追访他，健在。

［案 2］**膀胱癌**

冯某，男，59 岁，住天津市南开区。他于 1965 年 1 月出现血尿，逐渐增多，4 月份病情加剧。入天津某医院，膀胱镜检查见右侧输尿管口上方有珊瑚状肿物约 2cm × 2cm × 2cm，病理检查为膀胱“乳头状癌”，经药物治疗未能控制病情，1966 年 11 月 26 日复查，膀胱三角区黏膜可疑有广泛转移浸润。患者拒绝手术治疗。

他于1966年12月来诊。查体见面色发青，舌淡苔白腻，脉沉细而紧。1指全无甲印，舌、腮印（++），双耳壳结节（-），胃及脐左压痛（+），胸腹部小白点五六个。

证属寒湿瘀滞毒结，治以辛温化瘀驱毒通利。

成药处方：新丹，每日1剂；化毒片，每日1剂；附子理中丸，每日1~2剂。

汤药处方：当归15g，赤芍15g，三棱15g，莪术15g，桃仁15g，麻黄10g，肉桂30g，炮姜30g，附子30g，熟地30g，牛膝15g，斑蝥5个，滑石15g，鹿角霜10g，金钱草15g，二丑20g，槟榔30g。水煎2次，早晚分服。

服药后，从小便排除许多白色坏死组织，大便中排除黏冻状物。至1967年6月4日来复诊时，一切不适症状基本消失。1983年追访，膀胱癌未复发，至今健在。

［**案3**］**胃癌**

李某，男，46岁，住天津向河北区。1967年开始上腹部经常疼痛，1968年经天津市某医院等检查，诊为十二指肠溃疡，治疗1年无效，考虑为胃部肿瘤。1969年3月于天津市某医院手术治疗（胃部分切除），病理报告为“胃淋巴肉瘤”，同年7月开始放疗、化疗，1年后停止，很快在右腮腺及鼻咽部出现肿物，1970年12月来诊。

查体见身体消瘦，精神状况差，舌淡苔白腻，脉沉紧。舌面中前部（相当脾胃区及其与心区之间的部分）有横竖不规则的裂纹，将舌面割成6~7块。十指甲印特大，但赤白边际已模糊不清（溶合甲印后期），舌、腮印（+），左耳壳结节（+），胃脘及脐左侧压痛（+）。证属寒瘀毒结，治以辛热破瘀，驱毒攻下。

汤药处方：附子30g，肉桂30g，干姜30g，高良姜10g，吴茱萸15g，肉豆蔻10g，小茴香20g，乌药10g，砂仁6g，桑螵蛸30[illegible]，熟地30g，三棱15g，莪术15g，柴胡10g，升麻

10g，牵牛子30g，槟榔30g，川大黄15g，玄明粉15g（冲）。每日1剂，早晚分服。

成药处方：化毒片，每日3～5片；新瘤丸，每日30～60丸；寒证丸，每日1～2剂；化坚液，每日100ml，口服。

服药1年以后，一切不适消失，舌上裂纹变浅，10多年来感觉良好。

［案4］**肺癌**

虞某，女，41岁，住北京。1977年3月开始咳嗽，痰少带血。北京某医院诊为肺癌，5月病情恶化，胸水，持续高烧(39.5℃～40℃)。3个多月来经西药退烧、输液，中药羚羊角、犀角等治疗，烧仍不退。每日进食1两许，勉强吃下，大便数周未解，已卧床不起。血红蛋白3g。1977年8月来诊。

查见体质消瘦，面色苍白水肿，重度贫血貌，舌苔灰白厚腻，脉沉迟无力。两手十指均无甲印，舌、腮印（++），双侧耳壳增厚，胃脘部高突，压痛明显，脐左旁压痛（+）。证属大寒瘀滞毒结，正虚邪实蓄毒，治以温热回阳扶正，驱毒破瘀攻下。

汤药处方：附子25g，炮姜25g，肉桂25g，党参15g，熟地30g，黄芪30g，枳实15g，木香15g，牵牛子30g，槟榔30g，大黄15g，玄明粉15g（冲），白茅根15g，百部30g，白花蛇舌草15g，葶苈子30g，白蒺藜30g，麦冬25g，白芍15g，地骨皮15g，茯苓25g。水煎2次，早晚服。

成药处方：化毒片，每日5片；化坚液，每日100ml，口服。

服药3剂之后，烧退能食，大便下黑粪及烂肉状物很多。服药1个月后两拇指出现小甲印，日食约800g粮食，能起坐，血红蛋白8.7g。

［案5］**卵巢乳头状腺瘤**

田某，女，36岁，住上海新乐路。腹部胀痛数月，1981

年12月22日经某保健院手术治疗，术中见大网膜与子宫体粘连，大网膜上散在大小不等的乳头状结节，乙状结肠上有2cm大小之结节，子宫壁有肿瘤种植灶，双侧卵巢为巧克力囊肿约6cm×6cm×5cm，无法手术，病理报告为卵巢乳头状腺瘤。患者是上海某医院医生，在本院腹腔插管化疗加放疗，因不良反应大而停止。1984年9月19日来诊。

查见面色苍白（血红蛋白4.7g），身体消瘦。十指大甲印溶合，舌、腮印（+），双耳壳结节（+）。腹胀如鼓，按之坚硬，大便多日未解。证属寒热交错瘀滞毒结，治以温寒化瘀，驱毒攻下。

汤药处方：附子25g，干姜25g，肉桂25g，当归10g，熟地30g，黄芪30g，党参15g，麦冬20g，天花粉20g，三棱10g，莪术10g，鳖甲15g，厚朴10g，阿胶10g（冲），大枣5枚，竹茹10g，代赭石30g，斑蝥3个，滑石15g，大黄15g，玄明粉15g。每日1剂，早晚分服。

成药处方：利肝丸，每日1剂（自制）；化结丸，每日2次，每次20丸；化坚注射液，每日3支（每支2ml），肌注。

服药至9月28日，症状明显减轻，大便畅快，食欲佳，血红蛋白5.6g，能下床活动，要求带1个月的药回上海。10月23日派人来门诊取回2个月的药，并告知腹部肿块明显缩小，体力日渐恢复。

［案6］**脑瘤**

周某，女，23岁，天津某工厂工人。前额部、两侧颞部阵发性疼痛交替发作已2年，后来头痛、头晕加重，伴有喷射性呕吐。于1979年1月8日入天津某医院检查，开颅探查见有瘤组织广泛浸润，与正常脑组织间无明显界限。因右侧基底部肿瘤部位较深，瘤体较大而无法切除，只做颞肌减压术，去除右侧翼骨，病理报告“星形细胞瘤”Ⅱ级。放疗后仍头痛、头晕、头胀，时呕吐，乏力，于1979年4月11日来诊。

查体消瘦，面色苍白，右侧颞顶部高突无头发（放疗反应）。两脉沉弦而紧，十指全无甲印，舌、腮印（++），左耳壳结节（+），胃脘及脐左侧压痛（+），胸腹白点（+）。证属大寒瘀滞毒结，治以回阳破瘀，驱毒攻下。

汤药处方：附子30g，干姜30g，肉桂30g，川芎10g，白芷10g，荆芥穗10g，蔓荆子10g，当归10g，莪术10g，枳壳10g，蝉蜕10g，僵蚕10g，全蝎10g，蜈蚣5条，乌蛇10g，斑蝥5个，滑石15g，熟地30g，党参10g，牵牛子30g，大黄15g，玄明粉15g（冲）。水煎2次，早晚分服。

成药处方：消瘤丸，每早20丸；新丹，每日1剂。

化疗药口服：5－氟尿嘧啶片，每日5片（每片250mg）。

服药后，大便中排出许多黏液状物。治疗1年至1980年3月29日，头痛、呕吐、复视等不适症状消失。X线复查，肿瘤消失，去掉之翼骨重新长出，骨质坚硬，放疗脱发之处又重新长出头发。1986年追访仍健在。

由以上病例我们可以看出孙秉严先生在肿瘤的治疗中也擅用附子，这正暗合了《神农本草经》对附子“味辛温。主风寒咳逆邪气，温中，金创，破癥坚积聚，血瘕寒湿，痿躄拘挛，脚痛不能行步”等作用的描述。认为肿瘤属于中医学中“癥坚积聚”的范畴

中医学对于肿瘤的认识角度及治疗思路虽然众多，但始终没能脱离“破癥坚积聚”这一主线。但究竟怎么去“破癥坚积聚”，成了问题的关键。很多医家利用活血化瘀、清热解毒、抗癌等方法进行治疗，临床上取得了一定效果。但还有一部分医家像孙秉严先生一样从“寒凝”入手，利用以乌、附为首的辛温药物并结合活血化瘀、清热解毒、抗癌等方法进行治疗，在临床疗效上取得了长足的进展，这让我们不得不对附子“破癥坚积聚”的作用进行重新的审视。

相对《神农本草经》而言，之后历代本草著作对附子类药物特别是附子的各种作用的论述都有所发展和延伸，但唯独

对附子“破癥坚积聚，血瘕”的作用避而不谈，或少有提及。细究其原因，有两种可能：一、附子“破癥坚积聚，血瘕”的作用不像《神农本草经》中其他具备活血化瘀、软坚散结、逐血痹等作用的药物表现的那么直接。像海藻、䗪虫等药物，他们的破积聚的作用是直接针对积聚本身的，不管其病因寒热温凉。而《伤寒杂病论》中也没明确提出含有附子的方剂能够治疗“癥坚积聚，血瘕”，所以在之后的本草著作当中也就对此没再做过多的讨论。二、附子“破癥坚积聚”的作用也很直接，但后世医家把注意力都集中到了其“辛温”的特性上，从而忽略了其“破癥坚积聚”的重要作用。

孙秉严先生的观点似乎更倾向于第一种可能，所以在其著作《治癌秘方——我治癌34年医案》中如此总结：“前来就诊的全国各地病人，不论长江以北还是长江以南，也不论沿海还是内地，寒型和偏寒型症候者最多，约80%（从1000人总结分析中得出）。(73页)”“人的血气阴液，要靠阳气的推动才能运行，阳气虚则热量不够，推动力就小，津液精血的运行就变得缓慢甚至停滞下来。阳气虚反过来又容易遭受寒邪的侵犯，《素问·举痛论》：寒气客于小肠膜原之间，络血之中……故素昔而成积矣。这样，有形的癥瘕、积聚就形成了，这也是体制属寒的人得肿瘤的人居多，肿瘤病中寒症多的原因。(74页)”这也是他在临床治疗中大量应用附子的原因所在。其理论依据来源于《黄帝内经》中对“癥瘕积聚”的论述：《灵枢·百病始生》中言：“积之始生，得寒乃成，厥乃成积。”《灵枢·水胀》中言：“寒气客于肠外，与卫气相搏，气不得荣，因有所系，癖而内著，恶气乃起息肉乃生。”《素问·举痛论》中言：“寒气客于小肠膜原之间，络血之中……故素昔而成积矣。”……由此可以看出“寒”是导致“癥瘕积聚”产生的一个非常重要的因素。而附子大辛大热，为纯阳之性，走而不守，为通行十二经之要药，能上助心火以通脉，中温脾阳以助运化，下补肾阳以益火，外固卫阳以祛寒，为温里扶阳祛寒第一要药，所以附子能够“破癥坚积聚”，并且破的还是一般能直接“活血化瘀、软坚散结”的药物所破不了的“癥瘕积聚”。

另外，《神农本草经》中所言“癥坚积聚”包含了现代医学难题——“肿瘤”，除“肿瘤”之外，还有很多其他的疾病包含其中，像子宫肌瘤、肝囊肿、肾囊肿、乳腺增生等等，所以辛温药物在这些疾病范畴中的临床应用中发挥了不可或缺的作用，其中附子具有一定的代表性。

五、李可

李可，男，汉族，山西灵石县人，生于1930年。1983年创办灵石县中医院，任院长近9年，是灵石县中医院终生荣誉院长。兼任广西中医药大学客座教授及经典中医临床研究所首席顾问，广东省中医院特聘心血管病急症首席顾问及经典临床师徒传承导师，山西中医学院特约专家。中华中医药学会首届中医药传承特别贡献奖。主要著作有《李可老中医急危重症疑难病经验专辑》，并点校《圆运动的古中医学》及主编中医师承十元丛书。

李可先生师尊仲景，精于六经辨证，而且善用乌头、附子，被著名中医大家邓铁涛称为“中医的脊梁”。在其著作《李可老中医急危重症疑难病经验专辑》一书中，收录其急重疑难验案246例，其中多见起死回生、效如桴鼓之奇效。另外，李可先生在继承发扬古圣先贤四逆汤类救治心衰的成功经验的基础上，师法近代张锡纯先生救治各类心衰休克的学术经验，大胆突破，重用附子、山萸肉，创建破格救心汤一方［其方剂组成：附子30～100～200g，干姜60g，炙甘草60g。红参10～30g（另炖），山萸肉60～120g，生龙牡、磁石各30g，麝香0.5g（分次冲服）］，救治了成千上万例心衰患者。古今本草都认为附子有大毒，故多望而却步，但李可先生认为，附子为强心主将，其毒性对垂死的心衰病人而言，正是救命的仙丹（3页）。经李可先生50余年反复临床验证，破格救心汤在救治各类各型心衰急、危症方面，可以救生死于顷刻。

李可先生的弟子孙其新在《李可临证要旨》一书中对李可先生对附子的应用经验又进行了更加细化的总结，他在书中写道：李可之全书附子案70余则，根据病证的轻重而选择不同的剂量。主要分为以下几种情况：①轻者为阳虚，附子为小剂10g：所谓“阳虚”，仅见阳气某一方面不足，如缺乳案之五更泻（95页）、膝关节积液案之夜尿频多（251页）；小儿酌减为3～5g，如婴儿黄疸案（84页）。附子用小剂者17例，占总数的24.3%。②稍重为阳衰，附子为平剂15～30g：所谓“阳衰”，是阳气衰弱的症候群，脏腑功能均受到不同程度的损害，如产后阴黄案之脾肾阳衰，寒湿充斥三焦（173页）。附子用平剂者7例，占总数的10%。③重者为隐性心衰、格阳、戴阳证，附子为平剂30g：李可认为，凡亡阳竭阴端倪初露，隐性心衰的典型症状出现（如动则喘急、胸闷，常于睡中憋醒，畏寒肢冷，时时思睡，夜尿多，以及无痛性的心肌梗死之倦怠乏力，胸憋自汗等），急投破格救心汤平剂30g（6页）。笔者注意到，对于格阳、戴阳证，李氏恒用附子30g，如阴盛格阳案（187页）、肺心病戴阳案（23页）。附子用平剂30g者33例，占总数的47.1%。④甚者亡阳、心衰重症，附子为中剂45～90g：李氏认为，凡亡阳竭阴之格局已成、重症心衰，急投破格救心汤中剂（6页）。如脉管炎合并心肌下壁梗死案之附子为60g（64页）。附子用中剂者2例，占总数的2.9%。⑤危者垂死心衰，附子为大剂100～200g：李氏认为，破格救心汤用大剂，可挽垂绝之阳，救暴脱之阴。凡内外妇儿各科危急重症，导致心衰休克，现代医院已下发病危通知的垂死病人，以及中医之五脏绝症和七怪脉绝脉等必死之症，只要心跳未停，一息尚存者，急投本方大剂，可1小时起死回生，3小时脱离险境，一昼夜转危为安（5页）。如无脉垂死案，破格重用附子150g，武火急煎随煎随灌，终于1小时后起死回生（3 页）。附子用大剂者 11 例，占总数的 15.7%。从中可以看出，李可之附子用量，是很严格的。他对附子应用，分为阳虚、阳衰、格阳、亡阳、垂死之 5 个等级（372 页），与《伤寒论》四逆汤类方治格阳、亡阳证之附子用量基本吻合。

［案 1］**无脉垂死案**

1961 年 7 月，一 60 岁垂死老妇，患者四肢冰冷，测不到血压，摸不到脉搏，仅心口微温，呼吸心跳未停，遂破格重用附子 150g 于四逆加人参汤中，武火急煎，随煎随灌，1 小时后终于起死回生。按现代药理实验研究，附子武火急煎 1 小时，正是其毒性分解的高峰（3 页）。

［案 2］**风心病心衰垂危**

吴某，男，55 岁。患风湿性心脏病 12 年，顽固性心衰 5 年，心功能 3 级。近 5 年大部分时间在医院度过。1977 年 6 月 23 日，患者在城关医院治疗月余。病情加重，急性心衰合并房颤，心室率 212 次/分，已发病危通知书，家属要求中医会诊。

9 时 30 分，诊见患者目暗无神，面如死灰，头汗如油，神识昏糊，喘不能言，气息奄奄，小便自遗。唇、舌、指甲青紫，口鼻气冷，全身冰冷，仅胸部微温，腹胀如鼓，下肢烂肿如泥，吸氧，测不到血压，寸口部脉如游丝。五脏绝症已见其三。元阳垂绝，危在顷刻。所幸下三部太溪根脉微弱可辨，是为一线生机，遂投大剂破格救心汤，重用附子 200g，加沉香粉 3g、油桂 3g（冲），茯苓、泽泻各 30g，以纳气归肾、利水消肿。武火急煎，边煎边灌。10 时许开始服药，一刻钟阳回厥退，汗敛喘定。11 时 30 分，即知饥索食，心率 100 次/分，脱险。嘱原方再取 3 剂，3 小时 1 次，昼夜连服。下午 4 时，水肿消退，心率 82 次/分，已能拄杖出游。计前后 31 小时，服附子 0.75kg，山萸肉 0.5kg，古今视为必死之症，竟获治愈（10 页）。

［案 3］**血栓闭塞性脉管炎**

高某，男，51 岁。患者于 1941 年护送抗大学员赴延安时，路经山西宁武县之摩天岭，严冬大雪封山，雪深没膝，冻死 7 人，冻掉手指足趾多人。本人虽幸得肢体完好，但已严重冻伤。1966 年发现双下肢冷痛，多次住院治疗无效，发展至 1976 年病情恶化。在山西一、二院和省人民医院等 5 所大医院住院 7 个月。确诊为脑动脉硬化、心肌下壁梗死、双下肢血栓闭塞性脉管炎，建议高位截肢。绝望之下，患者于 1976 年 9 月 7 日求治于李可先生。诊见双下肢膝以下冰冷，足趾青紫，电击样剧痛日夜不休，左下肢麻木，脉沉细迟微，双足背动脉消失。面色苍白晦暗，畏寒神倦。证由寒邪深伏血分，痹阻血脉，已成脱疽重症及真心痛。且病经 30 年之久，已成沉寒痼冷顽症，非大辛大热温通十二经表里内外之乌头、附子猛将不能胜任。遂拟乌头汤合当归四逆加吴茱萸生姜汤，加虫类入络搜剔，麝香辟秽通窍，合而大辛大热，开冰解冻，益气破瘀，通络定痛之剂：生黄芪 240g，附子、当归、炙草各 60g，川乌、丹参、川牛膝、黑小豆、防风各 30g，麻黄、桂枝、细辛、赤芍、桃仁各 15g，肉桂 10g，吴茱萸 20g（开水冲洗 7 次），另用麝香 1g、炮山甲 5g、水蛭 3g、全蝎 3g、蜈蚣两条研粉分冲，蜂蜜 150g，鲜生姜 40g，大枣 20 枚，加水 2500ml，文火煮取 500ml，兑入黄酒 500ml，日 3 夜 1 服，4 剂。服 1 剂，当夜安然入睡。又连服 3 剂，诸证均退。原左足大趾内侧之溃疡亦收口愈合，心绞痛及下肢电击样剧痛亦消失（65 页）。

［案 4］**暴崩脱症**

王某，女，42 岁。1973 年 9 月 10 日突然暴崩濒危，出血一大便盆，气息奄奄，六脉俱无。厂医注射止血强心针剂无效。现仍出血不止，被褥狼藉。本拟送医院抢救，少动则出血更甚。因拟一方，从血脱亡阳立法，以破格救心汤合当归补血汤为治：山萸肉120g，附子100g，姜炭50g，炙甘草60g，煅龙牡、红参各30g（捣末同煎），生黄芪60g，当归30g，血余炭6g（冲），2时50分边煎边灌，并以大艾炷灸神阙。3时30分血止，厥回脉渐出，黄昏时开口说话，夜1时索食藕粉、蛋糕，脱险。后以当归补血汤加红参、山萸肉、龙眼肉、肾四味（枸杞子、菟丝子、淫羊藿、补骨脂）、龟鹿二胶连服7剂始能起床，以红参、五灵脂、三七、琥珀、胎盘、乌贼骨、茜草炭、肾四味，制粉服40日始康复，现仍健在，已70岁（124页）。

按：李可先生用破格救心汤合当归补血汤加减，治疗妇科大出血21例，其中晚期宫颈癌2例，子宫内膜异位3例，更年期功血11例，原因不明暴崩5例，全部在8小时内脱险。

［案5］**肺间质纤维化合并心衰呼衰**

张某，女，44岁。1998年11月7日初诊：20年前，产后暴感寒邪，患咳喘，久治不愈，凡节令交替或气候骤变必犯，逐成痼疾。近年来，感冒缠绵不断，终至喘不能步而住院。10月初经省二院诊为“特发性肺间质纤维化合并肺心病”，用大剂激素疗法、吸氧等无效。心衰、呼吸衰竭日渐严重，病危出院。

诊见羸瘦脱形，近7个月内体重锐减15kg，面色青惨，两目无神，声哑无音，喘息抬肩，气息奄奄。唇指青紫，杵状指，下肢凹陷性水肿。喉间痰鸣辘辘，咳吐白痰涎沫。四肢厥逆，脉急而促，133次/分（频发性早搏）。舌胖，苔灰腻，两侧瘀斑成条。唯趺阳、太冲、太溪三脉尚能应指不乱，食纳好，胃气尚存，虽亡阳厥脱诸症毕见，尚有可挽之机。遂以大剂破格救心汤救阳固脱为先，参蛤散纳气归肾，麝香辟秽，化浊痰，开上窍，以救呼吸衰竭。

附子200g，干姜25g，炙甘草60g，山萸肉120g，生龙牡粉、活磁石粉、煅紫石英粉各30g，生半夏、茯苓、鲜生姜各

45g，（高丽参20g、蛤蚧尾1对、麝香1g研粉分吞）。

加开水2000ml，急火煮沸1刻钟后，频频边煎边喂，昼夜连服3剂。

11月8日二诊：昨日从10时20分开始服药，每次约1～2羹匙，10余分钟给药一次，服至7次，约首剂的2/3，痉咳暴喘得罢，上肢回温，基本脱险。以后每隔半小时服药100ml，凌晨1时服完2剂，安睡约2小时。醒后痰鸣声一度消失，暴喑20余日，第一次发出声音。索食汤面1小碗，至破晓服完三剂，再次入睡。

从四诊所见，本病难关重重，病虽见转机，而阳根未固，不可轻忽。

（1）久病气血耗伤殆尽，阴竭阳亡，气息奄奄，是为大虚。一昼夜用附子600g，指掌虽温而下肢冰冷如昔。一线残阳能否挽回，成为生死关键。

（2）肺叶枯萎，湿痰死血盘踞深痼，是为大实。反复发病，正愈虚而邪愈实。“纤维化”为肺叶实质损害，现代医学断定不可逆转，病入膏肓，针药难施。肺为娇脏，非如腑实、痈毒之可以用霹雳手段，直捣病巢，攻补两难。

（3）近半年来，盛夏不离棉衣，自觉如入冰窖，背部似冷水浇灌。此次重病月余，始终恶寒无汗，全身如绳索捆绑。胸痛彻背，憋闷如窒。病虽20年，而小青龙证之主证不变。营卫闭塞，寒邪冰伏，少阴亡阳与太阳表实同见，成为本病一大死结。

病机既明，可知营卫内连脏腑，外合皮毛，为人身抵御外邪的第一道防线。既是邪之入路，亦当是邪之出路。《内经》云：“善治者治皮毛……”前贤亦主张“诸症当先解表”，开门逐盗，喻昌创“逆流挽舟法”，更谓：“……邪陷入里，虽百日之久，仍当引邪由里出表。若但从里去，不死不休！”所论虽为痢疾夹表湿内陷立法，而万病一理，凡沉寒痼冷诸证，外邪深陷入里，冰伏难出者，非汗法不能解此死结。遂拟一方，师法麻黄附子细辛汤意，助元阳、开表闭：麻黄 30g（单煎 150ml），细辛 20g，附子 200g，干姜 25g，炙草 60g，山萸肉 120g，生半夏、茯苓、生姜各 45g，葱白 3 寸，丽参 20g，蛤蚧 1 对，麝香 0.5g（研粉分吞）。加水 2000ml，文火煮取 600ml，3 次分服，服药选午前阳旺之时，以助正气。每次兑入麻黄汁 50ml，得汗后止服。

11 月 9 日三诊：上午于 9 时服 1 次，至 10 时 30 分，仍无汗意。令缩短给药时间，加服 1 次，并以生姜末、红糖、胡椒粉煮汤 1 碗，热服以助药力。午时头部见汗，少顷颈项胸背皆得润汗，令去麻黄汁将余药趁热服下，以顾护元气。

11 月 10 日四诊：药后表闭一开，真阳敷布，背部冰冷及全身如捆之感，一服而解。上肢厥冷已退，喉间痰鸣消失，唇指色转淡红，喘定，痉咳偶见一二次，小便增多，踝肿亦退。脉象缓和，80 次/分，顽固性心衰及呼吸衰竭之危，得以解除。表气一通，营卫亦和，每进食必有微汗，全身舒畅。二日来吐痰甚多，胸中憋闷感亦大为松宽。可见汗法得宜，有助于人体正气来复，使盘踞肺络之湿痰死血，渐有外透之机。唯在黎明、午后、子时，胸痛彻背，胸中憋闷之感，阵阵发作。乃痰巢虽破，死血难消，不通则痛。遵仲景法改方如下：

（1）附子 90g，炙甘草 60g，生半夏、茯苓、鲜生姜各 45g，瓜蒌 30g，薤白 15g，丹参 45g，降檀香各 10g，砂仁 5g，桃杏仁、五灵脂各 15g，山萸肉 30g，细辛 20g，干姜、五味子、白芥子（炒研）各 10g，百合、生山药各 30g，白酒 100ml。加冷水 2000ml，浸泡 1 小时，文火煮取 450ml，每日分 3 次服。

（2）大三七 100g，高丽参 100g，琥珀、五灵脂、紫芝孢子粉、川贝母、沉香、土鳖虫、水蛭、冬虫夏草、全蝎各 30g，蜈蚣 100 条，蛤蚧 10 对，全胎盘 1 具，坎炁 50g，黄毛茸尖 50g。制粉，每日服 2 次，每次 3g，热黄酒送下。

（3）炮甲珠 60g，麝香 2g。制粉，分作 20 包，早晚各一包，热黄酒送下。

此后又经三诊，服汤药40剂，散剂一料，诸证均退，体重渐复（28页）。

按：近贤治肺间质病，多主甘凉柔润，养阴清肺，以救肺叶枯焦。而本例病人纯属沉寒痼冷，病机有异，自当遵仲景温养之法。既属肺痿，难免肺津有伤，故选百合、生山药性平之品，以养肺肾之阴。况四逆汤中附子一药，辛以润之，致津液，通气化，可使肾中五液蒸腾敷布，阳生阴长，此即阳中求阴生化无穷之理。若徒以养阴清肺为能事，则寒凉败中，肺阴未复，脾阳先伤，食少便溏，土不生金，化源告竭，反促败亡（30页）。

[案6] 肺结核戴阳危症

刘某，女，22岁。1963年5月23日初诊：患干血痨3年多，经某医院诊为肺空洞型肺结核，病危出院。羸瘦脱形，四肢枯细，体重锐减20kg。骨蒸潮热，昼夜不止半个月。双颧艳若桃李，口苦，舌光红无苔而干，食少，干渴能饮，脉弦而数。古今医家，皆谓“痨”为阳火灼阴，火炎水竭，真阴销铄。尤以昼夜皆热为重阳无阴，当亟泻其阳，峻补其阴，乃选清骨散加龟甲、黄芩、童便为治：

龟、鳖甲（先煎）、地骨皮各30g，知母20g，银柴胡、胡黄连、秦艽、青蒿、黄芩、炙甘草各3g，童便1杯兑入，水煎分2次服。

5月24日黎明，病情突变邀诊。见患者呃逆频频，大汗肢厥，面如死灰，喘不能言，脉微欲绝。其母云：“昨日药进一煎，患者即不思饮食。睡前服二煎，泻稀便一次，随即阵阵汗出，气喘不能接续。半夜服参汤一杯，才勉强支持到天亮。”至此，余已知前方误投。盖患者虽在青年，但3年痨病，其阴阳气血已耗伤殆尽。初诊见其面若桃李，艳若涂丹，误以为乃痨证必有征象，实则已是浮阳飞越之戴阳危象，当救阳固脱为先，反投清骨散，是为一错。结果胡黄连、地骨皮、知母、黄芩苦寒败坏胃阳，稀便一次，气从下脱；银柴胡、秦艽、青蒿之辛寒外散，多汗亡阳于上，尤以鳖甲一物，开破肝气之力甚强，更促肝气外泄，故药后出现上下俱脱之危候。二错在对脉学的书本式理解，“数”固主火、主热，然当四诊合参，全面分析，方不致误。肺痨脉多数，濒危之际，有一分钟120~240次以上者，已是七急八败之死脉，何来“火”与“热”之可言！故数脉变局中有“数则为劳，数则为虚”两条。若非躬行实践，绝难领悟。逐急疏张锡纯氏来复汤合参附龙牡救逆汤，以救阳固脱：

红参（捣末同煎）、附子各30g，干姜20g，炙甘草60g，山萸肉90g，龙牡、白芍各30g。从煎沸10分钟后，频频喂服，余守护病榻，以大艾炷灸神阙，药进5次，约200ml，半小时许，呃止、汗敛、喘定、厥回，幸得脱险（299页）。

按：如此辛热燥烈大剂，仅一味山萸肉敛阴固脱，其3年之久之骨蒸劳热竟2个月未发。足证骨蒸潮热，乃气血大虚，阳失统束之假热，绝不可见热投凉，见蒸退蒸。自此之后，余终生不用清骨散之类治骨蒸劳热之套方。

［案7］**肺结核大咯血**

灵石南浦农民董某，男，36岁。1983年9月17日传染科住院病人，会诊病例。患肺结核10年，3年来不断发生大口咯血，频频咳喘，咳剧，则血沫喷溅，胸痛，神疲，住院7日未能控制。每次大咯血约200ml（2月份已住院一次），现仍频频咳喘，面赤气粗，胸痛彻背，脉洪大，舌红尖赤，边有瘀斑。每次犯病，即用针剂止血，血虽暂止，胸膈积瘀已甚，难免堤防溃决，不可收拾。肺胃以降为顺，令气火冲逆，有升无降，血热妄行，咯血不止。唯久病必需，不可清火，免伤胃阳。但降其气，气降则火降，血自归经。血证不可一味兜涩，于止血之中行瘀、化瘀，免留后患。

瓜蒌30g，薤白15g，生半夏30g，姜汁1盅（兑入），丹参30g，檀降香各10g，旋覆花12g，赭石30g，炙枇杷叶30g，桃杏仁各15g，甘草10g，童尿、韭汁各30ml兑入，三七5g、白及10g研粉煮糊，加红白糖服，甘草10g，通便、韭汁30ml兑入，3剂。

9月21日，陪同屈大夫查房，血止，病象显露，面色苍白少华，拟培元固本丸善后：

胎盘2具，龟鹿二胶、红参、灵脂、三七、冬虫夏草、白及、水蛭各30g，制蜜丸服。1985年4月3日，患者因重感冒来诊，知其10年宿疾未再复发（311页）。

［案8］**风心病合并冠心病**

孝义县吴西庄学校教师张某，40岁。1980年夏来诊。病史：风心病、二尖瓣狭窄、闭锁不全、心房纤颤、心衰3度；冠脉供血不足、肺淤血已10年。北京阜外医院拟行二尖瓣分离手术未果。

现症：心悸、气喘、咯血、动则更甚。每进食必心中大动。故每届饭时，忧心忡忡；端起饭碗，提心吊胆。为免心跳，吃吃停停，一餐常延隔二三小时之久。心率常在170～210次/分左右。脉促，唇、指、舌青紫。四肢厥冷，胸闷刺痛，唇、指、舌青紫。自汗淋漓，腰困如折。血压70/50mmHg。入夜不能左侧卧，否则呛咳喘悸不停。

纵观见症，为心之阴阳皆虚，阳虚偏重。久病成损、脾胃中气大伤，子盗母气，故进餐心悸加重。渐至五脏失养，先天肾气被耗，故见腰困如折（肾将惫）、喘（肾不纳气）、汗（真阳失固）、厥逆（命火不主温煦四末）、败脉（七急八败、散乱、雀啄）。且虚必夹瘀，瘀阻心脉，故胸闷刺痛。拟炙甘草汤、参附龙牡救逆汤、丹参饮合方化裁，加肾四味及桃仁、红花，温肾回阳，通脉化瘀，滋液救心为治：

炙甘草30g，附子30g，生地、麦冬、红参（另炖）、五灵脂、生龙牡粉各15g，丹参30g，檀、降、沉香各10g，砂仁（捣）5g，阿胶（烊化）20g，桂枝、桃仁、红花、五味子各10g，肾四味各120g，生姜10片，枣10枚，胡桃4枚（打），21剂，每旬7剂。

一月后悸止、喘定、发绀消失，纤颤未发，腰困亦愈。进食已不心跳，胸闷刺痛在服至10剂时痊愈。脉细弱，92次/分，唯月初曾出现反复，穷追细问，得知10年来每经期必感冒，每感冒一次，病情就加重。其症，月经前1日突然寒热如疟，呕吐耳聋，经净自愈。此乃六淫外邪久羁，由表入里，深入血分不能透达，即《伤寒论》热入血室之证，当因势利导，予小柴胡汤加味6剂，于每月之经前一日连服3剂。药后经前感冒得以根除，拟培元固本散善后：胎盘100g，鹿茸、红参各30g，三七100g，琥珀、冬虫夏草各30g，蛤蚧6对（21页）。

按：从临床观察，风心病多由表邪入里而来。唯病程一长，多数病人对致病之由皆不能记忆，而医者亦见病治病，忽略追根寻底。投剂则隔靴搔痒，无济于事，或得药暂愈，后必复发。余临证经验，凡久治不效、反复发作的重症、顽症、痼疾。或交节病作类疾病，必有六淫外邪深伏。“伤风不醒变成痨”，这则民间谚语道破了深刻的病理、病机。

［案9］**肝硬化腹水**

陈某，女，60岁。1980年4月，患肝硬化7年，重度腹水，肚大如瓮，青筋外露，畏寒不渴，下肢烂肿，胸背四肢布满蜘蛛痣，面黧黑，肌肤甲错，便燥如羊粪球，三五日一行。左天枢压痛甚著，脉沉弦，舌淡胖有齿痕，舌尖、舌左边瘀斑成片。予真武汤加红参、五灵脂、麻黄各10g，大黄、䗪虫丸2丸（包煎），温通之。一服得汗，小便日夜2000ml以上，下淤泥样黑便，每日二行，稍见气怯。原方去麻黄，又服10剂，腹水消尽。予培元固本散加土鳖虫、生水蛭、清全蝎、大蜈蚣100g，服完痊愈。追访至80高龄，甚健壮（401页）。

［案10］**胃溃疡大出血**

武某，男，41岁。患者胃溃疡大出血濒危。晋中康复医院确诊为十二指肠球部溃疡，幽门不全梗阻，血色素5g，大便潜血（＋＋＋＋）。夏末酒醉后吐血盈碗，沥青样黑糊便4～5日，收入外科紧急输血。会诊认为体质过虚，暂不宜手术，住院一周送回家中疗养。1963年9月16日诊见面色、唇、指如白纸，食入即吐，神糊思睡，四肢冷，头晕不能起立，动则气喘自汗，不渴尿多。脉迟细弱，48次/分。证属脾虚不能统血，血证久延，阴损及阳，气随血脱，亡阳之险象毕露。频频呕吐，药难下咽，急则治标：

赭石粉、生半夏、高丽参（另炖）、茯苓各30g，吴茱萸、炙草各15g，生姜30g，姜汁20ml，大枣12枚。

煎浓汁300ml，不分昼夜，小量频服，药后2小时呕止。下午3时，药后两小时呕止，顺利进食牛奶一杯，蛋糕一块。遂投破格救心汤合三畏汤（人参、五灵脂、油桂、赤石脂、丁香、郁金）加味。服1剂，大便潜血（－）。服6剂血色素上升至9g，日可进食斤许，出入已如常人。后以加味培元固本散：胎盘、鹿茸、高丽参、三七、琥珀、鱼鳔、大贝母、煅牡蛎、凤凰衣、鸡内金、血竭各30g，蛤蚧3对。月余后医院复查，溃疡痊愈，追访30年健康逾于病前（15页）。

按：出血证是血液不循常道溢出于外，中医术语称作“血液妄行”。治疗血证，首先应分别出血部位。因为鼻出血和大小便出血的内脏和病因不同。一般以血得热而妄行，清血比较多用。又因急则治标，故多用收涩法。但失血原因并不简单，不是凉血涩血所能包括的，因而有用温补法，如黄土汤治便后下血。有用益气法，如当归补血汤治崩漏不止。虚火上浮的吐血，还可用引火归原法，方如肉桂七味丸。李可在前人血证理论基础上，对血证的病因病机、治疗规律，进行系统整理和发挥。

［案 11］咽痛寒证兼齿衄

牛某，男，50 岁。1983 年 10 月 31 日因齿衄年余不愈求治，近 1 月更增咽部干痛，痰多味咸，口干而不欲饮。食纳如常，偶见嘈杂泛酸。近 2 年异常发胖，体重增加 10kg，反不如过去精力旺盛。动则气喘，夜多小便，膝冷，脉沉细弱，舌淡胖有齿痕。牙龈色暗，血污满齿，日轻夜重，一觉醒来，满口黑紫血团。咽喉干痛，舌不能转动。曾用大剂量维生素 C，连服六神丸 22 瓶，出血、咽痛有增无减。脉证合参，确为命门火衰，少阴真寒证无疑。因胖为湿盛阳微；痰为阴邪，味咸为肾虚水泛；日轻夜重，为阳不胜阴；喘为肾不纳气；咽干痛，不肿不渴，乃因肾脉循喉咙，系舌本，阴寒过重，逼下焦真火浮于咽喉要道；其齿衄从发胖后始见，齿为骨之余，骨乃肾所属；血属阴，必得阳旺始能统摄血循常道，阳衰失于统摄，故溢于外。乃径投四逆汤：炙甘草 60g，附子、干姜各 30g，水煎冷服 3 剂。

12 月 6 日遇于街头，始知药后两证皆愈，唯觉腰困气短，加肾四味（枸杞子、菟丝子、淫羊藿、补骨脂）120g，红参 10g，又服 3 剂，已康复如初，再无反复（289 页）。

按：热药冷服是《内经》治则的反佐法，古人形象地比喻为“偷渡上焦”。附子性大热，下焦寒极，非此不能愈。但假热在上，热药热服则两热相争，格拒不纳。今热药冷投，披上“冷”的伪装，入口凉爽，“骗过”咽喉一关，入胃则热性缓缓发挥，引浮游之假热归下而病愈，是极巧妙的方法。

以上我们载录的仅是诸位大家运用附子的医案，并不是给他们贴上“乌附”先生的标签。附子乌头仅仅是他们善用的药物之一，比较成熟的医家寒热温凉都会在其方中出现，当用寒则寒，当用热则热，而不会偏执一端。故此提醒，如果想全面了解上述大家的学术思想，还请阅读他们较完整的著作。

主要参考文献

王家葵，等．中药材品种沿革及道地性．北京：中国医药科技出版社，2007

尚志钧．补辑肘后方．合肥：安徽科学技术出版社，1983

严健民．五十二病方注补译．北京：中医古籍出版社，2005

张延昌．武威汉代医简注解．北京：中医古籍出版社，2006

孙秉严．治癌秘方：我治癌34年医案．北京：华龄出版社，1992

刘元苑，等．赵守真、祝味菊、范中林三家医案．北京：学苑出版社，2010

吴生元．吴佩衡医案．北京：人民军医出版社，2010

黎庇留，黎少庇．黎庇留经方医案．北京：人民军医出版社，2009

张存悌．中医火神派医案全解．北京：人民军医出版社，2007

李可．李可老中医急危重症疑难病经验专辑．太原：山西科学技术出版社，2010

唐步琪．咳嗽之辨证论治：西安：陕西科学技术出版社，1982

齐秉慧．齐氏医案．北京：中国中医药出版社，1997

薛愚．中国药学史料．北京：人民卫生出版社，1984

陈熠．喻嘉言医学全书．北京：中国中医药出版社，1999

孙其新．李可临证要旨．北京：人民军医出版社，2011

第四章　附子的种植与生产

附子是我国家种常用大宗中药材之一，栽培历史悠久。据《江油县志》记载附子在江油人工栽培历史已达1100余年，栽培技术和炮制加工技术精湛，又是著名的出口商品，在国内外久负盛名。

第一节　附子的植物形态与生物学特性

一、附子植物来源与药用部位

附子的原植物为毛茛科植物乌头 *Aconitum Carmichaeli* Debx.

二、植物形态

乌头为多年生草本植物，植株高60~200cm。主根系，块根肉质膨大，呈纺锤状，倒圆锥形或倒卵形，长2~4cm，通常二至多数连结生在一起，表皮茶褐色至棕褐色，平滑，无皱纹，周围有瘤状突起。块根下部有多数细小须根，根毛明显而发达，呈黄褐色。栽培品的侧根（子根）通常肥大，倒卵圆形至倒卵形，直径可达5cm以上。茎直立，圆柱形，表面青绿色，上部散生极少数贴服柔毛或短茸毛，下部多带紫色光滑无毛。叶互生，有柄；坚纸质或略革质；叶片卵圆状五角形，长6~11cm，宽9~15cm，基部浅心形三裂达或近基部，中央全裂片宽菱形和菱形，急尖，有时短渐尖近羽状分裂，二回裂片约2对，斜三角形，生1~3枚叶齿，间或全缘，侧叶片不等二深裂，各裂片再分裂，小裂片三角形；表面暗绿色疏被短柔毛，背面灰绿色通常只沿脉疏被短柔毛；叶柄长1~2.5cm，疏被短柔毛。总状花序自茎顶或叶腋生，长6~25cm，花序轴及花梗多密被反曲而紧贴的白色短柔毛；下部苞片3裂，其他的狭卵形至披针形；花梗长1.5~5.5cm；小苞片生花梗中部或下部，窄条形，长3~10mm，宽0.5~2mm；萼片5枚，呈花瓣状；花蓝紫色，外被短柔毛，上萼片高盔状，长20~26mm，自基部至喙长17~22mm，下缘稍凹，喙不明显，侧萼片近圆形，长15~20mm，蜜腺一对紧贴于上萼片下面，上半部较短，下半部较长而呈片状；花瓣2，无毛，瓣片长约1.1cm，唇长约6mm，微凹，距拳卷长1~2.5mm；雄蕊多数，无毛或被短柔毛，花丝有2小齿或全缘；心皮3~5枚，离生，子房疏或密被灰黄色的短柔毛，稀无毛。蓇突果长圆形，长1.5~1.8cm，具横脉，无毛；花柱宿存生于果实先端的外侧，呈芒尖状，果实成熟后向内开裂。种子黄棕色，长约3~3.2mm，三棱形，在二面密生横膜翅，种皮如海绵状。

花期9至10月，果期10至11月。

三、生物学特性

（一）生长发育特性

根据江油种源区的观察结果，乌头在每年的11月下旬至12月中旬，当离地表下10cm处、地温在10℃以上时栽种块根，7天后长出新根，次年当离地表下10cm处、地温在9℃以上时，地下茎节处则长出放射状排列的5~7片基生叶。抽茎后，地上部分生长加快，尤其当气温在13℃以上时，生长最快。3月上旬至4月上旬（气温13℃左右），是其地上茎、叶生长旺盛期，据实测其茎平均每天可增高0.5cm以上，叶片数也迅速增加，每4天至5天增加1片新叶。随着地上部分的迅速生长，乌头的地下茎节上长出扁平的白色根茎，随后向下伸长而形成块根（子根）。5 月下旬至 6 月下旬，地下块根迅速生长不断膨大，其生长速度超过地上部分；在种根粗大而土壤肥力充足的情况下，粗壮的地下茎可以在同一节生长 2 个块根，在不进行修根情况下，单株最多可生长 10 余个块根。9 月中、下旬，在气温为 19℃左右时，总状花序从植株的顶端及侧下部叶腋抽出，出现小的绿色花蕾，花蕾逐渐变大。10 月上旬，日平均气温 17.5℃左右，花蕾由绿变紫时开花，当顶端主花序结果时，第一侧枝的花才开放，以后由上至下地开放下部侧枝的花。在一个花序内，花自下或自中部先开，一个花序的花期为 3～7 天。开花后的第 2 天，花丝伸长，花药成熟破裂，此时柱头已先熟。一朵花的花药在 5～7 天全部破裂。其破裂顺序是由内向外。

乌头为异花授粉植物，故变异类型较多。乌头种子不易完全成熟，发芽率很低，其出苗后块根生长发育很缓慢，且新生子根也很少，故一般均不作繁殖用种。

乌头子根（侧生块根）附子的生长习性与乌头基本一致。但只经历须根生长发育期（从栽种至出苗）、叶丛期（从出苗至抽茎）、地上部分旺盛生长期（从抽茎至摘尖掰芽）和块根膨大增长充实期（经两次修根至收获）4 个时期，共 240 天左右。附子一般于 2 月下旬至 3 月下旬萌生（各产地的气候环境条件差异，萌生时间各异）；经过摘尖、掰芽、修根等促控技术，地上部分在摘尖掰芽后，干物质虽短时略有下降，但由于叶的长大及茎的加粗干物质可迅速回升；在经过修根及去掉部分脚叶，使大量养分集中向下输送到块根，块根增粗增大；6 月地温不断上升更利块根生长，是附子膨大增长充实期，块根增重迅速，日增重量为 5 月下旬的 3 倍左右。7 月中、下旬气温至 30℃时，附子子根发育渐趋停顿，不再膨大，故应及时采收，是采收附子产量最高的时期。由于附子块根是由地下茎的基部向上逐渐生长，随着侧生块根生长期的缩短，块根由圆锥形变为长条形，为了集中养分供应地下基部的较大块根，使他们长得更粗更壮，故附子道地产区——四川江油一直延续其千年传统生产工艺，保留摘尖、掰芽、修根工序，通过摘尖、掰芽避免地上部分徒长消耗大量有效养分，同时采用留大刮小及截除块根周围须根的修根办法，为健壮块根生长提供最佳条件。试验表明，修根可提高附子产品质量，但总产量却低于未修根者。

（二）生态环境要求

1. 生长环境

乌头对环境条件要求不严，适应性广。多生长于海拔1000m以上的山区，常野生于山坡疏林下、谷地、河边、路边草丛或灌木林中。半野生的乌头，常散生于玉米地中。作为种根培育时多栽培在海拔1200～1800m的向阳山地，作为附子栽培时多在海拔500～800m的向阳平坝。植被以栽培作物为主，主要间种或套种作物有水稻、玉米、高粱、小麦、油菜等。

附子主产区四川江油地理位置处于东经104°31′～105°17′，北纬31°32′～32°19′。平坝是涪江等河流的一级阶地，地表以2°～4°的坡度微向河流下游倾斜，主要呈带状分布于县境南部涪江及其支流平通河、盘江两岸，有适宜附子种植的土地三万余亩，占全县耕地面积的4.5%，地貌类型以冲积平坝为主，边缘有少量台地和低中丘分布。平坝海拔480～600m，台地海拔500～700m，高出河面20～100m，零星分布于平坝两侧，边缘地带还有低中丘，海拔600～800m。江油得天独厚的地理环境为生产高品质附子提供了优越地理环境条件。

2. 气候

乌头适应性强，对气候条件要求不严。但乌头喜温暖、湿润、光照充足的气候条件，有一定的耐寒性，怕高温、高湿。据报道，乌头的宿存块根在-10℃以下能安全越冬；在高温多湿环境，易发生病害和烂根；在干旱时，其块根生长发育缓慢；在阳光充足时，病害少产量高。在年平均气温为13.7℃～

16.3℃，年降雨量700～1400mm，年日照时数900～1500小时气候条件的山区或平坝，均可栽培。其最适宜生长的年均气温为16℃左右，绝对最高气温36.2℃，绝对最低气温－5℃，年降雨量1000～1400mm，相对湿度75%～80%，无霜期160天以上。

附子在气候温和、润湿的四川江油坝区生长较好，其多年平均气温16℃，夏季气温不过高，冬季气温不过低，无霜期长，热源充足，年平均最高气温为16.4℃，年平均最低气温为15.2℃。一年中最高气温为7月，平均为25.7℃，最低为1月，平均为4.2℃。历年平均霜期为94天，无霜期为271天。温度高于5℃的天数平均为320天。空气相对湿度年平均为81%，年内月际变化幅度小，2月至6月空气相对湿度均低于80%，为76%～79%，7月至次年1月，空气相对湿度为82%～85%。土壤湿润度多年平均为2.0，但在一年中，土壤湿润度变化幅度较大，12月至次年3月，土壤湿润度在0.3～0.6之间，属于极度干燥，7月至10月土壤湿润度为2.9～4.0，属于高度湿润，4月至6月和11月土壤湿润度在1.0～1.7之间，属于干湿适度的范围。多年平均日照时数为1355.6小时，日照率为30%，一年中以夏季（6月至8月）晴天最多，平均日照率为36%，冬季（1月至2月）晴天最少，平均为18%。

0. 上壤

乌头对土壤要求不严，野生乌头在许多种土壤上都能生长分布，但多为山地黄壤或山地红壤。人工栽培宜选土层深厚、疏松肥沃的壤土或砂壤土，以中性土壤为好。乌头栽培土壤多为紫色土、水稻土或黄壤，以紫色土、冲积土、紫红泥、油沙土、腐殖质含量丰富的壤土和沙坝土为好。而附子在疏松、肥沃、土层深厚、排水良好的砂质壤土中栽培产量较高；黏土、低洼地不宜种植。

四川江油附子栽培主要在涪江沿岸平坝、台地土壤几乎均为灰棕冲积土，质地多为轻壤和中壤土，呈微偏碱性。土质深厚肥沃，适宜附子农耕。附子各产区土壤基本因子差异大，根据“对四川江油、布拖，陕西城固三个产区土壤基本因子研究，包括全氮、有机质、速效磷、速效钾、CEC的含量范围、平均值、变异系数……各产区土壤肥力因子含量水平差异很大。土壤肥力因子含量的变异系数在9.50%~91.74%之间，大小顺序为速效磷>有机质>全氮>速效钾>CEC。就产区而言，各产区重金属的变异系数大小顺序为：布拖>城固>江油。就产区中肥力因子而言，全氮、有机质、速效磷、CEC的含量平均值大小顺序为：布拖>江油>城固，速效钾的含量平均值大小顺序为：江油>布拖>城固。就pH而言，江油区土壤偏碱性土壤，城固产区和布拖产区为酸性土壤”。经“土壤肥力因子分析表明附子商品生产适于肥沃的土壤。道地产区江油土壤肥力较高，加之成熟和独特的栽培加工技术，所产附子个大质优……”[1]。

4. 其他

乌头（附子）的抗病性较差，但野生类型较栽培类型的抗病性强，栽培种“川药5号”较“川药1号”的抗病性强。繁殖材料乌头宜在海拔1000m以上气温冷凉平坝的山区培育，使其品种不易退化，若在低海拔地区培植附子的繁殖材料，一般1~2年后，便会出现品种退化现象，病害增多，产量降低，质量变劣，故栽培2~3年后，需向山区换种。乌头忌连作；前作以水稻为好，玉米次之。

第二节　附子栽培历史

附子栽培有文字记载的始于宋代，《大观本草》曰：“附子、乌头、天雄、乌喙、侧子五物者今并出蜀土，都是一种所产，其种出于龙州（今四川省平武县）。冬至前，先将陆田耕五七遍，以猪粪粪之，然后布种，逐八月耘耔，至次年八月后方成。其苗高三四尺，茎作四棱，叶如艾，其花紫碧色作穗，其实细小如桑椹状，黑色。本只种附子一物，至成熟后乃有四物。以长二三寸者为天雄，割削附子旁尖角为侧子，附子之绝小者亦名侧子，元种者为乌头。其余大小者皆为附子。以八角者为上。绵州彰明县多种之，唯赤水一乡者最佳。”与其相印证的是宋代元丰年间杨天惠在《附子记》中写道：“绵州乃故广汉地，领县八，唯彰明出附子。彰明领乡二十，唯赤水（今四川省江油市太平镇河西乡）、廉水（今四川省江油太平镇市让水乡）、会昌（今四川省江油市太平镇德胜乡）、昌明（今四川省江油市彰明镇）产附子……合四乡之产，得附子一十六万斤以上，然赤水为多，廉水次之，而会昌所出甚微。”因此，附子的栽培历史自宋代计算，已有约1100年。新中国成立以前，江油、彰明两县附子田5000亩。直接或间接以附子为生计者数万人；附子加工厂17家，加工规格16种；1924年产附片70万kg。后因战事，两县的产量逐年下降：1936年产45万kg，1947年产35.5万kg，1949年产22.5万kg，产品仍行销全国及东南亚等地。

陕西渭河两岸700年前开始种附子[2]，200年前汉中形成产区。清代《城固县乡土志丛编》有“附子年产三万斤，陆运行销甘肃、新疆”的记载。

根据以上史料记载，四川江油栽培历史最悠久，生产种植、加工技术精湛。其独特修根、摘尖、掰腋芽的栽培管理技术，为保持江油附子个头大、品质优等特点奠定了技术基础，江油成为公认的附子道地主产区。

附子经历上千年的栽培，过去用于栽培的乌头品种类型极为混杂。20世纪50—60年代原四川中医药研究院南川药物种植研究所对江油附子栽培品种乌头来源作了调查，发现为江油附子提供种源的四川安县等地的乌头品种类型众多，出现了南瓜叶、鹅掌叶、大花叶、小花叶、莓叶子、油叶子和冒氏苗等种内变异类型。由于来源多，品种复杂，产品质量差异较大。对不同变异类型进行筛选和比较试验，从中选择出了川药1号（南瓜叶型）、川药5号（油叶子，又名艾叶型）和川药6号

（莓叶子型）用于附子生产栽培。

川药1号（南瓜叶型）：顶叶形似南瓜叶，块根较大，圆锥形，加工率高。本种耐肥、晚熟、高产，但抗病力较差；在综合防治白绢病条件下，产量较稳定。单株产量平均6.5个，平均亩产4.2万个，所栽附子平均亩产泥附子490kg。在推广示范中，南瓜叶乌头比当地混合群体增产23.6%～55.2%，为目前产区优势种。

川药6号（莓叶子型）：茎粗壮，节较密，基生叶蓝绿色；茎生叶较大，深绿色，薄革质，3全裂；全裂片的间隙大，末回裂片线状披针形；块根纺锤形。单株产平均6.3个，平均亩产5.2万个，所种附子平均亩产456.6kg。抗病力较南瓜叶强，产量较高而稳定。

川药5号（油叶子，又名艾叶型）：顶叶向上伸展，叶厚，坚纸质，叶面黄绿色，无光泽，叶脉显露而粗糙；叶3深裂，基部截形或楔形，深裂片再深裂，末回裂片披针状椭圆形。块根圆锥形。单株产量平均3.2个，平均亩产2.77万个，所种附子平均亩产368.3kg。产量虽低，但抗病力较强。[2]

第三节 附子的产地

一、附子主产地的相关古代文献记载

《神农本草经·卷三·下经·附子》引《范子计然》云：“附子，出蜀武都中。”为最早提出附子产地的记载。《本草图经·草部下品之上卷第八·侧子》明确提出“出蜀土，其种出于龙州”；“绵州彰明县多种之，惟赤水一乡者为最佳”。三建指南方的广大地区，蜀中指四川。《本草纲目·草部卷十七·草之六·附子》收载了诸多前人对附子道地产地的评价。“《本经》：并是同根，而附子出犍为，天雄出少室，乌头出郎陵。时珍曰：分生三处。当各有所宜也，今则无别矣。恭曰：

天雄、附子、乌头，并以蜀道绵州、龙州者佳，俱以八月采造。余处虽有造得者，力弱，都不相似。江南来者，全不堪用”；“颂曰：五者今并出蜀土，都是一种所产，其种出于龙州。时珍曰：宋人杨天惠《附子记》甚悉，今撮其要，读之可不辨而明矣。其说云：绵州乃故广汉地，领县八，惟彰明出附子。彰明领乡十二，惟赤水、廉水、昌明、会昌四乡产附子，而赤水为多。每岁以上田熟耕作垄。取种于龙安、龙州、齐归、木门、青堆、小坪诸处”。从而总结了附子的种子（种根）来源龙安、龙州、齐归、木门、青堆、小坪和附子道地产地——彰明县赤水、廉水、昌明、会昌（今四川省江油市的河西乡、让水乡、彰明镇、德胜乡）。

到了明清时候，陕西靠近四川的部分地区也开始种植附子，《本经崇原·卷下·本经下品·附子》：“今陕西亦莳植附子，谓之西附，性辛温，而力稍薄，不如生于川中者，土厚而力雄也。又，今药肆中零卖制熟附子，皆西附之类。盖川附价高，市利者皆整卖，不切片卖，用者须知之。”《本草逢原·卷二·毒草部·附子》中提及陕西所产附子与四川附子的比较：“近时乌附多产陕西，其质粗、其皮厚、其色白、其肉松、其味易行易过，非若川附之色黑、皮薄、肉里紧细，性味之辛而不烈，久而愈辣，峻补命门真火也。”从古代本草文献记载中不难看出，附子主产于我国南方的四川、陕西等地。尤以四川的江油所产最佳，誉为附子道地产区。[3]

二、附子在我国的主要分布情况

附子主要分布于四川和陕西，河北、江苏、浙江、安徽、山东、河南、湖北、湖南、云南、甘肃等亦有分布及种植。

附子传统栽培区主要为四川江油及陕西城固、勉县。新中国成立后发展的新产区有四川安县、布拖、美姑、城口；陕西南郑、汉中、兴平、户县；河北晋县、元氏；湖北竹山、竹溪；云南丽江、巍山；山东菏泽、潍坊等。以四川江油种植历史悠久，产量大，质量好，销全国并出口。

1. 四川省

四川以江油、安县、布拖三地为附子主产地。尤以江油所产附子最为著名，以个头大、品质优享誉国内外，民间有“世界附子在中国，中国附子在四川，四川附子在江油”之说，其境内以太平、青莲、九岭、三合、彰明、西屏等乡镇为主。安县、布拖为新中国成立后发展的附子新产区，安县境内分布于沸水、桑枣、秀水等乡镇，布拖境内分布于补洛、火烈等乡镇。

四川的美姑、昭觉、城口等县在附子生产大发展时期有过种植栽培经历。

2. 陕西省

陕西以汉中周边的城固县、南郑县为主，城固县主要分布于三合、盐井、董家营、沙河营等乡镇，南郑县主要分布于红庙、青树、塘坊等乡镇。

勉县、洋县、西乡县、宁强县、汉中汉台区、兴平县、户县、周至县、富平县等县区在附子生产大发展时期均有栽培经历。

3. 云南省

云南西部的丽江、大理山区近年附子生产发展较快，但由于栽培历史较短，所产附子个头较小，成熟技术尚待推广。

4. 其他产区

在河北晋县、元氏，湖北竹山、竹溪，山东菏泽、潍坊等亦有附子栽培经历。

第四节　附子 GAP 基地建设

附子基地建设必须严格执行国家《中药材生产质量管理规范（试行）》（简称 GAP），以规范附子生产，保证附子产品质量，促进附子生产标准化、现代化、规模化为前提。应运用规范化管理和质量监控手段，保护附子野生资源和附子生产基地生态环境，坚持以“最大持续产量”为原则，实现附子资源的可持续利用。截至2012年，通过GAP认证的附子药材生产企业4家，3家在江油，1家在布拖。

一、附子种植基地选择依据

附子种植基地选择应以附子种植的原植物乌头的生物学、生态学特性和道地性，以及《中药材生产质量管理规范（试行）》第四条“生产企业应按中药材产地适宜性优化原则，因地制宜，合理布局”以及第五条“中药材产地的环境应符合国家相应标准：空气应符合大气环境质量二级标准；土壤应符合土壤质量二级标准；灌溉水应符合农田灌溉水质量标准；药用动物饮用水应符合生活饮用水质量标准”规定的种植基地生态环境质量等为选择依据。

二、附子生物学特性

基地建设地的自然环境条件，必须满足本章第四节附子的植物形态与生物学特性的具体要求（这里不再重复叙述）。

三、附子基地生态环境质量要求

1. 附子基地环境空气质量应符合国家《环境空气质量标准》（GB 3095—1996）大气环境质量二级标准。2016年1月1日后须符合国家《环境空气质量标准》（GB 3095—2012）大气环境质量二级标准。初建基地时必须对基地环境空气质量进行全面检测，以后定期进行检测，一般4年一次。《环境空气质量标准》（GB 3095—1996）各项污染物的浓度限值附表于后：

2012年2月，国务院发布《环境空气质量标准》（GB 3095—2012）新标准，2016年1月1日起将在全国实施。《环境空气质量标准》（GB 3095—2012）各项污染物的浓度限值附见表4－1。

表 4－1　各项污染物的浓度值

<table>
<tr><th rowspan="2">污染物项目</th><th rowspan="2">取值时间</th><th>浓度限值</th><th rowspan="2">浓度单位</th></tr>
<tr><th>国家二级标准</th></tr>
<tr><td rowspan="3">二氧化硫 SO_2</td><td>年平均</td><td>0. 06</td><td rowspan="20">mg/m^3
（标准状态）</td></tr>
<tr><td>日平均</td><td>0. 15</td></tr>
<tr><td>1 小时平均</td><td>0. 50</td></tr>
<tr><td rowspan="2">总悬浮物颗粒 TSP</td><td>年平均</td><td>0. 20</td></tr>
<tr><td>日平均</td><td>0. 30</td></tr>
<tr><td rowspan="2">可吸入颗粒物 PM10</td><td>年平均</td><td>0. 10</td></tr>
<tr><td>日平均</td><td>0. 15</td></tr>
<tr><td rowspan="3">氮氧化物 NOX</td><td>年平均</td><td>0. 05</td></tr>
<tr><td>日平均</td><td>0. 10</td></tr>
<tr><td>1 小时平均</td><td>0. 15</td></tr>
<tr><td rowspan="3">二氧化氮 NO_2</td><td>年平均</td><td>0. 04</td></tr>
<tr><td>日平均</td><td>0. 08</td></tr>
<tr><td>1 小时平均</td><td>0. 12</td></tr>
<tr><td rowspan="2">一氧化碳 CO</td><td>日平均</td><td>4. 00</td></tr>
<tr><td>1 小时平均</td><td>10. 00</td></tr>
<tr><td>臭氧 O_3</td><td>1 小时平均</td><td>0. 16</td></tr>
<tr><td rowspan="2">铅 Pb</td><td>季平均</td><td>1. 50</td></tr>
<tr><td>年平均</td><td>1. 00</td></tr>
<tr><td>苯并［a］芘 B［a］P</td><td>日平均</td><td>0. 01</td></tr>
<tr><td colspan="3"></td></tr>
<tr><td rowspan="4">氟化物 F</td><td>日平均</td><td>7</td><td rowspan="4">$\mu g/(dm^2 \cdot d)$</td></tr>
<tr><td>1 小时平均</td><td>20</td></tr>
<tr><td>月平均</td><td>1. 8</td></tr>
<tr><td>植物生长季平均</td><td>1. 2</td></tr>
</table>

2. 附子基地土壤质量符合国家《土壤环境质量标准》（GB 15618—1995）土壤质量二级标准。初建基地时必须对基地土壤质量进行全面检测，以后定期进行检测，一般 4 年一次。《土壤环境质量标准》（GB 15618—1995）土壤质量二级标准限值见表 4－2。

表4-2　附子基地土壤质量二级标准限值

项目 \ Ph \ 级别	二级标限准值			单位
	<6.5	6.5~7.5	>7.5	
镉≤	0.30	0.30	0.60	mg/kg
汞≤	0.30	0.50	1.0	
砷水田≤	30	25	20	
砷旱地≤	40	30	25	
铜农田等≤	50	100	100	
铜果园≤	150	200	200	
铅≤	250	300	350	
铬水田≤	250	300	350	
铬旱地≤	150	200	250	
锌≤	200	250	300	
镍≤	40	50	60	
六六六≤	0.5			
滴滴涕≤	0.5			

3. 附子基地灌溉用水质量应符合《农田灌溉水质标准》（GB 5084—2005），在附子生长周期内每年进行一次灌溉用水质量检测，水质检测取样点为灌溉取水点或自流灌溉的进水口。《农田灌溉水质标准》（GB 5084—2005）基本控制项目标准值和选择性控制项目标准值分别见表4-3，表4-4。

表4-3　农田灌溉用水水质基本控制项目标准值

序号	项目类别	作物种类		
		水作	旱作	蔬菜
1	五日生化需氧量/（mg/L）≤	60	100	40a，50b
2	化学需氧量/（mg/L）≤	150	200	100a，60b
3	悬浮物/（mg/L）≤	80	100	60a，15b
4	阴离子表面活性剂/（mg/L）≤	5	8	5
5	水温/℃≤	25		
6	pH	5.5~8.5		

（续表）

序号	项目类别	作物种类		
		水作	旱作	蔬菜
7	全盐量/（mg/L）≤	1000c（非盐碱土地区），2000c（盐碱土地区）		
8	氯化物/（mg/L）≤	350		
9	硫化物/（mg/L）≤	1		
10	总汞/（mg/L）≤	0.001		
11	镉/（mg/L）≤	0.01		
12	总砷/（mg/L）≤	0.05	0.1	0.05
13	铬（六价）/（mg/L）≤	0.1		
14	铅/（mg/L）≤	0.2		
15	粪大肠菌群/（个/100mL）≤	4000	4000	2000a，1000b
16	蛔虫卵数/（个/L）≤	2		2a，1b

a　加工、烹调及去皮蔬菜

b　生食类蔬菜、瓜类和草本水果

c　具有一定的水利灌排设施，能保证一定的排水和地下水径流条件的地区，或有一淡水资源能满足冲洗土体中盐分的地区，农田灌溉水质全盐量指标可以适当放宽

表4-4　农田灌溉用水水质选择性控制项目标准值

序号	项目类别	作物种类		
		水作	旱作	蔬菜
1	铜/（mg/L）≤	0.5	1	
2	锌/（mg/L）≤	2		
3	硒/（mg/L）≤	0.02		
4	氟化物/（mg/L）≤	2（一般地区），3（高氟区）		
5	氰化物/（mg/L）≤	0.5		
6	石油类/（mg/L）≤	5	10	1
7	挥发酚/（mg/L）≤	1		
8	苯/（mg/L）≤	2.5		
9	三氯乙醛/（mg/L）≤	1	0.5	0.5

（续表）

序号	项目类别	作物种类		
		水作	旱作	蔬菜
10	丙烯醛/（mg/L）≤	0.5		
11	硼/（mg/L）≤	1a（对硼敏感作物），2b（对硼耐受性较强的作物），3c（对硼耐受性强的作物）		

a 对硼敏感作物，如黄瓜、豆类、马铃薯、笋瓜、韭菜、洋葱、柑橘等
b 对硼耐受性较强的作物，如小麦、玉米、青椒、小白菜、葱等
c 对硼耐受性强的作物，如水稻、萝卜、油菜、甘蓝等

距离生产区域1000m的范围内无对大气、灌溉水和土壤有污染的工厂，无“三废”污染；在距离生产区域500m的范围内无垃圾堆放；生产区域须距离公路主干道50m以上，同时能避开生活污水对生产区域的污染。

四、附子基地道地性要求

道地产区的附子具有特定的种质、特定的生产技术和加工方法，生产出的附子质量稳定，销售渠道相对稳定，因此在选择附子生产基地时应选择其道地产区。

药材道地产区的气候、土壤等生态环境条件与该种药用植物的生物学和生态学的特征相适应，具有特定的生产加工技术。通过查阅相关本草、地方志（县志等）等文献资料并结合实地调查，确定药材的道地产区。如：四川江油市附子种植历史悠久。东汉医学家张仲景在《伤寒杂病论》中载明附子是热补和强心药。晋代左思《蜀都赋》中就有四川盛产附子的叙述。唐代《新修本草》载：“附子、乌头以蜀道绵州、龙州者佳。”北宋彰明知县杨天惠《附子记》，被明代药物学家李时珍摘编入《本草纲目》。清同治年间，江油附子列为贡品。1937年8月，四川省政府第59次会议决议，将彰明县列为附片特产县[4]。

江油市附子加工技术成熟。民国时期，有50多家加工附子、附片及附子膏的作坊，各类产品远销东南诸省，以及朝鲜、南洋等地[5]。新中国成立初期，江、彰两县附商承揽附子的收购和加工。1952年后，国有企业开始收购加工附子，1954年和1955年分别成立了“中国药材公司绵阳分公司中坝支公司”，和“中国医药公司绵阳分公司中坝支公司”，1956年私营附房组成集体加工厂，1958年与县药材公司加工厂合并成立江油附子加工厂（四川江油中坝附子科技发展有限公司前身），附片生产纳入国家计划安排，远销国内外[6]。

五、附子种植基地选择标准

附子基地的选择是GAP基地建设的第一步，也是关键性的一步。如果基地选择不当，将会影响基地建设的每一环节。因此在基地选择之前，必须综合考虑以下几方面的因素：附子的生物学和生态学特性、道地性、气候适宜性、土壤适宜性和环境质量现状。根据适者生存的原理，附子道地产区的生态环境条件为附子生长的适宜环境条件。附子种植地点必须根据乌头对气候、土壤等生态环境条件的要求及大气、土壤和灌溉水的质量进行选择，达到产地适宜性优化的目的，为生产优质无公害的附子奠定基础。

（一）附子种植基地地形地貌

1. 海拔高度范围：乌头常分布于海拔500~2800m之间。

江油道地产区：附子种根种植基地海拔高度以1000~2000m为宜；附子种植基地海拔高度以500~800m为宜。采取高海拔山区育种，低海拔地区种植来解决附子无性繁殖品种易退化问题。

2. 地貌要求：附子种根种植基地以低中山区山地为宜；附子种植基地坡度小于7度、高差不到20m的平坝台地。

（二）气候条件

1. 气温：附子种根种植基地年平均温度不得低于10℃，

冬季最低气温不得低于零下10℃，平均无霜期不得低于160天；附子种植基地年平均温度不得低于13℃，全年大于5℃的积温不得低于4500℃，冬季最低气温不得低于零下5℃，平均无霜期不得低于240天。

附子道地产区——江油属于亚热带湿润季风气候，总的气候特征是：春早，夏热，秋短，冬温；四季分明，降水充沛，热量充足，无霜期长。年平均气温16℃，夏季气温不过高，冬季气温不过低，热源充足，年平均最高气温为16.4℃，最低年为15.2℃。一年中最高气温为7月，平均为25.7℃，最低为1月，平均为4.2℃。历年平均霜期为94天，无霜期为271天。全年大于5℃的积温不得低于5621.2℃，温度高于5℃的天数平均为320天。

2. 降雨量：附子种根种植基地年均降雨量不得少于700mm，4月至6月雨日不得少于10日；附子种植基地年均降雨量不得少于900mm，4月至6月雨日不得少于10日。

附子道地产区——江油降雨量丰沛，年平均降雨量为1055.5mm，降雨分配不均，夏季平均降雨量480mm，占全年降雨量的54.4%，冬春两季降雨较少，平均降雨量为24.6mm。

3. 相对湿度：平均相对湿度不得低于65%。

江油道地产区：空气相对湿度年平均为81%，年内月际变化幅度小，2月至6月空气相对湿度均低于80%，为76%~79%，7月至次年1月，空气相对湿度高于80%，为82%~85%。

4. 土壤湿润度：土壤4月~6月的湿润度需在0.8~1.8之间。

江油道地产区：土壤湿润度多年平均为2.0，但在一年中，土壤湿润度变化幅度较大，12月至次年3月，土壤湿润度在0.3~0.6之间，属于极度干燥，7月至10月土壤湿润度为2.9~4.0，属于高度湿润，4月至6月和11月土壤湿润度在1.0~1.7之间，属于干湿适度的范围。

5. 日照：喜相对光照充足的环境，年平均日照时数900～1500小时，平均日照率不得低于25%。附子要求充足的光照，一般喜欢向阳的坡地，阳光充足，病害少，产量高。但附子生长后期，由于气温较高，需适当较荫蔽的环境，高温强光不利生长，需注意过于遮阴，也会影响植株的发育，特别是块根发育膨大期对光照要求更为严格。

江油道地产区：多年平均日照时数为1355.6小时，日照率为30%，一年中以夏季（6～8月）晴天最多，平均日照率为36%，冬季（1～2月）晴天最少，平均仅为18%。乌头生长后期需适当荫蔽的环境，高温强光容易导致叶片灼伤，影响光合作用，从而影响附子块根的膨大。通过套种水稻、玉米等作物遮荫，提高附子产量。

（三）土壤

土壤类型：附子适宜在肥沃、湿润、排水良好的中性或微酸、微碱性的壤土或砂质土壤中生长，油沙土最好。

土壤理化性质：以中性（pH值介于6.5～7.5之间）土壤为宜。有机质含量不得低于15g/kg，全氮含量不得低于1g/kg，全磷含量不得低于0.5g/kg，碱解氮含量不得低于40.0mg/kg，速效磷含量不得低于10.0mg/kg、速效钾8.0mg/kg。

江油道地产区：地势平坦，土地肥沃，多呈微碱性土壤，pH值为6.94～7.5之间，而其他附子产区均为微酸性或中性土壤。土壤有机质含量范围在17.1～20.9g/kg之间，含量属于中下水平；全氮含量1.06～1.32g/kg，氮含量较为丰富；全磷含量范围为0.92～1.05g/kg，含量属于中等；碱解氮含量在81～96mg/kg之间，属于中上范围；速效磷为32～44mg/kg，含量较为丰富；速效钾含量16～26mg/kg，含量略微偏低。土壤为灰黄棕色的中壤或轻壤土，颗粒组成较好，为团粒结构，土壤质地疏松、通透性强；土壤中腐殖质丰富，能增强土壤渗透性和蓄水能力，生产上表现为保水保肥，保证土壤持续稳定的生产性能；该土壤供肥保肥能力较强，有利于附子根茎的形成和膨大，产出的附子质量好、产量高。

六、附子 GAP 基地建设情况

目前，全国仅有雅安三九中药材科技产业化有限公司、四川佳能达攀西药业有限公司、四川江油中坝附子科技发展有限公司、四川新荷花中药饮片股份有限公司的附子基地，通过了国家 GAP 认证，据报道陕西省、云南省部分企业的附子基地正在建设中。

江油是中医药界公认的回阳救逆药材——附子的道地产区，自古被誉为“附子之乡”。江油独特的地理、气候和土壤条件培育出来的附子产量高、个头大，品质独特。江油附子“天时、地利、人和”三才悉备，为附子之上品。

“天时”：江油气候春、夏、秋、冬四季分明，附子冬至下种，夏至采收，生长期从“冬至一阳生”到“夏至一阴生”，故此地附子独秉天地之全阳。

“地利”：江油，土壤肥沃，土质疏松，排灌方便。在后天八卦中属坤土方位，最得火伏土中之理气，独得地利。

“人和”：江油栽培附子上千年历史，北宋时期（公元 1100 年）已颇具规模，当地农户积累了精细而繁复的修根、打尖独特栽培管理技术和精湛的加工炮制技术，故江油附子亦独享“人和”之利。

中坝附子为江油附子的品牌开拓者和栽培炮制技术的传承者。继承了 1954 年创建的“江油市附片制造厂”历代老药工师带徒滴滴言传身教精华，“中坝牌”系列产品早已以其卓越的品质驰名海内外。近年来，久负盛名的江油道地附子遭遇空前危机，在全国所占市场份额越来越少，种植面积也连年下滑，其他产地的附子或假冒“江油附子”大行其道。造成“江油附子”危机的主要原因来源于市场的低价、假冒恶性竞争。为提升“江油附子”的产品标识和内在质量，为了栽培技术和加工炮制技术的传承和创新研究，确保临床用药的安全有效。中国医药集团总公司旗下中国药材公司子公司——四川江油中坝附子科技发展有限公司立足资源优势，按照“道地药材、全产业链”的模式，从附子种植源头抓起，在四川省北川县漩坪乡建立规范的附子GAP种源繁育基地，在四川省江油市太平镇桥楼村建附子GAP种植基地，基地气候和土壤条件与附子的生物学特征相适应，生态环境质量符合《中药材生产质量管理规范》的要求。公司先后通过了附子饮片生产GMP和附子GAP种植基地国家双重认证；取得“中华人民共和国地理标志保护产品——江油附子”专用标志使用授权；建立了种植追溯管理系统、炮制追溯管理系统、流通追溯管理系统的质量保证体系；通过扶阳论坛等各种学术交流、建立专业网站对“中坝附子”进行全方位宣传，打造“李白故里·江油附子”品牌形象。

同时公司被列为国家“十二五”期间享受“中药现代化产业专项”重点资助企业。“十二五”期间，国家将对企业投资用于江油道地附子种植基地建设，生产质量管理规范、资源可持续化利用，附子炮制新工艺、新技术、新设备研究，附子新产品开发研究等予以支持。

（一）四川江油附子生态及种植情况

1. 附子生产的自然条件和生态分布

江油市位于四川盆地西北边缘、绵阳市北部，涪江上游，龙门山脉东南，地理坐标在东经104°31′～105°17′、北纬31°32′～32°19′之间。境内气候属北亚热带湿润季风型，年平均气温16℃，年降水量1143.4mm，相对湿度80%，无霜期271天，具有春早、夏长、秋短、冬温，四季分明，雨热同季的特点。附子生产主要分布在太平镇、青莲镇、九岭镇、三合镇、彰明镇、西屏乡等6个乡镇，现有适宜附子种植耕地30000余亩。

2. 附子种植情况

江油种植附子已有1100多年的历史。近年来，江油附子得到当地政府和附子生产经营企业的高度重视，附子生产得到了迅速发展，巩固了附子道地产区的地位。历史最高产销量占全国附子总量的85%以上，是我国出口创汇的重要中药材之一。2005年3月，江油市向国家质检总局申报江油附子地理标志产品保护。2006年3月，国家质检总局正式批准对四川省江油市太平镇、青莲镇、九岭镇、三合镇、彰明镇、西屏乡等6个乡镇现辖行政区域实施附子地理标志产品保护。栽培品种为毛茛科乌头属植物乌头的南瓜叶品种居多，海拔500m至600m，耕作土层20cm。种苗培育在海拔1000m至2000m的山区培育，适宜砂壤土，透气性好，近水源，湿度80%左右，日照充足，施用腐熟农家肥，采收时按照块根大小选种。栽培以轮作油菜、水稻，间种茄子、辣椒、莴笋、玉米、洋葱、土豆等。每年12月中旬（冬至前）栽种。穴栽。畦面宽60cm，每畦2行，每穴栽1株，亩栽10000株至13000株。次年雨水节后补苗、除草、追肥。4月上旬（清明节前后）进行第1次修根，除去劣势子根，保留健壮子根1至2个。4月中旬，第2次修根和追肥，当植株生长到9片叶片时，及时摘除顶芽。1周后，及时摘除茎节的腋芽。生长期间保持土壤湿润，适时灌水。

（二）四川布拖附子生态及种植情况

1. 附子生产的自然条件和生态分布

布拖位于四川省西南部，为凉山彝族自治州辖县。全县幅员面积1685平方公里，有耕地31.65万亩，林地84万亩，草地118万亩。县境内高山林立、沟壑纵横、地理环境复杂。植被针阔混交林，地表径流主要由自然降水补给。气候属于北亚热带季风气候区，年平均气温13.5℃~16.0℃，最热月平均气温19℃~24℃，最冷月平均气温1℃~8℃；≥10℃，积温4000℃~5000℃。年日照时数在900~2600小时之间。年降水量800~1300mm。主产分布在火烈乡、补洛乡、乐安乡等西溪河片区，海拔2700~2850m，腐殖质壤肥力较高。

2. 附子种植情况

附子是布拖的特色产业，县委、县政府依托佳能达攀西药业，以政府为主导，企业为主体，农户参与，以订单农业的方式发展附子产业。2006 年产量达 800 多万斤，生产附片 300 万斤左右，在全国附子产区夺魁。栽培品种为毛茛科乌头属植物乌头的南瓜叶、艾叶品种居多。无种苗培育，采用了直播方式栽培，每年农户之间调换种子。轮作荞麦、土豆、燕麦，几乎不间种其他植物。每年 11 月下旬栽种。近乎大片散种，按株、行距各约 16cm 穴栽，每穴 1 个，每亩可栽乌头 15000 株以上。次年除草、追肥，既不修根，也不打尖、辦芽，管理较为初放。

（三）陕西汉中城固附子生态及种植情况

1. 附子生产的自然条件和生态分布

城固县位于陕西省汉中盆地中部，属北亚热带和暖温带过渡地带，南有巴山，减缓由西南和东南北上的暖湿气流；北有秦岭，阻挡由西北南下的寒冷气流，起着“保温护湿”作用。因而境内冬无严寒，夏无酷暑，雨量充沛，四季湿润，雨热同季。平坝区年均气温 14. 1℃，降水 843. 9mm，无霜期 244 天。

2. 附子种植情况

栽培品种为毛茛科乌头属植物乌头的大花叶品种居多。海拔 450 ~ 800m，耕作土层 20cm。无种苗培育，栽培采用了直播方式栽培，每年户民之间调换种子，其中部分为农户自家留种。轮作小麦、水稻、油菜，少数间种大蒜、洋葱等。每年 10 月下旬至 12 月上旬栽种。穴栽。畦宽不等，每畦栽附子行数不等，但行距 17cm，株距 15cm，每穴栽 1 株，亩栽 10000 株。次年除草、追肥，既不修根，也不打尖、辦芽。附子种植面积上千亩，主要分布在三合、黄沙、五堵、孙坪、盐井、天明、二里等村镇。

（四）云南附子生态及种植情况

1. 附子生产的自然条件和生态分布

丽江市玉龙县鲁甸乡位于世界自然遗产“三江并流”老君山腹地。海拔在2100～3910m之间，年平均气温11℃，霜期180天左右，年均降雨量900～1100mm之间。林地面积4.6万公顷，森林覆盖率为80%，拥有目前云南省面积最大，保存最完整的原始森林，素有“药材之乡”的美称。

2. 附子种植情况

云南附子主产于滇西的丽江市玉龙县鲁甸乡；大理白族自治州宾川县、洱源县、巍山县；楚雄彝族自治州；昆明市禄劝彝族苗族自治县等地区。由于海拔较高，炮制技术不成熟，所产附子个头小，成品外观性状较差，与道地产区附子价差较大。近年来云南产区多栽培新品种，质量有所提高，鲜附子年产量逐年增加。

第五节　附子品种选育与种根培育

附子的原植物是毛茛科乌头属植物乌头（*A. carmichaeli* Debx.），栽培上主要通过无性繁殖方式繁育，通常是在山区（海拔1000m以上）栽培繁殖获得的膨大子根作为江油附子栽培的种根，栽培上称之为“乌药”。由于乌头分布地域广、地形地貌和生态气候差异巨大，附子（乌头）植物长期的自然演化和栽培过程中不断地进行着生物进化，为适应不同的生态气候环境（海拔、温度、光照、雨水、雷电、土壤、地形地貌、植被等）和受遗传变异的影响，逐渐分化形成了大量的种内变异，形成了不同的生态型。在产量、品质、抗性、生育期和适应性等方面或某一方面存在差异的种质就构成了不同的附子遗传种质，不同附子遗传种质类型的存在为附子种苗选育提供了理论和实践依据。

一、附子新品种选育

（一）新品系选育原则

作为著名川产道地药材的附子，新品系选育具有较大的代表性，新品系选育时要坚持以下主要原则：

1. 尽可能多地占有不同类型的附子种质资源材料，是开展附子新品种选育的基础和前提。广泛的附子种质材料包括栽培种质材料、野生种质材料和特色种质材料，也包括来源于不同地区和不同生态环境附子种质资源类型，更包括具有不同生长发育特性及不同农艺性、丰产性、抗逆性、品质性状等的附子种质资源类型。因此应注重附子种质资源的收集、保存研究，建立系统的种质资源库（圃），为附子新品种选育提供丰富的种质资源材料。

2. 深入了解和准确掌握各附子种质资源类型的特征特性，包括其农艺性、丰产性、抗逆性、品质性状等，是开展附子新品种选育时亲本选择的核心依据。通常是通过系统开展附子种质资源的综合评价方法去了解和掌握附子种质材料的特征特性。

3. 附子新品种（系）选育目标上坚持“优、丰、抗”相结合的总体目标，应以品质性状为首要目标，其次是丰产性状，同时尽量兼顾抗逆性状。品质性状主要是药用品质，也包括外观性状、加工性状和商品性状，它关系附子药用的临床效果、附子药材的商品价格和价值。丰产性状是决定附子药材产量和药材种植收益，而抗逆性状则是品质性状和丰产性状的保证。选育的新品种（系）应在优、丰、抗或其中某一方面具有显著提高。

4. 新品种（系）选育的地点上应选择在附子种子繁育地区和附子栽培的道地产区或主产区进行，新品种（系）选育的生态环境、栽培管理水平与附子生产栽培上保持一致，可确保育成的附子优良新品种（系）符合附子的生产栽培需要，可满足生产要求。

5. 重视发挥道地性附子种质资源的骨干种质作用，积极引进不同来源和具不同特性的附子种质材料，培养优质、丰产、抗逆性附子新品系的同时尽量保持附子新品系的道地性、传统性。

（二）种质资源的收集

1. 附子种质资源的调查

通过各种文献资料确定和了解附子（乌头）的分布状况和资源状况，通过实地调查，对所掌握资料进行核实，对附子（乌头）在某地资源的分布和贮藏量有一个更准确地掌握。

2. 附子种质资源的收集

（1）附子栽培种质资源的采集方案制定。在附子（乌头）主要栽培地区四川江油、安县、平武、青川、北川、布托和陕西汉中、城固、勉县、南郑，及临近的湖北竹溪、竹山等县（市）收集不同栽培种质资源群体。按县（市）栽培区域为采集基本单元，在调查基础上确定每个采集单元的资源采集数，每个采集单元一般采集资源类型群体 1 ~ 3 个，个别类型丰富的采集单元可按实际情况确定采集资源类型群体数。

（2）附子野生种质资源的采集方案制定。重点在乌头（附子）植物遗传资源类型分化中心和起源中心地区的四川陕西、云南和重庆等省（市、区）采集野生乌头（附子）资源群体。按省（市、区）不同生态区域为采集基本单元。同时可根据实际情况可对具体采集生态区域和采集资源数进行适应调整。

（3）采集样品，建立种质资源圃（库）。于 8 至 11 月采集乌头（附子）当年新生块根（子根）作为种质资源库种植用。采集方式可采取自行采集和委托采集。采集时随机多点取样，同时记载日期、地点、其生长的生态环境条件（海拔、植被、土壤、气候等），拍照，并采集和制作标本。

3. 附子种质资源圃的建立与保存

（1）附子种质资源圃。分类鉴定后统一编号，集中种植保存的方式，建立附子种质资源圃，为附子资源的有效保护和深入研究提供供试材料。

收集的资源，通过基本生物学特性的观察和记载，包括生长发育物候期，植株整体形态，生长势，根、茎、叶、花、果实各器官的形态、颜色、性状、生长方式，不同种质类型的繁殖性状和能力等，建立数据档案。

（2）附子种质资源的保存。附子 GAP 基地采取种植方式进行保存时，包括块根收获后的室内保存期和田间种植生长期。

附子种质资源种植生长期：根据附子（乌头）喜阴、低温的生长习性，需选择海拔 1000m 左右山区进行种植繁殖，以有利于附子（乌头）植株的正常开花结果，也有利于减少病虫害的危害。资源圃宜选择较平坦，土壤肥沃、质地沙壤的地块，面积上应是每年种植附子资源所需要土地面积的 3 倍，这样有利于资源种植上的土地轮换，减少土壤中病菌累积。种植、收获时每一个种质材料分别编号，注意防止混杂。种植时间一般为当年 11 月下旬至 12 月上旬，第二年 11 月中下旬收获。

附子种质资源室内保存期：种质资源收获后，因考种记载和分析测试，种质材料一般会在室内贮藏时间 10～20 天。要注意采取适当的保存措施，避免过分脱水或通风不良而霉烂。存放 20 天内一般可装在竹编容器（筐、篓、箩篼等）上覆盖麻袋。如果存放时间过长，就需要修建专门的贮藏窖或低温冷库存放。

（三）种质综合性评价（品质综合性评价）

对附子新品系在生产上的表现常常概括为品质性状、丰产性状、抗逆性状等三大类，我们在界定一个附子品系的优劣时应从这三个方面进行评价。因此，一种优良附子种质类型应该通过综合评价后确定。

1. 附子品质评价

附子品质通常分为外观品质、加工品质、内在品质（活性成分含量）等方面：附子外观品质包括附子形状、大小、色泽、表面特征、质地、断面、气味，以及光洁度、完整性、均匀性、病变腐烂情况等；加工品质包括附片加工率、合格率、优质品率、形状、大小、颜色、表面特征、质地、断面、气味、均匀性、霉变情况等；内在品质则包括附子的乌头生物总碱、双脂型生物碱和单脂型生物碱、水溶性生物碱与醇溶性生物碱，以及多糖等含量情况。

2. 附子农艺丰产性评价

附子农艺丰产性主要包括出苗性（出苗期、出苗率）、生长势、株型（松散、紧凑、高度）、叶型（叶片形态、大小、颜色、分裂情况）、产量性状（单株块根数、单株产量、1+2块根产量、块根形状）等性状，表现了附子栽培过程中的适应性和丰产性。

3. 附子抗逆性评价

附子抗逆性重点是抗（耐）病虫性。

（1）抗病性评价。附子的病害主要有白绢病、霜霉病、根腐病、叶斑病、白粉病、萎蔫病、花叶病等。不同附子种质的发病情况采用下列方法进行判断。

定性分级：主要依据侵染点坏死反应的强弱、病斑大小、形状与色泽、病斑上子实体发育程度、菌丝层薄厚等特征分级。

定量分级：发病率、严重度和病情指数。

发病率：指病株率、病叶率、病茎率、病果率等，系发病个体数占调查总数的比例。

严重度：指发病的严重程度，级别按单个叶片植株或整个田块的发病程度划分。

病情指数：为发病率和严重度的综合值。

病情指数 = ∑［各级病株数 × 各级严重度/（调查总株数 × 最高严重度）］

（2）抗虫性评价。附子的虫害主要有蛀心虫、红蚜虫、银纹夜蛾、斜纹夜蛾、叶蝉、金龟子等。不同附子种质的虫害情况采用下列方法进行判断。

害虫的虫口密度调查：虫口数量越少、密度越小，则抗虫性越强。

附子的被害程度调查：根据害虫为害特点确定调查部位，如受害叶、茎数、受害根等。危害程度分为 0 ~9 级，再计算：病害指数 = ∑［代表级值 × 调查株数或叶数/（最高级值 × 总株数或叶数）］

（四）良种选育方法

附子的新品种育种方法上以选择育种（系统选育、混合选择等）和杂交育种为基本育种方法，积极探索诱变育种、生物技术育种等方法。通过选择育种可快速选育出附子优良新品种以满足生产上需要，通过杂交育种则可培育综合不同附子种质材料优良性状的新品种和进行杂交优势利用。选择育种和杂交育种方法具有稳定、成熟、快速和易获得新品种的特点，当前应作为附子育种的基本方法。随着对附子种质材料的基础研究的不断深入，应积极探索诱变育种、生物技术育种等方法的应用。

1. 选择育种

选择育种方法根据选择群体的差异又分为系统选育法和混合选择法，其中系统选育法是基本方法，又称为系统育种。系统选育法主要针对混合种质群体，或群体中存在不同的种质类型、发生了自然变异等情况，进行优良单株选择的良种选育方法。

（1）选择育种的要点。对于附子而言，根据育种目标，从现在或收集的附子种质（品种）群体中选择出优良个体，分别按单株收获，每个单株的后代形成一个系统（株系），通过试验鉴定，选优去劣，育成新品种，其实质是优中选优和连续选优。

系统选育与混合选择的区别在于：系统选育是从群体中选出的个体分别建立系统（株系），而混合选择是从群体中选择相近或相似的个体混在一起建立一个系统（选系）而不是按每个个体建系统。

（2）选择育种的程序。优株选择：将收集的各附子种质材料集中种植，从各群体中选择优良单株，分别收获、分别编号。也可直接从附子生产大田中选择优良单株，分别收获、编号。混合选择则是从群体中将相近或相似的个体收获后混在一起，编为一个选系号。

株行试验：将上年收获的附子单株每株一行，与对照比较鉴定，选择优良株行（品系）。混合选择的不同选系分别种在一行或多行，与对照比较鉴定。

经株行试验选择出的优良株系，再进行后续的品系比较试验、区域试验、生产试验，然后推荐省或国家品种审定管理部门进行品种审定。

2. 杂交育种

杂交育种是通过品种（种质）间杂交创造新变异而选育品种的方法，是各种育方法中应用最普遍、成效最大的方法。其基本原理是通过杂交后代的基因重组，达到综合双亲优良性状、基因互作产生新的性状、基因累积产生超亲性状。

根据杂交育种的杂交方式包括单交、复交、回交等。其杂交技术要点是，首先使附子亲本种质材料间的开花期保持一致并相遇，进行控制授粉防止自行授粉和天然异交授粉；然后是将母本人工去除雄蕊并进行套袋隔离并进行人工授粉，套袋挂牌；最后是收获种子，第二年播种。

后代选择，将杂交种子种植后，观察鉴定后代的表现。通常杂交后代一般会分离5代至10代才能稳定。由于附子是无性繁殖，对表现优良的杂交后代可直接稳定成系，进行后续品系（种）试验，育成为新品种提交生产推广应用。

杂交优势利用：杂交优势是两个遗传上存在差异的亲本杂种一代优于双亲的现象。中药材杂交优势利用的研究目前较少，应加强研究。

3. 其他育种方法

中药材新品种选育中除选择育种和杂交育种外，其他育种方法主要有以下一些方法。

（1）诱变育种。诱变育种就是利用物理或化学等因素诱变植物发生变异，并从变异后代中选育新品种的育种方法，又分为辐射诱变育种和化学诱变育种。诱变育种的辐射源主要有γ射线、χ射线、中子、β射线、紫外线、激光等，化学诱变主要是一些烷化剂。辐射诱变常处理干种子、块根或孕穗植株，化学诱变常处理植物种子。附子诱变时可处理种子或块根，经诱变处理种植后，选择变异个体，经品系（种）试验选育成新品种。

（2）倍性育种。通过人工的方法诱导生物体染色体倍性变化（加倍或减半）而培育出优良新品种叫倍性育种。附子是典型的多倍体植物，存在四倍体、六倍体和八倍体。诱导多倍体有物理因素（温度激变、机械创作、电离射线、非电离射线、离心力等）和化学诱变（常用秋水仙素处理发芽种子、种苗、幼株等）。

通过孤雌生殖、染色体有选择的消失等方法获得单倍体，再经加倍获得纯合二倍体，可缩短育种年限和提高获得纯合材料的效率，从而应用于新品种培育。

（3）生物技术育种。随着现代生物技术发展，其应用于新品种育种领域不断扩大。生物技术育种主要包括转基因技术育种、细胞杂交育种、花药与花粉培养育种、分子标记辅助育种等。由于中药材十分强调安全性，其生物技术育种要十分审慎。

（五）品种比较试验

品种比较试验是将选育的附子优良新品系与对照品种（主栽品种）进行的比较试验。田块要求土壤肥力均匀、平展、规整，新品系数量安排适当，按随机区组排列、三次重复进行试验设计。严格试验管理，减少试验误差。试验中对丰产性、品质性状和抗逆性状进行统计分析，评价出比对照优良的新品系。各品系通常应参加2～3年的品种比较试验。

（六）区域试验和生产试验

区域试验是在附子道地产区或主要栽培区安排的多点品种比较试验，通常5个点以上。一般由省级或部级农业管理部门组织或安排。通过区域试验，进一步客观鉴定新品系的主要特征、特性和适宜推广区域，选育出优良品种。

生产试验是在附子主栽区域内和较大的面积（大于667m^2）条件下，对优异的品种进行进一步的试验鉴定。试验条件和栽培管理水平尽量接近大田生产条件和水平。

（七）品种审批

根据农业部和各省（市）农业主管部门的要求，所有大面积推广应用的农作物（包括中药材）新品种，均需要通过省级及以上农作物品种审定委员会的品种审定。因此，对在区域试验和生产试验中表现优异的新品种，经省级或农业部农作物品种审定委员会审定合格并批准、定名后方可推广应用。

（八）品种更换、更新

附子新品种在推广应用一定年限后，由于品种退化、抗逆性（抗病虫性）下降、品种混杂等造成品种产量和品质下降，加之市场需求变化、新品种的推出等因素，附子新品种推广应用一定时间后，需要对其进行更换和更新。主要方式是通过培育新的附子优良品种、或对原有品种进行改良或提纯复壮进行。

（九）附子新品种的培养研究进展

1000多年的栽培历史，其栽培品种最初都是来源野生的乌头附子在四川江油已经有种质资源。由于其野生种源来源的多样性和栽培过程中的不断串换，生产上所使用的附子品种形成了不同的类型，主要是叶型的差异。早期的栽培过程中，初步的品种类型选择一直在进行。现代意义的附子新品种培养工作开始于20世纪五六十年代，科研单位对川附子种质资源和品种选择进行较为系统和全面的观察和试验，通过对江油附子栽培品种来源进行调查，发现种质类型众多，品种较为混杂，产品质量差异较大。主要类型包括南瓜叶、鹅掌叶、大花叶、小花叶、莓叶子、油叶子和冒氏苗等种内变异类型。对品种中不同的变异类型进行了初步筛选和比较试验，从中选择出了川药1号（南瓜叶型）、川药5号（油叶子，又名艾叶型）和川药6号（莓叶子型）用于生产。随后的附子育种工作又暂缓下来。直到2000年后，附子新品种选育工作才系统开展起来。研究人员在西南地区的四川、重庆、陕西、湖南、湖北、云南等省（市）广泛收集栽培和野生附子种质资源80余份，建立了较系统的附子种质资源圃。在此基础上，利用形态和现代生物技术方法从中鉴定出260多种种质分化类型，利用多学科综合方法开展系统的优良种质类型评价，从中筛选出30余份在产量、抗性、内含物品质、加工品质等性状表现优良的遗传种质材料，为附子新品种培育奠定了良好基础。2006年，四川省科技厅在“十一五”农作物育种攻关计划中新增加了中药材新种专项，“川附子新品种培育”被列入了第一批中药材育种品种。采用系统选育方法，通过品系比较、品种试验、多点试验、生产试验等程序，分别培育出附子优良新品种“川附2号”、“中附1号”和“中附2号”三个品种，于2009年通过了四川省农作物品种审定委员会审定。“十二五”期间，四川省继续将附子的新品种选育列入了农作物育种攻关计划，相关科研单位继续承担并开展附子的新品种选育工作，新的附子优良品种将会被选育并应用于生产。

二、附子优良品种繁育

（一）附子良种繁育原则

1. 建立统一的附子良种繁育与供应体系，确保附子良种繁育的质量稳定和质量控制。由于专门的组织机构或企业统一承担附子良种繁育，提高了附子种植区的使用良种的水平和质量控制水平，减少附子自由繁育与串换带来的良种混杂与品种退化影响。

2. 建立附子良种原原种繁育、原种繁育和商品良种繁育的三级繁育机制，确保附子良种的持续、稳定使用与种性保持。附子三级良种繁育体系由科研单位或专业良种繁育公司承担，原原种繁育为原种繁育提供种源、原种繁育为商品良种繁育提供种源，能有效保证不同级别良种质量，又能节约良种繁育成本，提高良种繁育效率和效益。

3. 建立和完善附子良种繁育技术和质量监督与保障体系，确保附子良种在繁育过程中的种子质量的有效性和良种优良品种特性的持续性。在附子三级良种繁育体系的每一级均要设立质量监督与检测环节，以保证繁育良种的品种特性和品种纯度。

4. 建立附子良种快速繁育的机制体系和与生产规模相适应的繁育规模，确保良种的迅速大量推广并提供生产所需种根数量。

5. 建立健全附子良种提纯复壮的机制和体系，为生产使用良种提供种性和纯度上的保证。附子良种在推广使用一定时间后，都会因种种因素影响而导致其种性和纯度的下降，建立提纯复壮制度具有重要作用。

（二）附子良种繁育的方法

1. 品种提纯复壮

附子在长期种苗繁育和生产过程中，由于受机械混杂、生物学混杂、遗传变异和不当的人为选择等因素影响，造成一定程度的附子良种混杂和退化，因此应加强附子品种的提纯复壮工作。一般程序为：选择附子优良单株，进行株行比较鉴定；选择优良株行，进行株系比较试验；优系混合，生产提纯原种。

（1）单株选择。将需要提纯复壮的附子品种集中种植在选择圃。对照原品种特点，选择植株健壮、丰产性好、抗病力强、生育期适当、不倒伏、子根大、产量高的典型优良单株，分别收获、挂牌、贮藏，提供第二年鉴定。

（2）株行鉴定。将上年入选的附子单株种于株行圃，进行比较鉴定。每株种一行，密度适中，田间管理均匀。重点观察记载植株的生长势、典型性、整齐性、丰产性等。最后决选收获优良株系，淘汰杂、劣株系。

（3）株系比较。将上年入选的附子株行各成为一个单系，种于株系圃，每系一区，对其典型性、丰产性、适应性、抗病性等进一步比较试验。对表现优良的附子株系进行入选收获。

（4）混系繁殖。将上年决选的株系混合种于原种圃，扩大繁殖，成为提纯后的附子原种，进一步繁殖后为生产提供良种。

2. 组织培养

为了加快附子良种的繁育速度和减少种子带病，可通过组织培养方式快速繁育附子良种。其方法是首选建立和优化附子组织培养的方法体系，然后将需要快繁的附子种植出苗，选择幼苗嫩芽或嫩叶作为繁殖体，通过培养、加代、生根、寄代、移栽等过程，最终快速培养出组培快繁附子苗，移栽后收获附子种子，扩大良种繁育。

3. 品种防杂保纯

附子品种的防杂保纯是较为复杂的问题，技术性强、时间连续长，涉及良种繁育的各个环节。根据品种混杂退化的原因，应切实做好以下几项工作：一是建立严格的附子种子繁育规则，防止人为的机械混杂。二是采用隔离措施严防生物学混杂。三是进行去杂去劣和选择。四是用原种定期更新繁殖区的普通种子。通过建立健全技术保障措施，将会有效地确保附子品种的防杂保纯。

（三）附子良种繁育技术要求

新选育的附子新品种和经提纯复壮的附子良种，在进行良种繁育时应制定完整的技术标准体系，确保良种繁育的质量水平。附子良种繁育的技术要求总体如下。

1. 建立统一的附子良种繁育与供应体系。组织和成立由政府管理部门（地方农业局、药检局等）组织协调和质量监督、专门组织机构（良种公司、专业合作社等）具体承担良种繁育和良种供应的组织体系。确保山区的附子良种繁育和产区的良种供应有组织、有序进行，克服无序混乱对附子良种质量下降和种性退化的影响。

2. 制定统一的附子良种繁育的技术规范体系，包括良种种子选用、整地、栽种、施肥、管理、收获、检验、贮藏运输等各环节。从技术上保证附子良种繁育达到质量要求。

3. 用于繁育的附子原种每年均要进行严格的品种特性鉴定和纯度鉴定，一般由经验的专业技术人员承担，并且不定期请品种培育专家鉴定。如果发现用于繁育的原种出现品性退化，应及时用育种单位的原原种替换或用经提纯复壮后的原种替换。

4. 附子良种繁育基地宜建在海拔 800～1200m 以上的山区，年均气温 14℃～16℃，年降雨量 1050～1260mm。土壤微酸性至微碱性的紫色油沙土或黄沙泥土。每 3 年轮作一次。加强管理、以有机肥为主，不施农药，提高繁育的附子种根的个体、均匀度，减少病原菌携带。

5. 加强附子良种繁育的采收与贮运管理，尽量减少附子种根栽培前的贮藏时间，一般种要采收至栽培时间控制在15天左右为宜。采收后，首先应进行附子种根的挑选，尽量选择单个种根10g左右为佳，种根过大造成种子成本高、浪费，种根过小影响产量。贮运过程中避免碰伤、腐烂，保持通透、避免过分失水。

第六节　附子栽培技术

宋代《附子记》已经详细记载了江油附子成熟的栽培技术，传承至今。特以江油附子栽培技术为例详述。

栽种附子多选择土层深厚、疏松、肥沃、排水良好的紫红泥、油沙土、白土、沙土或黄泥土，以紫红泥和油沙土最好。忌连作：轮作以水稻、玉米作前茬为好。一般选3年内未种过附子的水稻田为宜。

一、附子种根培育

（一）附子种根培育原则

附子种根繁育的目的是提供满足附子栽培生产需要的种根，其种根培育的原则应包括繁育地点能充分满足附子生长发育的自然生态环境，种植田块能提供附子良好生长的良好土壤，栽培管理技术能确保附子良好的生长发育并产出个头大、产量高的子根，严格规范的管理措施确保繁育种根的高品性、高质量、高纯度、高出苗与高生长势，适当的繁育规模确保繁育种根能充分满足附子栽培生长所需要的种根数量要求。

（二）附子种根培育

1. 整地

种根栽种前作深翻土地，翻地深度25～30cm。整碎土块，整平地面，使土壤疏松、细碎、平整，同时清除大石块、杂草，等待施入基肥。开厢（有坡度时应垂直于坡面开厢）厢宽 200cm，沟深 20cm，沟宽 30cm。

2. 基肥的使用

基肥制作每 667m^2 用草木灰 800kg、草皮土 800kg、人畜粪水 1000kg 或用草皮土 1600kg，牲畜圈粪 1000kg 等拌匀成堆，发酵腐熟后待用。

基肥施用根据土壤肥力情况，每 667m^2 用基肥 1600～2600kg，均匀撒入整细的厢面地表，再用锄头翻整欠入土内。

3. 栽种

（1）繁殖方法

通常采用乌头块根进行无性繁殖。

（2）栽种时间

附子种根的最佳栽种期为 11 月中旬至 12 月中旬。

（3）种植密度及种根用量

一般密度为行距 8cm～10cm×8cm～10cm，每 667m^2 用种量 5 万～6 万个。

（4）种根的准备

作繁育用的种根是通过选用栽培附子的种根后留下的较小的二级种根，通常应选用 5～10g/个的子块根（大小 10g 的块根已作为栽培种根）、色泽新鲜、无损伤的块根作为种根繁育的繁殖材料。霉烂、缺芽、无底根以及伤痕的种根不能作为繁殖材料。

种根贮藏：种根采收后贮藏时间一般不要超过 10 天，贮藏期间应堆放在阴凉、干燥、通风处。用药剂处理过的种根原则上应当天栽完。

（5）栽种

用窄叶锄等工具沿厢面方向，按株行距各 10cm×15cm 开穴，穴深约 7～8cm，每穴栽种 1 个。栽种时应将种根垂直插入窝中，将芽头向上。栽种的深度以块根脱落痕与穴面齐平为宜。每隔 7～10 窝，还应在穴外多栽 1～2 个块根，供补苗用。栽好种根后，用铁耙将厢沟中的泥土钩出覆盖于厢面，厚度约为5cm。

（三）田间管理

1. 清沟补苗

种根栽种后，在幼苗出土前，将厢上的大土块钩入沟内，整细后再培于厢面，并将沟底铲平。

在3月上、中旬幼苗全部出土后及时补苗，拔除病株并烧毁，用备用苗补齐缺株。

2. 除草

4～6月气温回升后，种根繁育田块容易生长杂草，应及时除草，以免影响植株的生长发育，每月至少需除草1次。禁止使用除草剂。

3. 施肥

追肥时间第一次在3月中、下旬，第二次在立夏前后。每次每667m^2施清粪水2000kg。

4. 去杂

在乌头旺盛生长期和开花期间，进行去杂、去劣、去病，选优留种，以防止品种混杂退化。

5. 田间检查

种根采挖前，质检人员要到种根圃对混杂情况、种性退化情况和病虫害发生情况进行检查，检查不合格的田块，不得采挖用作种根。

6. 病虫害防治

由于附子种源基地位于海拔较高的地区，一般无病虫害发生。如果有病害发生时，应按DB51/337规定使用农药。

（四）种根采收

1. 种根采收

种根采收期为栽种后次年10月下旬至11月下旬，在采挖前除去病株和田间杂草。采挖时注意不得伤到块根，保证块根全数挖出、个体完好无缺。采挖取下子块根去掉多余须根，留好底根。

2. 种根挑选分级

对采挖的种根按照标准进行挑选，选择新鲜，无损伤、焦疤、水旋、霉烂、缺芽的块根做种根，无底根的不能做种，按照大小将之分为二级：一级：10～20g/个的子块根；二级：5～10g/个的子块根。其中二级块根作为种苗圃的繁殖材料繁殖种根，一级块根作为附子的种根生产附子。

（五）种根包装运输贮存

1. 种根包装

包装时将附子种根装入编织网袋内，然后过秤，定量装袋。扎口缝合扎紧扣牢，便于搬运。包装后立即挂上合格证，应注明品名、规格、批号、数量、产地、包装日期。

2. 种根运输

将包装好的附子种根及时组织运输，堆码时间过长易发烧伤害种根，用汽车按生产批号次序分批组织运输。运输时批量以3至5吨为宜，运输量太大装运堆码过高易损伤种根。及时填写运输记录，内容包括种根批号、规格、装车数量、运输日期。

3. 种根贮藏

栽种前，种根应存放在通风阴凉干燥的室内，袋子平放，避免堆放而发热引起腐烂。

二、选地整地

1. 选地

附子应选择土层深厚、疏松、肥沃、排水良好、富含腐殖质的中性、微酸性、微碱性壤土，水稻田至少前1年内没种过附子、旱地前3年内没种过附子的地块，前作不是白绢病的寄主植物（如花生、芝麻、洋姜、白术、马铃薯、红薯等）为宜，前作以水稻最好，其次是玉米。选好地后及时除去田间杂草和异物。

2. 整地

附子栽种地前作收获后，应耕地一次，耕地深度25～30cm。如前茬作物是水稻，应放干水田，于9月下旬耕田，使土壤充分炕干、腐熟，以增加肥力，减少病虫害。耕后清除地块中的石块、杂草等，然后施入基肥（农家肥），耙地一次。再从第一次耕地垂直的方向再耕地一次，整碎土块，整平地面，使土壤疏松、细碎、平整。

3. 踩厢（亦称“踩畦”）

按照厢宽90cm的标准做两个标尺杆，并将绳索系在标尺杆上。两端各站一人拉直绳索，按照标准将标尺杆插在田埂边，两人相对沿着绳子两侧直线踩至中心，踩后便形成一条宽约20cm的厢沟。踩完一厢后就移动绳索踩第二厢，直至踩完全田为止。踩厢是使厢边土壤紧实，以免理厢沟后及生长期塌厢，便于后期附子修根操作，作厢沟有利于附子栽培地干旱时灌溉及雨季内涝时排水。

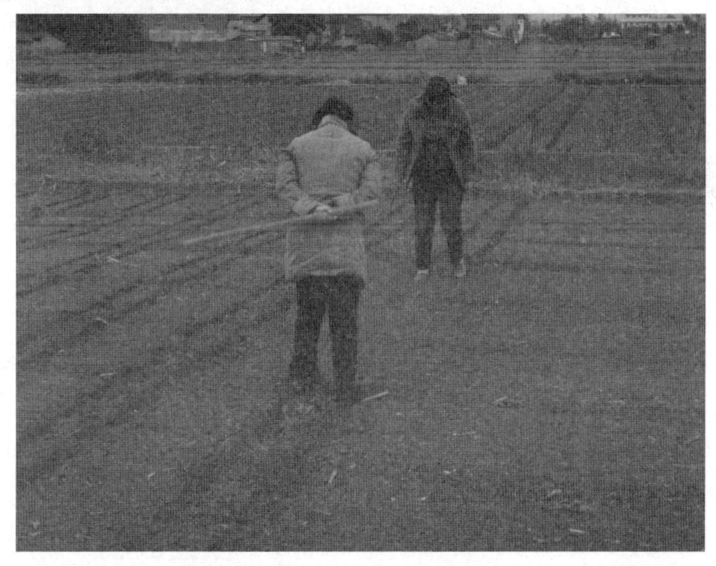

附子栽培产区整地各有不同，四川江油、安县及陕西城固

部分在附子栽培地整地后进行踩厢，其他产地多不进行踩厢栽培。如遇大雨，土块板结，需在栽前再耙一次，力求土块细碎。不能选择质地黏重的土壤。

三、基肥施用

附子栽培基肥使用农家肥中的堆肥为主，是一种就地取材就地堆制的有机肥料。

（一）农家肥无害化处理

将农作生产中的大量生物物质、动植物残体、排泄物、生物废料等切碎或捣碎拌加一定量的生石灰及敌百虫（美曲膦脂）进行覆盖堆积20～30天充分腐熟，杀灭寄生虫卵、大肠杆菌及其他病源、虫源；对环境卫生无害，即不滋生和引集蚊、蝇和杂草种子等有害生物。

（二）基肥施用方法及数量

农家肥最适宜做基肥，在翻地前均匀撒施于地表，通过翻地使肥料融入土壤中，农家肥可改良土壤耕层结构和供肥能力，一般用量为2000～3000kg/亩。

四、种根选择及处理

（一）选择种根

附子种根（产地习称“乌药”）精选色泽新鲜，无缺芽、焦疤、水旋、霉烂，须根齐全的种根。按照大小将之分为二级：一级：50～100个/kg；二级：101～200个/kg。其中二级块根作为种苗圃的繁殖材料繁殖种根，一级种根作为附子大田生产栽培的附子。

（二）种根处理

选择好种根后，用乙膦铝200倍液或50%的多菌灵可湿性粉剂800倍液浸泡30分钟，或用40%的福美双500倍液加尿素0.5kg浸泡3小时消毒，浸泡时液面略超过种根1cm左右。取出滴干水分，及时栽种。

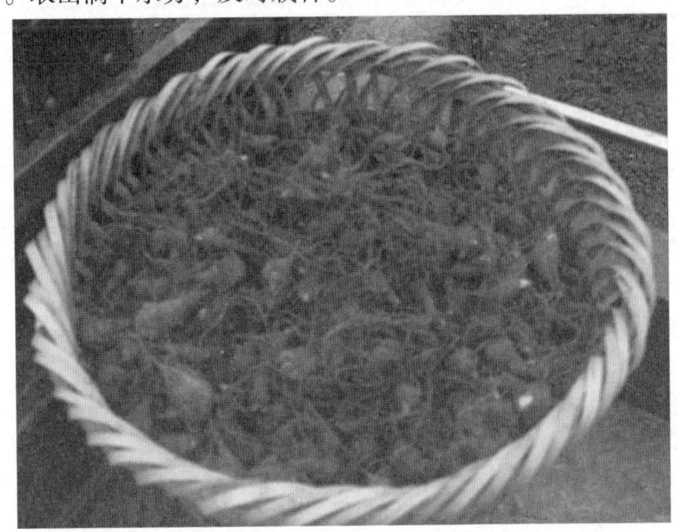

五、栽种

（一）栽种时间

附子栽培时间各主产区差异不大，大多都在每年 11 月

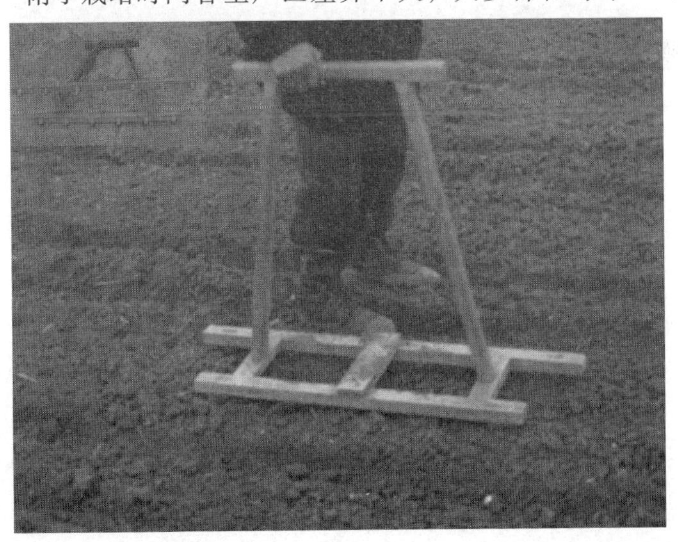

到12月间，高山产区在当地冻土前进行栽培。低山及平坝产区栽种期为11月中旬至12月中旬。栽种时间不能过早或过迟，过早气温高当年容易发芽出幼苗，幼苗难以抵御后期的低温，造成幼苗冻死，造成种根储存营养在越冬前被大量消耗，影响后期生长；过晚附子栽培后地下温度过低，须根无法在当年扎土生根，不利于来年开春后根部迅速吸收养分供植株快速生长。经多年实践证明，四川江油附子的最佳栽培时间在每年12月上半个月。一般选晴天或阴天，雨天不宜栽种。

（二）栽种方法

1. 打窝

在做好的厢面上用木制印耙子打窝，窝深7～8cm，开成两错行，行距与株距为17cm～20cm×15cm～18cm。

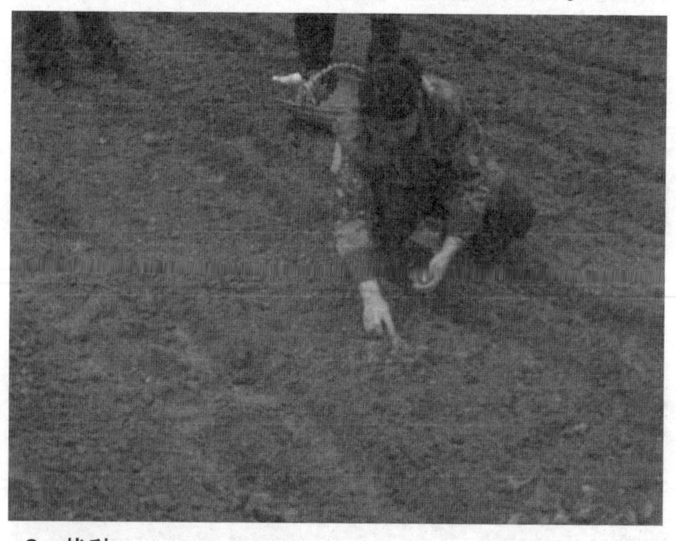

2. 栽种

打窝后，将处理好的种根垂直插入窝中，每窝栽1个，将芽头向上，不能倒置，以免影响出苗。栽种的深度以种根脱落痕与穴面齐平为宜。栽种时种根脱落痕一侧朝向厢中心，这样便于以后修根，因为脱落痕一侧一般不会形成新的子根。每隔7～10株，还应在穴外多栽2个种根，供补苗用。

一般作厢进行栽培的每亩栽种10000～13000株，不作厢直接打窝进行散载的每亩可载15000株以上。

3. 覆土

附子栽好后用锄头将沟里的泥土提到厢面覆盖于厢面附子种根上，厚约5cm，做成高厢。将厢面做成龟背形以防止厢面积水，并将沟边的土壤拓实，力求平整、通畅、防止沟内积水并避免以后雨水冲刷引起垮厢。

附子栽培完工后，平坝地区易产生内涝的地块应在田埂边缘开缺口，保证排灌通道畅通。栽种后覆土必须将种根悉数覆严，避免附子芽头受冻坏死。

六、套种

附子栽培地适宜套种高茎作物，改善附子生长后期光照条件，提高土地复种指数，增加种植经济效益。

（一）套种作物选择

附子喜较凉爽、湿润、光照充足的环境。高温强光不利其生长，因此在附子生长后期需套种高秆作物用以遮荫，在低海拔地区主要用玉米作为套种作物。

（二）套种时间

1. 育苗移栽

玉米育苗时间为3月中下旬，移栽时间一般在3月下旬至4月上旬。

2. 直播

玉米直播时间为3月下旬至4月上旬。

（三）套种方法

1. 育苗移栽方法

玉米育苗根据苗用量的大小决定育苗的多少及育苗时肥料

的用量，一般育苗的量为实际需要量的130% ~140%；育苗时肥料用量一般为（$10m^2$ 所需的肥料）：尿素0.2kg，过磷酸钙1.0kg。具体操作方法为：将土精细整理，然后将上述肥料按照相应的比例施入，然后将其与土壤混合均匀，再泼施清粪水，将玉米种子摆放于厢面上，然后用细土覆盖加盖薄膜保温，待玉米出苗至二叶一心时将薄膜两头揭开炼苗，3 ~5 天后移栽。玉米栽种时，在每两厢附子相临厢面的一侧各种植一行玉米，窝距约50cm。

2. 直播方法

玉米直播在每两厢附子相临厢面一侧各播种一行种子，3 ~5 粒/窝，窝距约50cm，到玉米苗高约10cm 时每窝保留一株健壮玉米，其余拔掉。

玉米移栽时要带土移栽，不能伤及根系，同时不能对附子造成损害。采挖附子时不能伤及玉米。

七、查窝补苗

（一）查窝补苗时间

在每年2月中旬至2月下旬附子幼苗出齐后。

（二）查窝补苗方法

附子幼苗出齐后检查有无缺窝或病株，如有缺窝应及时补苗，如发现病株，应拔除病株进行补苗。补苗宜早不宜迟。

附子补苗时使用栽种时在窝外多栽预留的种苗，应带土补栽，不能伤根伤苗，选择生长良好的植株，单穴单苗浅栽，需栽直、栽稳，移栽至少一周后才能追肥，补苗后及时对补苗窝进行灌水，淋灌至窝周20cm 土壤湿润为宜。

八、中耕除草

（一）除草时间及方法

出苗前，根据实际情况半个月或一个月左右除草一次。出苗后到采收时（3 月中旬至 7 月上旬），温度高、湿度大，杂草最容易滋生，每月需除草 1 次 ~3 次。除草时一般用锄头，也可直接用手拔除杂草，除草时需把杂草根茎一齐除掉，最后将清除的杂草拣出田外，集中销毁。除草时不得使用任何类型的除草剂除草。

（二）中耕方法

中耕与除草同时进行，即除草时在附子株行间松土，松土深度为 3 ~5cm，不宜过深，以免伤及附子子根。

附子中耕除草应选择晴天或阴天进行，应除去地中的杂草及附子病株、附子弱株，带出田间的病株要集中销毁或深埋，不得随处堆放，不能伤及附子的地上部分与地下部分。

九、追肥施用

（一）追肥施用前的准备

在每次追肥前配备好肥料，选择晴天或阴天进行施肥，施肥之前进行中耕除草，除去田间杂草。

（二）追肥时间、肥料种类、用量及施肥方法

附子生产实行施足农家基肥为主、化学肥料追肥为辅的原则。追肥主要分为三个时期。

第一次追肥：称为提苗肥，附子栽后 3 个月左右出苗、补苗后 10 天左右（2 月下旬至 3 月上旬），母根两侧已旁生子根，能迅速地从土壤中吸收养分，此期为第一次施肥时间，即提苗肥。施用方法为：每亩施尿素 7.5kg，将尿素溶于 1500 ~2000kg 清水或清粪水中后均匀施入每厢两行植株之间的中心位置，施后进行覆土。

第二次追肥：第一次修根后 7 天左右（4 月上旬至 4 月中旬），附子子根已生长到一定程度，进行第一次修根后实施一次根外追肥，促进子根快速生长。其施用方法为：在厢面每隔 2 株刨穴 1 个，在穴内放入适量复合肥（用含氮、磷、钾一定

比例化学肥料配制的附子专用肥）后覆土盖好即可。每亩施用复合肥约25kg。

第三次追肥：壮根肥，第一次修根后一个月左右要进行第二次修根。立夏前后，正值块根增重最迅速的时期，直接影响附子的产量和质量，此时应及时追肥一次，时间在第二次修根后7天左右，施肥方法与第二次相同，但刨穴要错开位置。每亩施用复合肥约25kg。

每次施肥后都要覆土盖穴，并将沟内的土提到厢面，使之成龟背形以防厢面积水。

附子第一和二次追肥氮素肥料不宜使用过多，以免植株地上部分徒长消耗大量营养，影响子根生长。第三次追肥时间要恰当（距附子采收期至少40天以上），不能过迟，否则会影响附子的产量和质量。

十、排灌

（一）灌溉

1. 灌溉时间

附子喜欢湿润的环境，怕干旱，整个生长期要保持土壤湿润。幼苗出土后，土壤干燥应及时灌水，以防春旱，一般半月灌溉一次。以后气温增高，土壤易干燥，如土面发白应及时适量灌水，要做到勤灌浅灌。进入雨季应停止灌溉，大雨后要及时排出田间积水，以免造成附子在高温多湿的环境下发生子根腐烂。灌溉时应选择上午太阳未升起和下午太阳下山后气温较低时段进行。

2. 灌溉方法

附子灌溉一般采用沟灌的方式，其具体方法为：平坝作厢的附子地整理好田块的水沟，让水源与附子田埂的灌溉通道相通，然后让水缓缓流入田里，以灌半沟水为宜。附子栽培地属坡地或山地的可进行喷灌或实施窝灌。

（二）排水

每次追肥后要及时清沟，雨季来临前要注意理沟，以保持排水畅通。每次灌溉后要检查田间是否积水，多雨季节要随时注意排水，切忌厢面积水。

十一、修根（习称“人工节育”）

修根是附子道地产区江油在附子栽培管理中的一大特色工序，通过两次修根去掉弱小子根，保留健壮子根，促使植株营养集中供给健壮子根生长，提高附子品质与产量，使江油附子具有个头大、品质优等特点而享誉全球。其他产区在附子栽培中基本不进行修根。

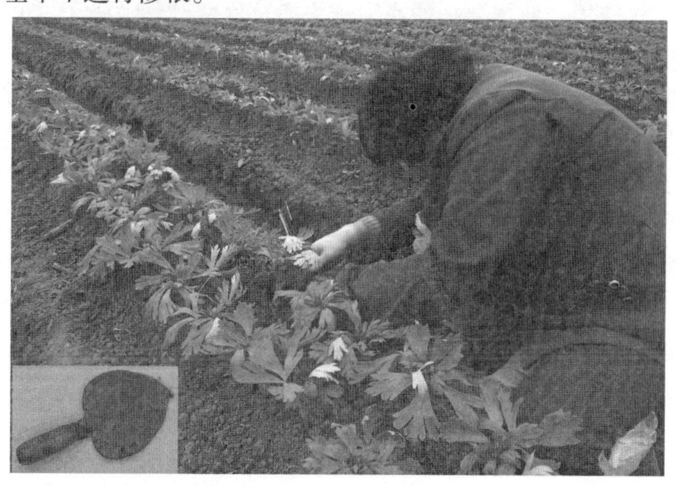

（一）修根前的准备

根据附子田间植株生长状况，确定合适的修根时间，选择晴天或阴天进行修根。

（二）修根

1. 修根时间

第一次修根在 3 月下旬至 4 月上旬，苗高 30cm 左右时进行，此时母根已侧生小附子 2 ~ 5 个，茎干基部也萌生有小附子1～5个，直径0.5～1.5cm不等。

第二次修根在第一次修根后一个月左右，约在4月下旬至5月上旬进行。这时第一次修根保留下来的子根直径已达1.5～2.0cm，但是茎基及母块根上仍然会萌生新的小附子。

2. 修根方法

把植株附近的泥土扒开，露出子根，用手指将茎基上的小附子全部刮去，母根上的小附子只保留健壮的1～2个，附子栽培当地将保留健壮的小附子叫“留绊”。留一个的叫“秤砣绊”，留两个的叫“扁担绊”，留三个的叫“丁字绊”或“鼎锅绊”。留小附子（留绊）的位置应在植株两侧，不能留在靠厢中心的一侧，丁字绊应留两侧和靠厢沟的一侧，这样才便于第二次修根。修根要把瘦小附子去净，保留健壮大附子，并尽可能的选留粗大的圆锥状附子。同时去掉脚叶，只留植株地上部叶片，去脚叶要横摘，不要顺茎秆向下扯，顺秆扯伤口大，易损伤植株。

3. 修根覆土

修完第一株接着修第二株，第二株扒出的泥土就覆盖第一株，如此循环下去。

附子修根刨土时切忌刨得过深伤及植株根部造成倒伏，影响植株发育，甚至引起死亡。每次修根后，厢面仍然要保持弓背形，以利于排水。如果扒开泥土发现植株还未萌生小附子，应立即将土覆盖还原，以后再修根。

十二、摘尖掰腋芽

附子在生长中后期进行摘尖（又叫打尖、短尖）。其作用是抑制植株长得过高消耗营养，促使养分能集中于根部，利于子根发育。摘尖后植株叶腋间最易出生腋芽，应及早掰去，以免徒长消耗养分。

（一）摘尖

1. 摘尖时间

在第一次修根后约10天左右，一般要进行3～5次才能将顶芽摘去，每隔10～15天一次。

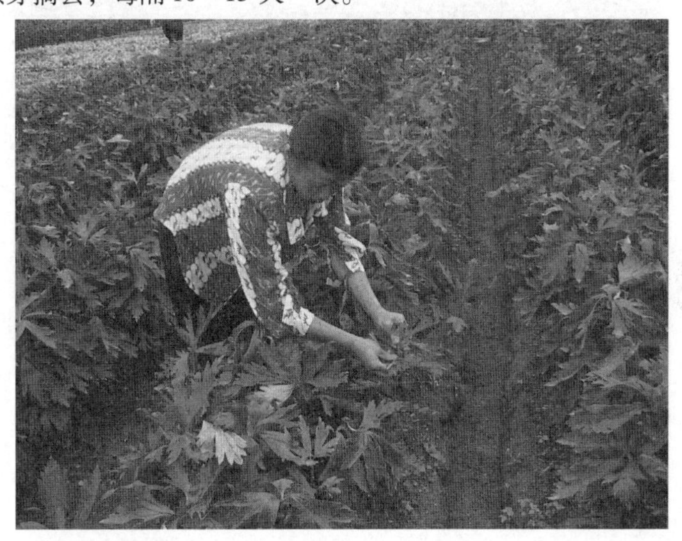

2. 摘尖方法

用铁签或竹签将茎的顶端挑去，摘尖时植株一般保留叶片9～10片。整块地植株要做到高矮基本一致。

（二）掰腋芽

1. 掰腋芽时间

摘尖后植株叶腋间最易发生腋芽，应及早掰去，以免腋芽徒长耗养分。掰腋芽一般在摘尖后7天左右开始，要掰早，掰小，随时发现随时掰，每周一般掰腋芽1～2次，以掰尽为止。

2. 掰腋芽方法

用手将新发出的腋芽齐腋芽基部掰掉。

附子摘尖、掰腋芽要注意保护植株避免损伤茎叶。

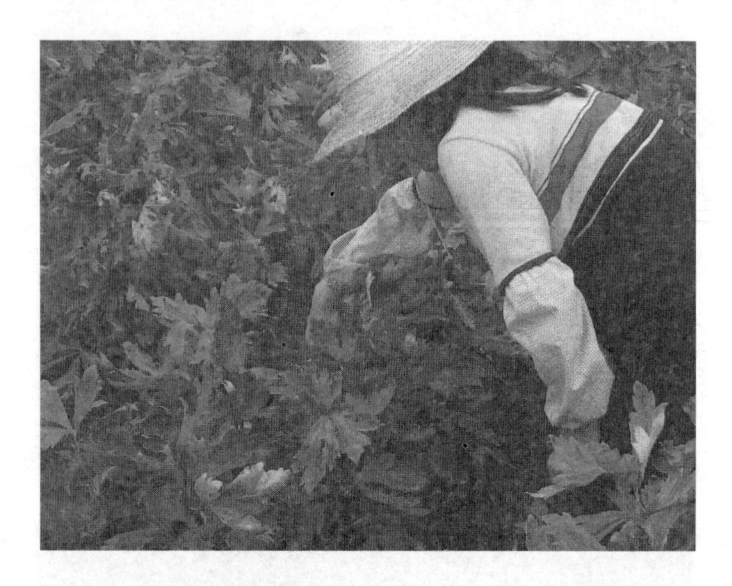

十三、病虫害防治

（一）病害

1. 白绢病

（1）病原物。齐整小核菌（Sclerotium rolfsii）属半知菌亚门，无孢目。菌丝白色，有绢丝状光泽，在基物上呈羽毛状辐射状扩散，有隔膜，在寄主表面形成菌核，球形，椭圆形，直径0.5～1.0mm，大的3mm，平滑有光泽，初白色后变棕褐色，内部灰白色，多角形细胞构成，表面的细胞色深而小，且不规则。偶尔在潮湿条件下病斑边缘产生担孢子，但在病害浸染循环中不起作用。

（2）危害症状。主要危害附子茎与母根交界处的部位，病部呈水渍状黄褐色至黑褐色腐烂，上长白色绢状菌丝体，多数呈辐射状，边缘尤为明显。同时菌丝上还结生许多油菜子状红褐色菌丝。发病时根茎部逐渐腐烂，初期叶片正常；随着腐烂加剧，晴天中午前后叶片萎蔫下垂，严重时地上部分倒伏，叶片青枯，最后枯死，但茎不折断，母根仍与茎连在一起。严重时病株周围的土面也可见到菌丝体和黑褐色似油菜子大小的菌核。

（3）发生规律。带菌土壤、带菌种根、病株残余组织中的菌核或菌丝体为其初浸染源。菌核产生菌丝体直接侵入寄主，如茎基及母根有伤口则更有利于病菌的侵入，田间出现病株后，菌丝沿着土隙裂缝或地面蔓延为害邻近植株。病菌也可通过水流及耕作而传播。白绢病在高温季节、植株生长郁闭潮湿以及疏松砂质通气良好的土壤条件下发病最重。江油 4 月下旬或 5 月上旬土温在 18℃ 以上开始发病，6 月至 7 月气温 24℃ ~27℃，地温 29.5℃ 左右，天气时晴时雨，近土面干干湿湿，适宜于病害的发生发展，进入发病盛期，发病较高的年份或田块可造成 20% ~30% 的减产，7 月随着附子的采收可适当避过发病高峰期。

（4）防治方法。采用综合防治的方法进行防治，从作物病、虫、草等整个生态系统出发，综合应用农业、物理、生物和化学防治措施，创造不利于病、虫、草害孳生和有利于各类天敌繁衍的环境条件，保持农药生态系统的平衡和生物多样化，减少各类病、虫、草害的发生和降低病、虫、草害所造成的损失，以最少的用药量最有效地控制有害生物，获得最大的经济效益、社会效益、生态效益和环境效益。

①农业防治方法

轮作：合理轮作，水稻田前 1 年内没种过附子、旱地前 2 年内没种过附子的地块，前作不是白绢病的寄主植物（如花生、芝麻、洋姜、白术、马铃薯、红薯等）为宜，前作以水稻最好，其次是玉米。

土壤处理：在栽前或栽植时沟施石灰处理土壤，每亩施用 10kg 左右，适量施用石灰（限制 pH 在 7 左右）可以减轻发病，即在栽种前或栽种时将 10kg 石灰均匀沟施，然后覆土 5cm；或土壤使用草木灰可限制土壤过酸，减轻危害。

选用健壮无病种栽：在栽种前对种根进行检验，选择健壮无病的种根。

注意田园、工具卫生：消除病残附子和杂草，以减少侵染源，减少病区的土壤、流水、农具沾带病菌传播。

②化学防治方法

种根药剂处理：栽种前将质量合格的种茎用50%的多菌灵可湿性粉剂800倍液浸泡30分钟，取出晾干栽种；或用40%的福美双500倍液加尿素0.5kg浸泡3小时消毒。

生长期防治：发病初期或发病前期喷施50%的多菌灵可湿性粉剂800倍液，每隔10天喷施一次，连续喷施三次。发现病株，带土移出销毁，病穴及周围撒施石灰粉消毒，然后将50%的多菌灵可湿性粉剂800倍液浇灌四周植株，或用甲基托布津800倍液浇灌植物四周。最后施药时间距离采收期不得少于30天。

③生物防治方法。应用哈慈木霉的重寄生作用，制成木酶麸皮生物制品，在栽种前或病害发生初期施入土壤，可以有效地防治白绢病。其方法为将制备好的木霉麸皮制剂混合均匀后，按20g/m^{2}的施用量在附子栽种前施入土壤，然后用锄头将其与表层土壤（7cm左右）混合均匀，然后再栽种；或在附子第二次修根时将其均匀撒施在植株周围，均能起到良好的防治作用。

2. 霜霉病

（1）病原物。乌头霜真菌（*Peronospora aconiti*）属鞭毛菌亚门，霜霉目。菌丝密生于叶背，灰色或灰紫色。孢囊梗自气孔伸出，单生或丛生（1根~5根），无色，主梗占全长的3/5~2/3，基部常膨大，顶端叉状分支3~6回，常呈直角，稍弯曲或直，长4~18m。孢子囊椭圆形或柠檬型、卵型或亚球型，近无色至淡褐色，少数有乳头状突起。藏卵器生于病叶组织内，亚球型、卵型或不整形，平滑。卵孢子球型，淡黄褐色，平滑，单生，直径22.4~37.8m。卵孢子壁很厚，2.84~5.04mm。

（2）危害症状。霜霉病是苗期较为普遍而严重的病害，一般发病率为3%～30%，最高可达80%，严重影响附子和种根的产量。其症状随附子生长时期不同而表现不同。带菌乌头长出的幼苗，叶片表现为灰绿色反卷，叶片狭小、变厚，直立，叶背生灰紫色霜状霉层，俗称“灰苗”，病苗叶片由下向上逐渐变灰，重病苗最后变褐枯死，造成缺株。成株期顶部当年感染的幼嫩叶片，局部褪绿变黄白色，长达20cm以上，俗称“白尖”，叶片最初呈油浸状病斑，渐渐变成淡黄色，随后变成紫红色，病斑因受叶脉限制，叶片表现扭曲，中脉变褐，叶背亦生紫色霜霉。发生严重的植株断尖后，病株茎秆破裂，最后枯死。结生的乌头小而产量低。

（3）发生规律。病株母根结生的小乌头下种后产生灰苗，因此种根带菌的情况（即是初侵染源的多少），对再侵染起关键作用，枯死叶片产生的卵孢子也可成为病害的浸染源。通常3月上旬幼苗开始发病，4月上旬平均气温在16.4℃～16.8℃，相对湿度82.4%，孢子囊借风雨传播，田间出现再次浸染。5月上、中旬气温达到19.3℃～21.3℃，相对湿度81%～85.5%时，再次侵染达高峰。以后气温升高到24℃以上，叶片变老，不利于病菌的萌发侵染。因此，霜霉病在4月至5月低温多湿、时晴时雨的条件下或晚秋低温多雨季节最容易发生，病情迅速而严重。

（4）综合防治方法。采用综合防治的方法进行防治，从作物病、虫、草等整个生态系统出发，综合应用农业、物理、生物和化学防治措施，创造不利于病、虫、草害孳生和有利于各类天敌繁衍的环境条件，保持农药生态系统的平衡和生物多样化，减少各类病、虫、草害的发生和降低病虫草害所造成的损失，以最少的用药量最有效地控制有害生物，获得最大的经济效益、社会效益、生态效益和环境效益。

①农业防治方法

合理轮作：水稻田选择前1年未种植过附子的田块、旱地选择前2年未种植过附子的田块为最好，前茬作物以水稻最好，其次为玉米、甘蔗等作物。水旱轮作和刚种过玉米的地块为最好，不宜与黄瓜等植物轮作。

合理密植、科学施肥、适时排灌：使田间小气候有利于附子的生长，提高其抗病能力而不利于病害的发生。

选择健壮无病的种根：在栽种前对种根进行检验，选择健壮无病的种根。

注意田园、工具等的卫生：消除病残附子和杂草，以减少侵染源；减少病区的土壤、流水、农具及耕畜病菌传播。

在3月上旬彻底拔除种根长出的灰苗，可以减少病菌再次侵染来源，田间一旦发现病株，立即拔除并带出田块集中销毁。

②化学防治

种根处理：栽种前用40%乙膦铝200倍液浸泡30分钟，取出晾干后栽种。

生长期防治：用40%乙膦铝200倍~300倍液或1∶1∶140波尔多液3月下旬至4月上旬开始第一次喷药，每隔10天喷雾一次，连续施用3次。最后一次施要距采收期不得少于30天。

3. 根腐病

（1）病原物。主要为腐皮镰孢（*Fusarium solani*），也有尖镰孢（*F. oxysporum*），属半知菌亚门，瘤座孢目。

（2）危害症状

根下部表面初为水浸状斑，逐渐扩大，渐渐腐烂变褐色，皮层渐坏腐，严重时表现为湿腐，略有臭味。在潮湿的田间，腐烂株的茎表有白色霉状物生出，为镰刀菌的孢子，拔起病株，茎基和母根下部结生的附子小或腐烂，有的植株块根维管束亦变色，最后病株干枯死亡；在干燥环境下，块根受伤处干腐，影响水分传导，地上部分萎蔫下垂，植株干枯死亡，腐烂处茎周围留下一圈纤维组织，地下附子不腐烂，可加工成附片。植株受害初期上部植株萎蔫，叶片下垂，像被开水烫过，严重时被害植株叶片自下而上变黄褐色或红紫色枯焦，影响附子的膨大。

（3）发生规律。镰孢菌是土壤习居菌，能长期在土壤中存活。多在多雨高温季节，低洼积水处发生。道地产区一般4月下旬开始发病，5月病害缓慢扩展，修根时人为的创伤和过多的施用碱性肥料作底肥引起的烧根，易诱发病害，6月中旬气温高、湿度大，危害较重，病害扩展迅速，病害平均增长率可达到1.23%～2.78%，发病严重的年份和田块会造成30%以上的减产。

（4）综合防治方法。采用综合防治的方法进行防治，从作物病、虫、草等整个生态系统出发，综合应用农业、物理、生物和化学防治措施，创造不利于病、虫、草害孳生和有利于各类天敌繁衍的环境条件，保持农药生态系统的平衡和生物多样化，减少各类病、虫、草害的发生和降低病虫草害所造成的损失，以最少的用药量最有效地控制有害生物，获得最大的经济效益、社会效益、生态效益和环境效益。

①农业防治方法

合理轮作和选地：最好轮作2年以上，与禾本科植物轮作的效果较好。应选排水良好的砂壤土，做到雨过田干，避免田间积水。

加强田间管理：控制田间含水量，雨季及时排水，避免土壤湿度过大；修根和中耕除草时应尽量避免不必要的损伤。同时应积极防治地下害虫。

选用无病健壮种根：应选用无病健壮的种根做繁殖材料，减少初侵染源。

②化学防治方法

种根处理：栽种前将质量合格的种根用50%的多菌灵可湿性粉剂800倍液浸泡30分钟，取出晾干栽种。

生长期防治：发病初期可用50%多菌灵可湿性粉剂800倍液或甲基托布津800倍液或50%福美双500倍液或50%退

菌特可湿性粉剂600倍液加石灰15kg和尿素125g浇灌植株，每10天~15天施药一次，连续2次~3次，最后一次距离采收期至少30天。同时发现病株应及时拔除，并用50%多菌灵可湿性粉剂800倍液或50%福美双500倍液浇灌其周围植株。

（二）虫害

1. 蛀心虫

（1）危害症状。危害植株茎秆，咬坏组织，致使植株上部逐渐蔫萎下垂，称为“勾头”，严重时植株枯死。

（2）防治方法。收挖乌头时，集中茎秆烧毁；及时摘除“勾头”，集中沤肥；用90%晶体敌百虫1000倍液喷杀；用黑光灯诱杀成虫。

2. 红蚜虫

（1）危害症状。危害植株顶部嫩茎，3月下旬或4月上旬开始发生，5月和6月为虫害时期。

（2）防治方法。用40%乐果乳油800~1500倍液喷杀。

3. 银纹夜蛾

（1）危害症状。幼虫咬食叶片成为孔洞或缺刻。4月上旬发生。

（2）防治方法。用90%晶体敌百虫600~800倍液喷杀。

4. 叶蝉

（1）危害症状。危害植株叶片，受害叶片，先变红色，逐渐变紫红色，最后腐烂成黑色、焦斑而枯死；严重时全株枯死。从4月上旬起至6月下旬止，4月中旬至5月上旬为危害盛期。

（2）防治方法。用40%乐果乳油1000~2000倍液喷杀。

第七节　附子采收与产地加工

附子全国几大主产区的自然环境、气温、海拔等差异较大，采收时间前后不一致，采收方法基本相同。

一、附子采收

（一）采收前的准备

1. 采收前准备盛装附子的竹筐，容器应干净，没有油污和其他污染物等，大小以便于搬运而定。

2. 采收初加工场地为可冲洗的地板，清洁卫生、通风且有遮阳防雨的设施。

（二）采收

1. 采收时间

附子第一年的冬至节前栽种，第二年夏至后陆续（不同产区采收时间不同）采收。根据对四川绵阳（江油）、陕西汉中（城固）、四川凉山（布拖）等附子产区的气候、土壤等生态因子、栽培管理方式与附子质量的相关性进行了初步考察和分析研究。初步确定了不同产区附子适宜采收期是：四川绵阳产区在夏至至大暑（在6月下旬至7月上旬）采收，陕西汉中产区在大暑至立秋采收（7月下旬至8月上旬）采收；四川凉山产区在秋分后（9月下旬至10月上旬）采收[7]。

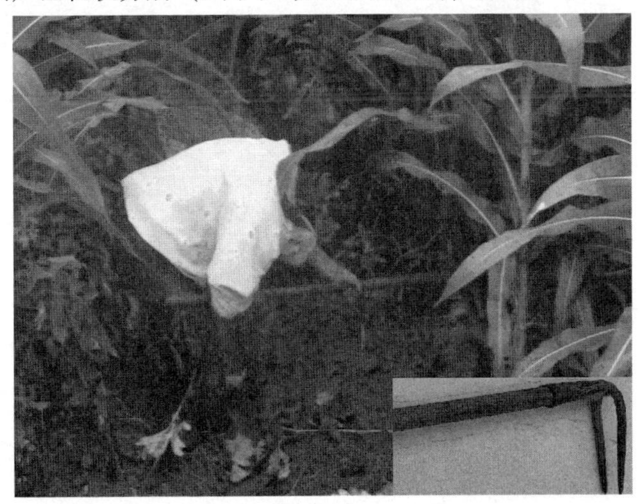

采收时间还应根据当年当地的小气候情况及附子的生长情况，因地制宜确定具体采收时间，选择晴天或阴天进行采收。

2. 采收方法

采收时先摘去基部叶片，再挖掘地下部分。采收时，用二齿耙深挖20~25cm，使附子植株地下部分全部露出土面，不得伤到附子，保证附子全数挖出、个体完好无缺，植株顺沟摆放。用手掰掉大的泥块，然后抖去泥沙，将附子掰下装进竹筐中运输至初加工场地。

同时，砍下母根，除去泥沙和须根，晒干即现行《药典》收载的“川乌”。

一般亩产鲜附子500~600kg。

一般亩产鲜川乌120~150kg。

二、鲜附子产地初加工

（一）扒去须根及泥沙

将采挖后的鲜附子，用手掰去须根，挑选除去腐烂附子及其他杂质。

（二）拣选分级

采收后除去须根及泥土的附子按等级划分进行分级。特级12个/kg、一级16个/kg、二级24个/kg、三级40个/kg，其余的为等外级。将分好等级的附子分别装入竹篓内，并在包装上贴等级标签。

（三）运输

当日内迅速将分好等级的附子按不同等级规格分别运送到附子炮制加工厂。

（四）鲜附子清洗

将分好等级的鲜附子按不同等级规格分别进行清洗至无泥沙，及时放入胆巴水溶液中浸泡保鲜，备供加工不同的附子产品所用。

生附子有大毒，属国家严格管理的二十八种毒性中药材之一[8]。在采挖完毕之后，应及时清理田地，使田块保持卫生，采收区域无遗留附子。将腐烂附子集中收集处理，不得随地乱丢乱放，以免造成环境的污染和人畜伤害事故。

参考文献

[1] 周海燕，周应群，羊勇，等．附子不同产区生态因子及栽培方式的考察与评价．中国现代中药，2010，(2)：14—18

[2] 中国药材公司．中国常用中药材//中国中药资源丛书．北京：科学出版社，1995

[3] 赵润怀，周海燕，等．“十一五”国家科技支撑计划项目：附子等乌头类药材采收、初加工、贮藏过程中共性技术研究

[4] 江油县志编撰委员会．江油县志．成都：四川工业出版社，1990

[5] 江油县志编撰委员会．江油县志．成都：四川工业出版社，1990

[6] 江油县志编撰委员会．江油县志．成都：四川工业出版社，1990

[7] 赵润怀，周海燕，等．“十一五”国家科技支撑计划项目：附子等乌头类药材采收、初加工、贮藏过程中共性技术研究

[8] 医疗用毒性药品管理办法．1988 年 12 月 27 日（中华人民共和国国务院令第 23 号）

第五章　附子的炮制研究

第一节　附子的药用历史与饮片规格

一、附子的品种本草考证

附子的原植物为毛茛科植物乌头属植物乌头 *Aconitum carmichaelii* Debx.。从植物发育来源上说，川乌是母根，附子是子根，实质上是植株上一个具有膨大主根的更新芽，连接母株的“桥”则是腋芽第一节间所形成的一种特殊的地下茎[1]。乌头属植物在全世界约有 350 种，包含乌头亚属（*Subgen. Aconitum*）、牛扁亚属（*Subgen. Paraconitum*）和露蕊乌头亚属（*Subgen. Gymnaconitum*）三个亚属。我国的乌头属植物约有 170 种。其中供药用的品种达 50 余种。以乌头属的乌头（*A. carmichaeli* Debx.）分布最广，自川藏高原东缘起向东至长江中、下游及珠江流域上游各省区的丘陵地区，从江苏向北经过山东到辽宁南部，主要分布省份包括了辽宁、陕西、甘肃、河南、山东、安徽、江苏、浙江、江西、湖北、湖南、广东、广西、四川、贵州、云南等。

从最早记录附子名称的《范子计然·卷下》即记载附子“出蜀武都”，其后《名医别录》、《证类本草》载“附子生犍为山谷及广汉”，《本草蒙筌》载“附子……种莳川蜀”，《本草崇原》载“附子以蜀地绵州出者良……绵州领县八，唯彰明出附子”，清《彰明县志》将附子列为贡品，称“贡附”；苏颂《本草图经》描述其植物形态“其苗高三四尺，茎作四棱，叶如艾，花紫碧色作穗，实小如桑椹，紫黑色”，与其相印证的有《附子记》“其茎类野艾而泽，其叶类地麻而厚，其花紫叶黄，长苞而圆”，该描述被《本草纲目》所引用，清代吴其睿《植物名实图考》对乌头花描述更为细致“其花色碧，殊娇纤……朵头如比丘帽，帽柝，内露双鸾并首，形似无二，外分二翼一尾”，清楚地说明了乌头开花时上、下、侧萼片及特殊花瓣的形状，对比乌头原植物图和《大观本草》、《本草纲目》所绘线描图，可知关键点如叶、花均有相似之处，可知原植物均为乌头属植物。由此，对比上述文献与图谱，来确定附子的品种和道地产地。

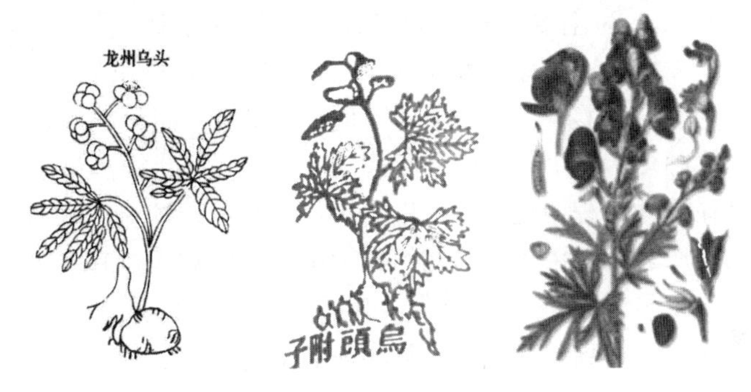

《大观本草》乌头图　　《本草纲目》乌头图　　《中华本草》乌头图

图5－1　不同本草著作乌头植物图

二、乌头、川乌、草乌、天雄与附子的区别与联系

1. 乌头、川乌、草乌与附子

乌头是古代文献中对川乌和草乌这一类中药的统称。唐代以前的文献记载中，川乌、草乌并未进行区分，古人以其根形状酷似乌鸦之头，统称为“乌头”。乌头在唐以前的文献中，还有“（堇)、乌象（喙)、莨、芨、耿、奚（鸡）毒、即子、千狄、毒公、卑负、耿子，莿子”等别名，古文字中多字共通，

如彖与喙，莨与堇，奚与鸡等，照此追溯，中国古人认识乌头的毒性可以上推到周代，如《国语·晋语二》中，有春秋时期晋国骊姬“置鸩于酒，置堇于肉”企图诬陷晋国公子申生谋害国君晋献公的记载，说明已经认识到堇的毒性。到了汉代，除了熟悉乌头的毒性外，开始认识其药用价值，如《淮南子·缪称训》说“物莫无所不用，天雄，乌喙，药之凶毒也，良医以活人”，与其相对应的，可以在马王堆出土的《五十二病方》中找到乌彖（喙）作为主要药物，治疗外伤等证，并载有乌彖（喙）解毒之法，因此，朱晟、何端生的《中药简史》中认为乌头是中国已知最早的药材，不无道理。而附子单列药名和记载药效的，则始于汉代，应比乌头要晚些。

自汉代起，乌头类药材采用其他别名的越来越少，而逐渐以“乌头”为主要名称，如张仲景《伤寒杂病论》，大多用“乌头”之名，仅有一处出现了“川乌”，且全书只此一处，方名为“乌头汤”，而方中却写明“川乌”，而早期对四川乌头的称呼多为“川乌头”，而非“川乌”，因此推测该名有可能是在传抄过程中混入。汉以后历代本草，传抄上代本草过程中保留原名，且由于产地四川相对偏僻，多数人对其来源认识不清，未经考证，依然沿袭“乌头”名称，也是造成古代本草中乌头、川乌、草乌并存且相互混淆的原因。

至于乌头中开始有川乌、草乌之分，应始于宋代，但是在此之前的文献中，已开始记载乌头与附子的产地，如《范子计然》载“乌头出三辅（今陕西中部），中白者善”，《名医别录》载乌喙“生朗陵（今河南确山）”，但是附子条下又说“生犍为及广汉（今四川大部、云南、贵州大部及广西、重庆一小部分）”“八月采为附子，春采为乌头”，显然是将乌头和乌喙当成了两种，其产地也变成了两个，推测是汉朝以后尤其是三国至唐初这段时间，战乱频繁，朝代更迭迅速，致使各地药材流通受限，产地也有以讹传讹的现象，如陶弘景《本草经集注·本草下品》天雄条“……与乌头、附子二三种，本并出建平，谓为三建”，建平经考证为四川的巫山和湖北巴东一带，并非之前所载，推测有可能是口耳相传得来，而非实地考察，至唐代《新修本草·卷第十》载“天雄、附子、乌头等，并以蜀道绵州、龙州出者佳……江南来者，全不堪用”。蜀道绵州即今四川绵阳县，龙州即今广西龙州县，恢复了四川作为乌头道地产区的记载，但此时的乌头推测应该为野生，并无栽培。到了宋代，始有栽培乌头，推测是由于从陶弘景时期乌头一直强调“川者佳”，长期采挖，导致四川地区乌头野生资源紧张，故而出现乌头的栽培，在栽培过程中，由于肥料的使用、土壤的肥沃等各方面原因，致使药材变得肥大，与野生的乌头有了比较明显的区别，所以川乌和草乌开始分化，草乌头之名，在本草书籍中最早出现于《太平惠民和剂局方》，明确将川乌与草乌分列的，当是《宝庆本草折衷》，草乌在很长的一段时间里，主要是与栽培乌头相区别，如《本草纲目》载“草乌头、射罔，乃至毒之药。非若川乌头、附子，人所栽种，加以酿制，杀其毒性之比”，“根、苗、花、实并与川乌头相同，但此系野生，又无酿造之法，其根外黑内白，皱而枯燥为异尔，然毒则甚焉”，由此，推测其原植物来源还是与川乌一致的，但是李时珍虽然将草乌与川乌明确区别，却并未分列，而统一归于“乌头”项下。

现代文献所载来源于北乌头的草乌，推测为北方少数民族占领中原后传入的，如蒙药中名哈日泵阿的，即是来源于北乌头的草乌，《后魏书》说辽东塞外秋收乌头为毒药射禽兽，即“射罔”，与其相印证的是《本草纲目拾遗》中载“射罔”的制造方法中采用的是草乌，这时的草乌才是现在所用的草乌。在这之前如《证类本草》中载“梓州草乌头”等，则是与川乌来源一致的野生品。但是，除了《药典》收载的以北乌头为来源的草乌，以及藏药所用以伏毛铁棒锤为来源的草乌以外，在全国各地还有多达20～30种野生原植物的品种[2]，来源于乌头属多种植物的块根被称为草乌，品种混淆比较严重。

在本草文献中，附子也常常与乌头同时或前后出现，《本草纲目》对附子与乌头的关系做了详细解释："初种为乌头……附乌头而生者为附子，如子附母也，乌头如芋魁，附子如芋子，盖同一物也。"可见在明代已经确定了附子与乌头是同一来源，因此，此处所指乌头实际为川乌。

2. 乌头、天雄与附子

天雄之名，首见于《神农本草经》，列为下品，载其"大温，有大毒"，"生少室"，却并无性状描述。《本草经集注》载"似附子，细而长者便是，长者乃至三四寸许"，晋初葛洪《肘后方》有三建汤，晋末谢灵运《山居赋》"三建异名而同出"注明"三建即乌头、附子、天雄，异名同出。陶氏注称此三药为三建"，与陶弘景《本草经集注·本草下品》"……与乌头、附子二三种，本并出建平，谓为三建，今宜都佷山最好，谓为西建，钱塘间者，谓为东建，气力劣弱，不相似，故曰西水犹胜东白也"，相互对应，可见在古代本草中，乌头、附子与天雄有非常鲜明的划分，如《本经崇原》载"其附母根而生，虽相须实不相连者，为附子……种而独生无所附，长三四寸者，名天雄"，明确描述附子与天雄的区别，乌头、附子、天雄并非一物。但是到了现代，则以附子中尺寸较大者为天雄，并有加工品"炮天雄"出口海外，作为具有"回阳救逆，补先天命门真火"功效的补品制作药膳使用。

3. 现代研究中看川乌、草乌、附子的关系

从现代研究上看，在来源上，川乌、草乌同为毛茛科植物，但同属不同种。川乌为毛茛科植物乌头属植物乌头 *Aconitum carmichaelii* Debx. 的母根，附子为乌头（川乌）的子根。草乌则是北乌头 *Aconitum kusnezoffii* Reichb. 的干燥块根。附子、川乌系栽培品，草乌为野生。川乌、草乌生品中均含有乌头碱、中乌头碱、次乌头碱等双酯型生物碱，未炮制的附子成分与川乌相近，草乌则还含有其他生物碱，毒性更强[3]。炮制后的川乌、草乌和附子主要含苯甲酰乌头原碱、苯甲酰中乌头原碱、苯甲酰次乌头原碱等，毒性降低。

三、附子的药用历史

附子作为药品使用的名称，最早载于《神农本草经》，列为下品。古代本草中记载的附子别名还有：莨（《吴普本草》），堇（《庄子》），芨（《尔雅》），鸡（奚）毒（《淮南子》），天雄等。

附子应用于临床，在中国已有2000余年历史。对其毒性认识则早于药性，如《后汉书》“譬犹疗饥于附子，止渴于鸩毒，未入肠胃，已绝咽喉”，将附子之毒与鸩毒比拟，可见其毒性之烈。但公元前140年西汉刘安所著《淮南子·主术训》载“天下之物，莫凶于鸡毒，然而良医橐而藏之，有所用也”。“鸡毒”为附子的别名，可见，早至西汉，古人不单知道附子有毒，并已经了解到附子的药用价值，且能采用一定的方法进行贮藏并用于治疗疾病。之后的历代本草，对附子均有记载，从古代文献来看，张仲景《伤寒论》中附子主治厥逆，113方中20方有附子，占总载方量的18%。《神农本草经》将附子列为下品，《吴普本草》载“有毒”，认为附子、乌头、天雄都是医治风寒湿痹、痿病等疾患之要药，并初步确立其祛风除湿之主要效用。后世在此基础上有所发展，突出强调其温经止痛作用，补充了温化痰湿、消肿溃坚、祛腐等作用。《本草经集注》载“有大毒”，主治“风寒咳逆，邪气，温中，金创，破癥坚积聚，血瘕。寒湿，踒躄，拘挛，膝痛，不能行走。治脚疼冷弱，腰脊风寒，心腹冷痛，霍乱转筋，下痢赤白，坚肌骨，强阴。又堕胎”。到了唐代，甄权的《药性论》谓其“气锋锐，通经络，利关节，寻溪达径而直抵病所”，并有治虚寒，治风痰的不同用途。到了宋朝有人称它有峻补作用，并且已有“贵人”专购附子为服饵之说。到金、元时代，如名医李东垣的《药类法象》谓其“治风痹血痹，半身不遂，行经药也”。到明代，李时珍的巨著《本草纲目》记载的以附子为主的药方有113种，谓其“开顽痰、治顽疮”，“治头风喉痹，痈肿疔毒”。明代名医张景岳将附子与人参、熟地、大黄列为“药中四维”。古称礼义廉耻为国之四维，言为立国安邦之要；药中四维，即治病保命要药。火神派医家祝味菊则称附子“为百药之长”。

到了现代，附子的系列产品的中成药和方剂除《药典》收载的经典处方外，其他含附子的处方还多达100种。据万方数据库统计，其在500张常用著名方剂中的使用频率为13.20%，排第9位。

四、附子的饮片规格

宋代《附子记》将乌头和附子类药材分为七种，为乌头、附子、鬲子、天雄、天锥、侧子和漏篮，但并非现代意义上的商品规格。

到了民国时期，在附子产地，药材按照形式重量区别为天雄、川乌、爬儿，成品分为制附，制片，干附及乌头，附膏五项，而其中制片，又分为临江片、打卦片、黄片、白片、生片五个规格[4]。

根据20世纪50年代初期的调查，由泥附子加工而成的附子饮片规格大约有十余种，其名称不一，有盐附子、黑顺片、白附子、卦片、熟片、黄片、刨片、柳叶片、鼓鼓片、黑扒片、熟尾、白尾、黄尾及生附子、片等，形成一套很复杂的规格名称[5]，其中刨片过去全供出口，现国内亦有用于药膳者。其中盐附子及白附片分三等，其余规格均为统装。各等级均要求以身干、肥大、坚实、无空心及须根、去净茎部、无腐烂、霉变者为佳。其余几种附片均要求无盐软片及霉片，熟片和黄片还要求无白心及尾片。

为简化商品规格，1984年卫生部与国家医药局制订的76种药材商品规格标准收载了盐附子、黑顺片及白附片、卦片、熟片和黄附片6种规格。《中国药典》1963年版以来，只收载了国内使用面广的盐附子、黑顺片、白附片、淡附片和炮附片5种规格。

五、附子药材商品规格

根据1984年卫生部与国家医药局制订的76种药材商品规格标准收载的附子药材商品规格分为以下几类：

1. 盐附子的规格标准

（1）一等：呈圆锥形，上部肥满有芽痕，下部有支根痕，表面黄褐色或黑褐色，附有结晶盐粒。体质沉重。断面黄褐色。味咸而麻、刺舌。每千克16个以内。

（2）二等：每千克24个以内。其余同一等。

（3）三等：每千克40个以内。间有小药扒耳，但直径不小于2.5cm。其余同一等。

2. 白附片的规格标准

（1）一等：干货。为一等附子去净外皮，纵切成厚0.2~0.3cm的薄片。片面白色。呈半透明体。片张大、均匀。味淡。无盐软片、霉变。

（2）二等：干货。为二等附子去净外皮，纵切成厚0.2~0.3cm的薄片。片面白色。呈半透明体。片张较小，均匀。味淡。无盐软片、霉变。

（3）三等：干货。为三等附子去净外皮，纵切成0.2~0.3cm的薄片。片面白色。呈半透明体。片张小，均匀。味淡。无盐软片、霉变。

3. 熟片统货的规格标准

干货。为一等附子去皮去尾，横切成厚0.3~0.5cm的圆形厚片。片面冰糖色，油面光泽。呈半透明体。无盐软片、霉变。

4. 卦片的规格标准

统货。干货。为二、三等附子各50%去皮纵切两瓣。片面冰糖色或褐色。油面光泽，呈半透明状。块瓣均匀。味淡或微带麻辣。每五百克80瓣左右。无白心、盐软瓣、霉变。

5. 黄附片统货的规格标准

干货。为一、二等附子各50%。去皮去尾。横切成0.3～0.5cm的厚片。片面黄色，薄厚均匀。味淡。无白心、尾片、盐软片、霉变。

6. 黑顺片统货的规格标准

干货。为二、三等附子不去外皮，顺切成0.2～0.3cm的薄片。边黑褐色。片面暗黄色。油面光滑。片张大小不一，薄厚均匀。味淡。无盐软片、霉变。

现在随着市场变化和用户需求，流通中附子类新增加了一些等级，主要有：

（1）盐附子

特等：每千克12个以内。其余同一等。

（2）黑顺片（主要供出口或国内部分高端客户使用）

选装（或称中张）：特等：为特、一等附子不去外皮，顺切成0.2～0.3cm的薄片。边片黑褐色。片面暗黄色。油面光滑。片张大小不一，厚薄均匀。去掉边片，片面直径35mm以上。

一等：为特、一等附子不去外皮，顺切成0.2～0.3cm的薄片。边片黑褐色。片面暗黄色。油面光滑。片张大小不一，厚薄均匀。去掉边片，片面直径25mm以上。

目前市场上，严格按照上述规格进行分类和销售的附子商品药材极少，为了保证药材质量和临床疗效，建议加强管理，体现优质优价。

第二节　附子炮制工艺

一、附子炮制方法的历史沿革

（一）古代炮制沿革

从古代文献来看，张仲景《伤寒杂病论》中“……皆破解，不㕮咀，或炮或生，皆去黑皮，刀刮，取里白者，故曰中白”，是关于附子炮制的最早记载。生附子是大毒之品，须进行炮制才能使用，历代医家采用各种方法对其进行炮制，以降低毒性，保存药效，演变至清代约有 70 多种炮制方法[6-9]，见表 5-1。

表 5-1　　附子古代炮制方法沿革

年代	炮制方法	文献出处
汉	炮	《金匮要略》
南北朝	烧	《肘后备急方》
	淬	《斗门方》
	阴制	《雷公炮炙论》
	炮	《刘涓子鬼遗方》
	炮	《本草经集注》
唐	蜜制	《千金翼方》
	盐水制	《银海精微》
	煨	《仙授理伤续断秘方》
宋	水煮，焙干，姜汁煮	《博济方》
	姜炒	《女科百问》
	姜汁浸	《严氏济生方》
	黄连炒	《圣济总录》
	黑豆煮，煨后焙，米醋淬，蜜炙，炮后盐水浸	《三因极一病证方论》
	姜汁淬，醋浸	《证类本草》
	大小麦曲酿造法	《本草图经》
	童便浸，辰砂制	《校注妇人良方》
	姜炒后炮	《女科百问》
	烟熏童便浸、煨	《陈氏小儿痘诊方论》
	面制，黄连同炒，姜枣同制	《圣济总录》
	纸裹煨	《苏沈良方》
	中纳赤小豆慢火煮，焙干	《类编朱氏集验医方》
	中纳全蝎，钟乳粉包裹煨	《严氏济生方》
	浸	《太平圣惠方》
	陈壁土糊炮浸	《医方大成》
	炮后姜汁煮	《圣济总录》

（续表）

年代	炮制方法	文献出处
元、明	炮	《汤液本草》
	朱砂制	《婴童百问》
	盐炒	《丹溪心法》
	炒，煮，防风、盐、黑豆同炒，蜜水煮，地黄汁煮，焙干	《普济方》
	姜、米泔水浸，蛤粉炒	《全婴方》
	猪脂煎，青盐炒，小便制，石灰制	《奇效良方》
	姜汁制	《本草正》
	面裹煨，麸炒	《寿世保元》
	黑豆汤浸，同姜查面裹炮	《医学入门》
	醋制	《济阴纲目》
	姜、盐、甘草、黄连、童便制	《本草蒙筌》
	水制，炮后炒，烘	《本草纲目》
	炙，甘草汤制，酒制	《景岳全书》
清	防风制	《医宗说约》
	姜制	《外科大成》
	甘草制	《本草新编》
	童便、甘草汤制	《药品辨义》
	童便、水制	《嵩崖尊生全书》

从古代文献可见，附子最初的炮制目的始于降毒，正如清代唐宗海在《本草问答》中所说："附子，古用火炮，正是去其毒也[9]。"在南北朝以前，附子的炮制以消除毒性为炮制的主要目的，方法不多，也较古朴，以炮、烧等直火加热方法为主，唐代除蜜煎、盐水泡以外基本沿袭了汉代的炮制方法，并没有较明显的改革。

到了宋代，由于医药业繁荣发展，医学技术的进步，医生对药物及其作用的认识逐渐深入，药物炮制目的从以减少副作用为主的阶段进入以增加和改变疗效为主的阶段。在这一阶段，附子的炮制方法大量增加，各种固体和液体辅料都被用来尝试炮制附子，其中固体辅料包括陈壁土、赤小豆、黑豆、面、辰砂等，液体辅料包括水、姜汁、蜜水、地黄汁、醋、姜汁、童便等，各种辅料单独或混合使用，直火加热法和水浸法互见，说明在宋代，对于附子炮制降毒方法及其炮制品的使用仍然处于摸索阶段。到了明代，除沿袭宋代的大部分炮制方法外，其附子炮制方法的增加有一个鲜明的特征，即一些具有解毒和反制作用的药物开始用于炮制附子，如甘草、生姜、黑豆、防风等，炮制方法也开始以水处理法为主，且浸泡和煮制时间均较长，直火加热的方法逐渐减少，到了清代，炮制方法慢慢趋向于简单，辅料也减少，而且以加入解毒或反制药物和水浸煮法进行炮制为主，这在很大程度上影响了附子的现代炮制方法，其中甘草、黑豆等辅料炮制法一直沿用至今。

根据加热方法和是否使用辅料，可将附子古代炮制方法分为以下几类：

1. 干热法

此类炮制方法出现最早，炮法首先见于张仲景《伤寒论》，相近的有烧法见于《肘后备急方》，煨法首见于唐代《仙授理伤续断秘方》。附子炒制的记载则首见于宋代《女科百问》。

（1）炮法：指将药物埋在灰火中，加热至表皮焦黑裂开的方法。《证类本草》引《雷公炮炙论》则记载更为细致，要求最好是柳木烧成灰火，且用文武火来炮，去掉破裂的，才可用于配药。

（2）煨法：原指将药物埋在尚有余烬的灰火中缓慢令熟。现代指将药物用湿面或湿纸包裹，置于加热的滑石粉，或将药物直接置于加热的麦麸中，或将药物铺摊吸油纸上，层层隔纸加热，以除去部分油质的方法。附子纸裹煨法最早见于唐代《仙授理伤续断秘方》，面裹煨法则首见于明代《寿世保元》。

（3）炒法：早期附子炒制多与辅料同炒，如明代《奇效良方》中收载附子“青盐炒，去青盐”；《寿世保元》中记载“炒，去心”、“麸炒，去皮脐”；《医学纲目》中收载“炒”、

“盐水炒”，《普济方》“蛤粉炒”，《奇效良方》“石灰炒埋”等。《景岳全书》中收载曰“切，略炒燥”，首次记载了附子清炒的炮制方法。清代《温病条辨》中记载“生附子炒黑”；《本草述》中收载“剉碎，炒黄色”。元代医学家王好古认为“乌、附、天雄、侧子之属，皆水浸炮裂，去皮脐用之，多有外黄里白，劣性尚存，莫若趁热切做片子，再炒，令表里皆黄，内外一色，劣性尽去，却为良也”，说明加热至附子内外炮制程度一致，是附子炮制减毒的关键。

2. 湿热法

附子的湿热法，也多数有各种液体辅料的加入，除了浸制，很少有用清水的。

（1）浸泡：清水浸法最早见于《圣惠方》，其他还有用沸汤（《本草通玄》）、醋（《证类本草》）、盐水（《普济方》）、童便（《外科理例》）、甘草水（《本草新编》）、烧酒（《良朋汇集》）等辅料浸泡的方法。

（2）煮：清水煮法首见于《普济方》，其他与其共煮的辅料还有姜汁（《博济方》）、黑豆（《三因极一病证方论》）、童便（《陈氏小儿痘疹方论》）、盐水（《证治准绳》）、甘草水（《霍乱论》）等。

（3）蒸：清代《握灵本草》首载“去皮蒸过”，但附子采用蒸制原理的古已有之，在这之前，如宋《太平圣惠方》“掘坑火烧令赤，酽醋倾入坑内，匀排乌头，以炭火密排烧之，以软熟为度”，即是采用较为原始的密闭手段，创造高温高压环境蒸制附子的方法。

（4）淬：是将药物烧热后，浸入液体辅料中，使其吸收液体辅料的方法。常用辅料为姜汁（《证类本草》）、醋（《三因极一病证方论》）。

3. 附子炮制辅料

整理附子的炮制方法可以发现，除了干热法和湿热法同时存在以外，使用不同辅料也是一大特点，其中，含酸性成分的辅料有醋、甘草、童便、金银花，作为相畏相杀成分的有姜、甘草、防风、黄连，富含蛋白质作为解毒成分的有黑豆、赤小豆，富含糖类的有蜜、枣，引经的有盐等等。

4. 本草中关于附子炮制目的的历史沿革

《金匮要略》中根据不同病情在含乌、附方中，采用炮、熬去皮、蜜煎等炮制方法，配以一定比例的较大剂量的生姜、干姜、甘草、白蜜或乌梅等药，监制乌、附之毒，成为后世附子解毒和临床应用的实践和理论基础。

火炮法历代均有沿用，但是，通过临床实践，一些医家提出了不同看法，如王好古认为“乌、附、天雄、侧子之属，皆水浸炮裂，去皮脐用之，多有外黄里白，劣性尚存，莫若趁热切做片子，再炒，令表里皆黄，内外一色，劣性尽去，却为良也”[10]，说明单用炮法不能达到解毒的目的；朱丹溪则提出“凡用乌附，必用童便煮过，以杀其毒”[11]；杨时泰继承这一观点，并作发挥认为“凡乌附天雄，须用童便浸透煮过，以杀其毒，并助下行之力，入盐少许尤好”[12]，到了清代，童便浸的炮制方法应用较广泛。附子炮制方法从火制到水制的演变过程，是附子古代炮制方法和炮制理论的主要变化之一。

在《本草经集注》中，认为“乌头、天雄、附子毒，用大豆汁、远志、防风、枣肌、饴糖并解之”，根据这一理论，从宋代开始，发展了一系列以黑豆为辅料的附子炮制方法，明代也出现了以防风为辅料炮制附子的方法，而黑豆炮制的方法在现代附子炮制中还在使用，从单用水火炮制减毒到药材辅料用于炮制减毒，是附子古代炮制方法和炮制理论的第二个主要变化。

清代医家不但重视附子炮制去毒，也开始关注附子炮制后疗效的保存问题，如清代《本草问答》言“今用盐腌以去毒，使附子之性不全，非法也”，明代《本草正》说“又若煮法，及其心熟，则其边皮已太熟而失其性矣……今人但知附子之可畏，而不知太熟之无用也”，清代《本草从新》云“市医漂淡用之，是徒用附子之名尔”等等。吴仪洛对附子的各种炮制方法进行了总结和评论：“有用水浸，面裹煨炮令发拆，则虽熟而毒仍未去，非法之善者。有用黑豆煮者，有用甘草、盐水、姜汁、童便煮者，恐煮之气味煎出，其力尤薄，且制之不过欲去其性尔。若用童便，是反抑其阳刚之性矣，尤非法之善者。唯用甘草汤泡浸则毒解而力不减，允为尽善矣。”[13]这一评价对附子现代炮制方法影响较大。而对于附子各种炮制品疗效的评价，明代的张景岳曾在《景岳全书·卷之四十八大集·本草正·毒草部》中作出过详细分析：“夫附子之性热而刚急，走而不守，土人腌以重盐，故其味咸而性则降……若制以童便，则必不免于尿气，非惟更助其降……姜汁一制颇通，第其以辛助辛，似欠和平，若果直中阴寒等证，欲用其热，此法为良……用甘草者，盖以附子之性急，得甘草而后缓；附子之性毒，得甘草而后解；附子之性走，得甘草而后益心脾；附子之性散，得甘草而后调营卫……果真中阴寒，厥逆将危者，缓不及制，则单用炮附，不必更用他制也[9]。”从单纯减毒到关注疗效保存，这是附子古代炮制方法和炮制理论的第三个主要变化。

通过对以上文献的分析，可以看出，由于生附子毒性较强，为了去除毒性，历代炮制方法改变很大，解毒理论也存在争论，对于解毒方法的引用和理解不一造成了现代炮制方法的不统一，从而导致对附子炮制工艺的现代研究首先面临如何确定炮制方法，其次才是确定炮制工艺的问题。

（二）历版《药典》收载炮制方法

从1963年版《中国药典》开始至2010版《中国药典》，历版《药典》均收载附子及其4种饮片规格，除了1963年版收载的炮附子炮制方法略有差异，加入了姜汁等辅料，其他历版《药典》收载的4种饮片规格的炮制方法均相同。

（三）各地规范收载炮制方法

除现行《中国药典》收载有附片（黑顺片，白附片）、淡附片、炮附片4种饮片规格的炮制方法外，各地规范中保留的附片（黑顺片，白附片）炮制方法还有北京74（86）版煮制、天津75版甘草制、河南83版蒸制，淡附片的炮制方法还有上海80版豆腐煮制、黑龙江75版甘草黑豆煮麦麸吸干，炮附片的炮制方法还有湖南83版烤制，制附片的炮制方法还有湖南83版蒸制、辽宁75版矾水煮制、内蒙古77版甘草黑豆矾水制、河北79版卤水煮后蒸制，天津75版甘草煮制、广东77版生姜汁蒸、天津75版黑豆煮及云南74版胆汁炙等炮制方法，各地规范根据当地用药习惯，收入的饮片规格少于《药典》，具体见表5－2。

表5－2　　附子现代炮制方法

炮制方法／来源	盐附子	黑顺片	白附片	淡附片	炮附片
中华人民共和国药典[14]	选择个大、均匀的泥附子，洗净，浸入食用胆巴的水溶液中过夜，再加食盐，继续浸泡，每日取出晒晾，并逐渐延长晒晾时间，直至附子表面出现大量结晶盐粒（盐霜）、体质变硬为止	取泥附子，按大小分别洗净，浸入食用胆巴的水溶液中数日，连同浸液煮至透心，捞出，水漂，纵切成厚约0.5cm的片，再用水浸漂，用调色液使附片染成浓茶色，取出，蒸至出现油面、光泽后，烘至半干，再晒干或继续烘干	选择大小均匀的泥附子，洗净，浸入食用胆巴的水溶液中数日，连同浸液煮至透心，捞出，剥去外皮，纵切成厚约0.3cm的片，用水浸漂，取出，蒸透，晒干	取盐附子，用清水浸漂，每日换水2~3次，至盐分漂尽，与甘草、黑豆加水共煮透心，至切开后口尝无麻舌感时，取出，除去甘草，黑豆，切薄片，晒干（每100kg盐附子，用甘草5kg、黑豆10kg）	取附片，照烫法（附录ⅡD）用沙烫至鼓起并微变色

（续表）

来源＼炮制方法	盐附子	黑顺片	白附片	淡附片	炮附片
河南[15]	同《药典》	同《药典》	同《药典》法蒸透，晒至半干，以硫黄熏后晒干	取盐附子，用清水浸泡，每日换水2~3次，泡至无咸味为度，捞出，置锅内，加甘草、黑豆同煮，煮至口尝无麻舌感为度，取出，除去甘草、黑豆，刮去皮，切为两半，再置锅内，煮透，取出，晾至半干，切极薄的顶刀片，晾干（每500g盐附子，用甘草、黑豆各30g）	取生附子，清水洗净，浸泡一夜，除去皮、脐，润透后切顺刀片2mm厚，再用水浸泡至口尝稍有麻辣感为度，取出，用姜汤浸1~3天，捞出，蒸熟，再焙至七成干，倒入锅内用武火炒至鼓起，取出，放凉，或取黑顺片、白附片，置锅内用武火炒至鼓起，取出，放凉（每500g附子，用生姜150g）
甘肃[16]	无	无	无	取盐附子用清水浸泡，每日换水2~3次，至盐分漂净，置锅内与甘草、黑豆加水共煮至切开口尝无麻辣感为度，出锅，除去甘草及黑豆，刮去外皮，切成两瓣，即为黑附子瓣；再置锅内加水煮约2小时，煮透后，捞出，晾凉，装入麻袋（或适宜容器）内闷润，使内外软硬适宜，切薄片，晒干（每盐附子100kg，用甘草5kg、黑豆10kg）	将净砂置锅内用武火炒热，取淡附片倒入，搅拌急炒，待全部鼓起，急速出锅，立即筛去砂，摊开，晾凉

（续表）

炮制方法 / 来源	盐附子	黑顺片	白附片	淡附片	炮附片
云南[17]	无	无	无	无	先将河沙放入锅内炒热，倒入附片不断拌炒，炒至附片发泡呈黄色时，取出，筛去沙即可（该炮炙法适用于中成药制剂及单独附子研粉服用）
江西[18]	无	无	无	无	取白附片，用沙炒至体积膨胀、表面黄白色为度，取出，筛去沙，放凉
河北[19]	无	无	无	将盐附子（产地来的）5kg，加水浸泡（每日换水2~3次）至盐尽，放锅内加甘草0.25kg，黑豆500g，水适量共煮透，以口尝无麻辣味为度。除去甘草、黑豆，刮去皮，切两瓣，加水再煮约2小时，捞出，晒晾七成干，闷润，切片，晒干	无
上海[20]	无	无	无	将原药（咸附子）洗净，漂2~3天（漂时夏天防腐，冬天防冻），每天换水1~2次，捞起，对切开，再漂1~2天，每天换水2~3次，去尽咸味，取出。用豆腐同煮，至口嚼无麻感，取出摊晾（防裂），除去豆腐，晒至半干，切极薄片，干燥，筛去灰屑。每咸附子10kg，用豆腐1kg	无

（续表）

炮制方法 来源	盐附子	黑顺片	白附片	淡附片	炮附片
吉林[21]	无	无	无	取盐附子，除去杂质，按大、小个分开，分别放水中浸泡。春、秋季约10天，每天换水两次；夏季浸泡时间可适当缩短（防晒），每天换水3次；冬季浸泡时间可适当延长（防冻），每天换水1次。泡至盐尽，与甘草、黑豆加水共煮至内无白心，切开后口尝无麻舌感时捞出，除去甘草和黑豆，稍晾去皮，劈成两半。再拌入麦麸，使附子水分渗出。约4～5天（麦麸易以附子上脱落时），取出。去净麦麸，切3mm片，晒干（每100kg附子，用黑豆10kg、甘草5kg）	无
陕西[22]	无	无	无	将盐附子（产地来的）5kg，加水浸泡（每日换水2～3次）至盐尽，放锅内加甘草0.25kg，黑豆500g，水适量，共煮透，以口尝无麻辣味为度。去甘草及黑豆，刮去皮，切开，再加水煮约2小时，捞出，晒至七成干，焖润，切片，晒干备用	无

（续表）

炮制方法 / 来源	盐附子	黑顺片	白附片	淡附片	炮附片
晋江[23]	无	无	无	原药筛净灰屑，用清水浸泡，春冬浸泡 10 天，每天换水 2 次；夏秋浸泡 7 天，每天换水 2～3 次（如盐附子浸泡 10 天至盐分尽），口尝稍有麻辣感为度，捞起放晾。另用乌豆、甘草煎汤去渣，投入附子共煮透，至无白心为度，捞起放晾，切成 3mm 厚圆形片，晒干	无
浙江[24]	无	取原药，除去杂质，用水略浸，润软，切成薄片，干燥，筛去灰屑	无	取盐附子，洗净后，用水浸漂，每日换水 1～2 次，漂至咸味基本消失，用甘草、黑豆或豆腐煮至内无白心，切开口尝微具麻辣感时，取出，刮去外皮，晒至半干，切成薄片，晒干，筛去灰屑（每盐附子 100kg，用甘草 5kg、黑大豆 10kg 或豆腐 25kg，加适量水煮 2 次，每次 2 小时，取汁备用）	无
湖南[25]	取洗净的生附子置缸中用胆巴水浸泡（以淹没附子为宜，如不够可加清水）约半月即得。每生附子 100 kg，用胆巴水 40kg	无	无	无	无

（续表）

来源 \ 炮制方法	盐附子	黑顺片	白附片	淡附片	炮附片
江苏[26]	无	无	无	同《药典》	无
福建[27]	无	无	无	同《药典》	无
山东[28]	无	无	无	同《药典》	无

从附子现代炮制方法来看，附子炮制加工还是以传统工艺为主，传统工艺中包含两部分，产地加工和炮制，产地加工以四川江油附子加工方式为主流，传统产地加工主要包括洗净、泡胆巴、煮、剥皮、切片、漂、蒸、晒等步骤，制备黑顺片和白附片直接供药用。炮制还包括漂、煮和炮等形式，进一步制备其他炮制品规格。这些工艺大多步骤繁复，耗时较长，缺乏适合现代化大生产的工艺参数。现代虽然保留附子炮制品十余种，主要区别在于产地加工方法和炮制方法不同，炮制品的使用并不广泛，仅在特定地区有特殊炮制品使用，不同炮制品的功效区别也不甚明确。

二、附子产地加工工艺

（　）附子产地加工演变

附子采收时节正值夏季，气温较高，真菌极易污染附子块根，致其迅速腐烂，必须在产地进行防腐加工，其法古已有之。根据文献，最初是采用灰裹至干的方法，如《蜀本草》："附子、乌头、天雄、乌喙、侧子，五物同出而异名。作之法，以生熟汤浸半日，勿令灭气，出以白灰裹之，数易使干……"至今，陕西汉中地区加工干川乌（实为小个附子）方法，仍然与之相类，其主要操作步骤为：将鲜附子倒入大缸，用30%凉水、70%开水同时均匀地倒入，以淹没附子为度，然后将附子上下层翻动，使受热均匀，翻动后上盖5～6cm的附子须根，浸泡一夜，于第二天清晨将附子捞出，用草木灰拌匀，使附子表面都粘上草木灰，随即摊开晾晒，边晒边搅动，每天发汗一次，晒3~4天即可全干，筛去须毛灰屑即为生品干川乌。对照《蜀本草》记载，“生熟汤浸”、“白灰裹之”、“数易使干”几个重要步骤均可在现实加工方法中找到相应工艺过程，不能不说，这种附子加工方法也算是活化石了。

宋代采用糟曲腌制，即“彰明附子记”中的醯醅法，其法见于苏颂《本草图经》：“本只种附子一物，至成熟后，有此四物，收时仍一处造酿方成。酿之法，先于六月内踏造大、小麦曲，至收采前半月，预先用大麦煮成粥，后将上件曲造醋候熟，淋去糟。其醋不用太酸，酸则以水解之。便将所收附子等去根须，于新洁瓮内淹浸七日。每日搅一遍，日足捞出，以弥疏筛摊之，令生白衣，后向慢风日中晒之百十日，以透干为度。”分析其方法，可以找到最早的利用酸碱中和成盐来保存附子成分的起源，采用酿造法生成最原始的酸，来与易于水解的附子中的生物碱进行中和，达到在比较长的时间内保存成分的目的，不能不说是宋代人的一个伟大创造。

至明清以后，随着附子产量增加，糟曲腌制的方法已不能满足附子贮藏的要求，附子的产地加工逐渐形成了盐或胆巴进行腌制防腐，再进一步进行炮制加工的方法，如明代的张景岳曾在《景岳全书·卷之四十八大集·本草正·毒草部》中说：“夫附子之性热而刚急，走而不守，土人腌以重盐，故其味咸而性则降。”此盐腌之法，直到清代同治年间，仍能看到记载，如清代同治十三年（1874年）的《彰明县志》载贡附需“乘初出土时，拣肥大端正者……用洁净食盐泡制”，从夏至采收期泡至重阳节前后才可作为贡品转运出川[29]，说明当时采用食盐进行附子防腐和保存是通用的方法。

从现有文献来看，现代无论是《药典》还是各地方规范中收载的附子产地采用的胆巴腌制加工方法直到民国时期才基本定型，现在能找到的最早记载为1941年的《四川省彰明县概况》："……制片之附，用胆腌足二十日外，捞起蒸熟，刮皮开片"[4]此处的胆即“胆巴”。分析附子产地加工所加入的辅料，从盐腌至胆腌的文献记载，中间相差不过六七十年，推测这种变化与这期间发生的重大历史事件“川盐济楚”有关，由于附子加工所需的井盐不是江油当地所产，必须从大英县等井盐产区进行采购，而在这段时间内井盐采购受到一定限制而不易得，其副产品胆巴却供应充足，所以加工附子用盐逐渐被胆巴代替。因此，可以认为，现代附子产地加工的胆腌法，是明清以来盐腌法的演变结果，仍可归于盐腌法的范围之内。

（二）附子的产地加工工艺和流程

1. 白附片

又称白片或天雄片，系用较大或中等大的泥附子作原料。加工过程为：将泥附子上的泥土洗净，并去掉须根。然后将洗好的泥附子放入胆巴水中，浸泡 5 日以上，然后将胆附子煮制、漂水、剥皮、浸泡，纵切成 2 ~ 3mm 的薄片，浸泡脱胆，蒸制后利用日光曝晒至干。即成色泽白亮的成品白附片。

2. 炮附片

取沙置锅内，用武火炒热，加入净附片，拌炒至鼓起并微变色，取出，筛去沙，放凉。

3. 黑顺片

又称顺片、黑片、顺黑片。是用较小的泥附子作原料。洗泥、泡胆、煮附子，均同白附片，将煮后浸泡好的附子捞出，不经剥皮，用刀顺纵切成为 4 ~ 5mm 的厚片，将切片放入清水中泡 2 日捞起，用红糖染成茶色，取出装入蒸笼连续蒸至片张上有油面为度。炭火烤干，即成黑顺片。

4. 盐附子

用较大的泥附子作成。加工过程为：将泥附子除去须根，洗净，泡胆，将已泡胆的附子捞起，装入竹筐内，将水吊干，再倒入原缸内浸泡，曝晒，晒干部分水分，反复多次，当附子表面出现食盐结晶状为止，然后将附子投入胆巴和盐水煮沸。

然后将附子倒入缸内，再将未溶解的食盐放在上面，将煮沸的盐胆水趁热倒入缸内浸泡。最后捞起滴干水分，即为成品。

5. 淡附片

取净盐附子，用清水浸漂，每日换水2～3次，至盐分漂尽，与甘草、黑豆加水共煮至透心，切开后口尝无麻舌感时，取出，除去甘草、黑豆，切薄片，干燥。

盐附子每100kg，用甘草5kg，黑豆10kg。

6. 熟片

用较大的附子作原料。加工过程为：泡胆（将泥附子除去须根，洗净将附子泡胆），然后取出，煮软、浸泡、剥皮，横切成片，厚约4mm，再放入清水中浸泡，取出，蒸透，用木炭火烘至半干，再晒干即成为“熟片”。

7. 黄片

用较大的附子作原料。加工过程为：将泥附子除去须根，洗净，在胆巴水中浸泡，剥皮，横切成片，厚约4mm，再放入清水中浸泡，用甘草、红花、牙皂、老姜，熬水后再加入黄色染料，制成染色剂，将附片染成黄色，然后烘至半干，再晒干即成为“黄片”。

8. 卦片

用中等大的附子作原料。加工过程为：将泥附子除去须根，洗净，在胆巴水中浸泡，煮沸后在清水中浸漂，剥皮，每个附子纵切两瓣（形似卜卦而故名），然后用糖汁染色，蒸透，然后晒干即成。

9. 薄黑片

其制法与白片同，但不剥皮，横切。用糖汁套色较黑片浅，蒸制时间稍短。半烤半晒，干燥后即为“薄黑片”。

10. 刨片

洗泥后，入胆巴水中浸泡，煮至八九成熟时即放入清水中浸泡。后用刨子将附子刨成薄片，再入清水中浸漂，捞起，放于烤炉上烘烤，将饭锅（刮去锅底末，用砂纸或砂子、磨刀石磨光）倒放在炉灶上，附片贴于锅底上，下面用木炭火烤，片干后自然落下，即为“刨片”。

11. 产品质量

泥附子以每千克 80 只以内，无直径不足 2.5cm 的小药及“扒耳”，无空心腐烂，无泥块杂质为合格；以个大饱满者为佳。白附片以片张厚薄、大小均匀、白色半透明，无盐胆软片、失胆枯片、霉变为合格；以色白切面油润有光泽者为佳。黑顺片以片大、片面冰糖色半透明、厚薄均匀，无盐胆软片、霉变为合格；以切面油润有光泽者为佳。盐附子以无空心腐烂、粑软，无直径不足 2.5cm 的小药及“扒耳”为合格；以个大体沉，表面起细小晶粒者为佳。

第三节　现代炮制工艺研究

一、传统工艺研究

（一）附子产地加工工艺研究

1. 传统产地加工的研究

采用均匀实验设计方法以总生物碱的含量和薄层限量控制为指标，以胆巴用量、浸泡时间、煎煮时间、水漂时间、蒸的时间五个因素，进行主要影响因素地考察，筛选优化附子产地加工工艺[30]。

2. 产地加工新技术的研究

附子采收时节正值夏季，气温较高，真菌极易污染附子块根，致其迅速腐烂，必须在产地进行防腐加工。除了常用的胆巴浸泡防腐，对附子采用室内自然堆放、麻袋覆盖、沙藏、冷藏 4 种常见贮藏方法进行研究，通过对含水量、呼吸速率等指标的变化分析，发现低温可以明显抑制附子贮藏物质的分解，降低酶活性，冷藏处理并保持附子的含水量控制在 50% 以上可以使附子外形始终完好，能避免呼吸高峰的出现，延长贮藏期。在贮藏过程中，附子生物碱含量逐渐下降，但以冷藏处理时，总生物碱含量下降最为缓慢[31—32]，提示冷藏保鲜或是替代胆巴防腐的附子新型防腐技术。

（二）附子饮片炮制工艺研究

制备淡附片需将盐附子漂洗去盐，采用总生物碱含量、多糖含量及析盐量多指标优选附子去盐方法，优选出淡附子制备方法为：取盐附子个子货，称重，用3倍量水漂洗至表面无盐分，去盐水，再加3倍量水漂洗，反复2次，取出盐附子，加入3倍量水，超声（低温、50Hz）5min，去水后再向附片中加入3倍量水，反复12次，取出附子切片，70℃烘5h，得干燥的饮片[33]。

二、创新工艺研究

现代研究者通过整理古代和近代文献，比较最早应用附子的汉代以及后世医书和本草等医药专著对附子的使用方法，发现附子现有的炮制方法已经与明代以前的炮制方法差距很大，是在明清以后的盐腌法的基础上转化而来，而能够找到的对现存炮制加工方法的最早记录来自民国时期[4]，并无本草记载。而对于盐腌法，自其出现，医家便有诸多批评，如明代张景岳说“附子之性热而刚急，走而不守，土人腌以重盐，故其味咸而性则降”，批评盐腌后改变了附子药性，在《本草正》中有“又若煮法，及其心熟，则其边皮已太熟而失其性矣……今人但知附子之可畏，而不知太熟之无用也”，说明煮法也会降低附子药性，而对于附子的有效炮制方法则说“果真中阴寒，厥逆将危者，缓不及制，则单用炮附，不必更用他制也”，说明干热法炮制附子才有治疗过急危重症的作用；清代唐容川《本草问答》同样说“今用盐腌以去毒，使附子之性不全，非法也”，“附子纯入气分以助阳，为肾与膀胱之药，火煅则无毒”等，质疑盐腌，肯定干热法对降低附子毒性的作用。通过分析现代研究对附子中所含双酯型生物碱经热后水解成为毒性较小的单酯型生物碱的原理，结合重新解读经典，认为采用高压蒸煮及有控制的干热法和湿热法炮制附子均可在最大程度上保存附子的有效成分少流失并降低毒性。另外，一些新兴技术如微波法，也被研究者移植用来进行附子炮制研究。

（一）常压蒸制法

王昌利等采用生附子加水润透常压蒸制的方法，对附子蒸制时间与总生物碱以及酯型生物碱含量的研究表明，随着加热时间的延长，附子总生物碱含量逐渐降低，在0~4h内总生物碱含量降低率无明显差异，4~8h总生物碱含量降低率很小，8h后呈下降趋势。附子酯型生物碱含量在蒸制过程中逐渐下降，在加热10~12h后含量趋于稳定，蒸制10h附子中总生物碱含量较高，酯型生物碱含量则较低[34]。采用离体蛙心实验方法，对不同蒸制时间的附子进行了强心作用及心脏毒性的初步实验观察，结果表明蒸制8、10、12h的附子具有强的正性肌力作用，且心脏毒性显著降低。实验证明：加热可明显降低附子的毒性，而蒸煮10h最好[35]。

（二）高压蒸制法

1961年，高桥真太郎首先提出以110℃~115℃，1.5kg/cm^2压力蒸附子40min[36]，可达到破坏酯键，降低毒性的目的，又可避免生物碱的流失，1990年后国内有研究报道用加压蒸制法代替传统的附子蒸煮法，具体的工艺如下：

（1）将附子洗净后，浸入食用胆巴水中数日，经漂洗切片后在110℃、0.7kg/cm^2条件下蒸30min，干燥即得[37]。

（2）附子中所含的乌头碱等有毒成分在120℃加压蒸制70min即可达到口尝无麻舌感的五项解毒规定[38]。

浙江省药检所进行加压水蒸2.5h和单纯水煮9h处理附子实验，发现蒸品其外观性状与胆巴附片相似，而总生物碱含量远高于胆巴附片[39]。王济承等采用鲜附子蒸制8h，LD_{50}在

100g/kg 以上[40]。而加压炮制对乌头类生物碱含量的影响研究发现，在 0.41MPa 蒸汽压力下蒸制 30min 或 60min，乌头碱含量与常压蒸 8h 的含量接近[41]。

（三）微波炮制法

杨明等用微波炮制附子，先净附子去皮后，入 50% 老水中浸泡 10～15h，再换清水浸漂 20～24h。如此反复 2～4 次的水处理制成淡附子，再经蒸制 10～20min，晾干或烘干后，选用2450MHz 或915MHz 的微波机进行辐射干燥，制得含水量为 10% 以下的附子[42]。

（四）制备饮片浓缩颗粒

吴荣祖等运用现代工艺控温、控湿、常压水提、醇沉、浓缩、喷雾干燥制粒制作附子颗粒，发现该颗粒不仅能保持传统加工品（附片）的原有药效，而且还表现出增效的多项试验指标[43]。

第四节　炮制设备研究

附子的炮制生产主要步骤包括清洗、浸泡、煎煮、蒸制、切制、干燥等过程，由于附子加工特殊性，很多设备需要在现有设备基础上进行改造。

一、传统加工设施

附子进行加工炮制的历史悠久，但传统加工规模较小，主要是由当地种植附子的农户进行加工，设施还是比较简陋的。根据 20 世纪 50—60 年代的记载，当时主要采用的设施还是瓦缸、木桶、竹筢子、炕、灶、蒸笼等，加工工具有押刀、截刀、刨子、扎刀等。后来，由于附子生产规模扩大，部分设施进行了工业化改造，但是还保留了很多传统加工的因素。

1. 浸泡池

根据生产量确定浸泡池的大小，以前多为水泥材质，但容易因胆巴腐蚀而开裂，现采用水泥材质瓷砖贴面，防腐蚀性较好。

2. 浸漂池

为较浸泡池稍小的水池，与浸泡池材质相同，为漂洗方便，有上下水口。

3. 蒸笼

蒸制附片使用，多为定制。根据蒸制量确定大小，一般为木制或竹制，10层。

4. 手工切片台

切制附子用。木质，四周设多个刀台，所用的刀称为押刀。

5. 烤片缸

取无釉瓦缸，在缸底打一圆孔，缸口用铁丝扎紧，将缸倒覆，将木柴放缸内燃烧，将缸外面抹净，待缸烧热（以附片贴上不掉落为度），将附片贴在缸上烤制，至附片烤去70%的水分，自行掉落，再继续烘干或晒干。

二、清洗设备

附子常用的清洗设备为（循环水）洗药机。该洗药机结构简单，是当前广泛使用的药材清洗设备之一，适用于除去附着在药材表面的泥沙。其结构特点是，一水平放置的开有小孔的不锈钢筒体，内壁装有螺旋推进板，该筒体的下部为贮水槽，另装有水泵和喷淋管。物料由进料斗送入，启动水泵、转动带孔筒体，物料被筒体内螺旋板推进，受高压水流喷淋进行冲洗，污水进入水箱经沉淀、过滤后清水可重复使用，经洗净的药材在筒体的另一端被自动送出。一种“鼓式洗药”是上述洗药机的改进产品，其洗药筒做成“鼓式”结构，洗药筒部分地浸入水中，在提高药材装载量的同时，将药材部分地浸入水中漂洗，可有效地提高药材的洗净度和洗药产量，避免洗药水向机外飞溅。

三、切制设备

饮片切制的方法主要有机器切制和手工切制，现常用机器切制，其基本特点是生产能力大，速度快，节约时间，减轻劳动强度，提高生产效率，但有些特殊的饮片规格无法切制。

主要适用于附子加工的切药机有下列二种：

1. 旋转式切药机

用于切制大小颗粒及软硬性根茎类纤维性等药材。主要特点通过无极调速电机的变速来调节切片厚度；外形美观、传动可靠、调整方便、工作效率高、磨损小、噪音低、维修方便等特点。

2. 多功能切药机

这种切药机主要是适用于根茎、块状及果实类中药材，圆片，直片，以及多种规格斜形饮片的加工切制。

四、炒制设备

以往认为，干热法炮制不易控制条件，成品炮制程度和质量不稳定，现代炒制设备经改进，通过红外线测温和程序设定，可实现对炒制温度和时间的精确控制，这为干热法附子炮制减毒和炮附片工艺规范化提供了必要条件。新型自动控温炒药机的炒药转筒轴线与平底炒药机不同，其转筒轴线为水平放置，炒药机由炒筒、加料与出料门机构、加热炉膛、机架、动力传动机构、机壳除烟尘装置及控制箱组成。设备特点：

（1）炒药机炒制温度、时间、炒筒转速均可调节并设定可控，因此对批量炒制的药材经试炒可制订合理炒作工艺，使炒制生产质量做到可控，实现智能化过程控制，符合 GMP 要求。

（2）被炒物料受热均匀，无死角，可连续作业，生产率高，且便于清理。

（3）可采用热源多样化，适应各种需要，其中电加热最高温度可达250℃（温度显示器示值，以下同），加热升温速度慢，但无废气产生。用油与燃气加热可达450℃高温，升温速度快，根据需要也可采用煤加热。燃烧及炒制废气可配置废气处理器，净化工作环境。

五、蒸制设备

（一）蒸药箱

蒸药箱用蒸汽加热软化药材，具有药材处理后的含水率低、软化效果好、软化速度快及避免药材有效成分流失的优点。本机装药箱体为四方形，新型气压密封门能满足密封要求，整个药材软化过程的操作可半自动完成。箱体上方设置有双重的压力安全阀，可确保箱体处于常压下工作，保证安全。整机可平放在坚实、平整的车间水泥地上。

（二）卧式热压灭菌柜

该柜为全部用合金钢制成的带有夹套的设备，主要由活动格车、搬运车、蒸汽控制阀、蒸汽旋塞、排气口和夹套回气装置等组成。柜底部装有排气口，在排气口上装有温度计及夹套回气装置。适用于液体辅料和药汁蒸制药物。

设备特点：

（1）由于采用饱和蒸汽，热效率高，穿透力强，缩短了闷润时间和蒸制时间，避免出现“夹生”情况。

（2）进料、出料方便，减轻了劳动强度。由于药物置于容器中或网篮上，并有搬动车，出料、进料均比较方便。

（3）容量大，适用于大批量生产。

六、干燥设备

切制后的饮片应及时干燥。常用的干燥设备有烘箱及烘房。

（一）翻板式烘干机

翻板式烘干机由上料输送带、翻板烘干室（室内有多层由链轮和链板组成的输送带）、热风鼓风装置、排潮气口等部分组成。操作时，翻板式烘干机将切制后的湿饮片经上料输送带送入烘干室内，室内为苦干翻板构成的帘式输送带。共四至五层，由链轮传动。药材平铺于翻板上，自首端传至末端，即翻于下层，如此往复传动。本设备的热源在烘干室的底部，由蒸汽列管或电炉丝构成加热机，将空气加热，鼓风机将热空气经热风口吹入烘干室内，药材在烘干室内均匀受热，使水分蒸发。潮湿空气出排潮气口通过引风装置排出室外。烘干的饮片沿出料口经振动输送带送入立式送料机。上输入出料漏斗，下接麻袋装药。翻板式烘干机的温度可以调节，适用的范围较广，烘干机占地面积较小，烘干效率较高。

（二）刨附片干燥装置

刨附片干燥装置通过红外辐射热源对浸漂好的刨附片进行加热，使其迅速干燥。该装置已由中国药材公司和四川江油中坝附子科技发展有限公司（全称）申请专利保护，专利号 ZL200910180454.0。

该设备具有以下优点：

①通过红外辐射热源装置对面罩进行均匀加热，再通过被加热的整体面罩对浸漂好的刨附片进行加热，因此不但能够快速、及时地提供干燥过程中所需的能量，而且可以通过温控装置内置的 PID 反馈控制器对加热温度进行有效控制，大幅度提高了产品质量，使经过干燥的刨附片色泽白度高、口感好，外观漂亮。

②通过红外辐射源瞬间高温，实行双酯型乌头生物碱的快速水解，因此不但可以节省干燥时间，提高生产效率，而且得到的刨附片的药用效果与用传统方法加工的刨附片完全一样。

③由于在机架的两侧设置集料槽，因此在面罩上干燥后的

刨附片可方便地收集在集料槽内，进一步当面罩为拱形时，在面罩上干燥后的刨附片自行脱落或经竹刀刮落聚集在集料槽内，减少生产制造成本。

本发明的刨附片干燥装置适用于全草类、花类药物的干燥，特别适用于需瞬间脱水，对片形有较高要求的物料的干燥。

从整体上来说，由于附子传统加工方法的特殊性，其加工过程工业化程度较低，多是借鉴已有的通用炮制设备，但是由于附子药材本身加工的特殊性，如大量药材需在较短时间内加工完毕，附子表皮很薄又易于腐烂，饮片规格复杂，加工工艺环节多等，需要开发针对附子加工的特殊设备，以提高附子加工机械化程度，促进附子产业的工业化和规模化发展。

参考文献

［1］侯大斌．附子资源与遗传多样性研究．成都：四川大学出版社，2008

［2］杨广民，张志国．川乌，草乌，附子．北京：中国中医药出版社，2001

［3］柴玉爽，王玉刚，花雷，等．附子乌头草乌及其炮制品的毒性比较．世界科学技术·中医药现代化，2011，13（5）：847—851

［4］四川省彰明县概况．民国 30 年（1941 年），石印本：40—41

［5］黄勤挽，周子渝，王瑾，等．附子商品规格梳理及形成模式研究．成都中医药大学学报，2011，34（2）：83—84

［6］张振东，杨又华．附子炮制历史沿革．中药材，1993，16（6）：28—30

［7］王孝涛．历代中药炮制法汇典（古代部分）．南昌：江西科学技术出版社，1986

［8］张炳鑫．中药炮制品古今演变评述．北京：人民卫生出版社，1991

［9］中华医典. 长沙：湖南电子音像出版社，2000
［10］元·王好古. 汤液本草. 崔扫尘，等. 北京：人民卫生出版社 1987
［11］元·朱震亨. 丹溪心法. 吴中珩. 北京：中国书店，1986
［12］清·杨时泰. 本草述钩元. 上海：科技卫生出版社，1958
［13］清·吴仪洛. 本草从新. 清刻本
［14］中华人民共和国药典委员会. 中华人民共和国药典（一部）. 北京：化学工业出版社，2005
［15］河南省卫生厅. 福建省中药材炮制规范.2 版. 郑州：河南科学技术出版社，1983
［16］甘肃省卫生厅. 中药炮制规范. 兰州：甘肃人民出版社，1980
［17］云南省卫生厅. 云南省中药饮片炮制规范. 昆明：云南科技出版社，1986
［18］江西省卫生厅药政管理局. 江西省中药炮制规范. 上海：上海科学技术出版社，1991
［19］河北省革命委员商业局医药供应站，中国科学院植物研究所，卫生部中医研究院. 河北中药手册. 北京：科学出版社，1970
［20］上海市卫生局. 上海市中药饮片炮制规范. 上海：上海科学技术出版社，1983
［21］吉林省卫生厅. 吉林省中药炮制标准. 长春：吉林科学技术出版社，1987
［22］陕西省革命委员会卫生局商业局. 陕西中草药. 北京：科学出版社，1971
［23］晋江地区医药研究所，晋江地区医药分公司. 晋江地区中药炮制. 晋江：晋江地区医药研究所，1980
［24］浙江省卫生厅. 浙江省中药饮片炮制规范. 杭州：浙江科学技术出版社，1986
［25］湖南省卫生厅. 湖南省中药材炮制规范. 长沙：湖南科学技术出版社，1983
［26］江苏省卫生局. 江苏省中药饮片炮制规范. 南京：江苏科学技术出版社，1980
［27］福建省卫生厅. 福建省中药炮制规范. 福州：福建科学技术出版社，1988

[28] 山东省卫生厅．山东省中药炮制规范．济南：山东科学技术出版社，1991

[29] 何庆恩，李朝栋，吴士枟．彰明县志．清·同治十三年刻本：第八卷

[30] 刘惠茹，卢竟，李萍．附子产地加工炮制方法的改革探讨．陕西中医，2007，28（4）：481—482

[31] 徐敏，张岳峰，侯大斌，等．附子贮藏过程中相关生化指标的变化分析．中国中药杂志，2008，33（22）：2704—2706

[32] 舒晓燕，赵祥升，侯大斌．附子不同贮藏条件下相关品质的变化分析．中药材，2009，32（1）：29—31

[33] 苗艳萍，李超英，许衬心，等．盐附子去盐方法及其工艺研究．中药材，2011，34（11）：1684—1686

[34] 王昌利，雷建林，张军武，等．炮制条件对附子总生物碱及酯型生物碱含量影响的动态研究．陕西中医学院学报，2009，32（2）：61—63

[35] 秦永刚，张美荣，张建平，等．不同蒸煮时间对附子强心作用及心脏毒性的影响．医学信息，2002，15（10）：618

[36] 高桥真太郎．日本东洋医学会志，1961，（2）：1

[37] 王莉，张振东，杨又华．附子炮制研究概况．中医药研究，1994，（1）：63—64

[38] 杨晓华，杨春礼，张林玉．附子炮制方法的研讨．黑龙江中医药，1995，（6）：45—46

[39] 马兴民．新编中药炮制法（增订本）．西安：陕西科学技术出版社，1984

[40] 王济承．新法炮制附片．云南中医杂志，1980，（2）：41

[41] 张荣，方庆．川乌加压炮制对乌头类生物碱含量的影响研究．中医药学刊，2003，21（1）：156—158

[42] 杨明，徐楚江，邹文铨．附子炮制新方法：发明专利公报，1992，81257：11

[43] 吴荣祖．附子传统加工工艺的创新研究．云南中医中药杂志，2005，（4）：17

第六章　附子的化学与药效毒理研究

第一节　化学研究

附子来源于毛茛科（*Ranunculaceae*）乌头属（*Aconitum L.*）植物乌头（*Aconitum carmichaeli* Debx.）的子根，主根为川乌或称乌头。该属植物全世界约有300余种，广泛分布于北半球温带地区，主要分布于亚洲。我国西南横断山区南部（西藏东部、四川西部和云南西北部）是乌头属植物的重要分布区域，有记录的就有200多种[1]。1833年Geiger从欧乌头中分离出了乌头碱，并没有鉴定结构，直到126年后，其结构才由大量的化学降解和单晶X射线分析确定[2]。乌头中所含的乌头碱型生物碱性极毒，其有效量与中毒剂量极为接近，乌头碱口服0.2mg可导致中毒，2～3mg即可致死，故西方很少将含乌头碱的植物用于内服。我国古代在使用乌头、草乌、附子时，逐渐认识到该类中药经过炮制后用于临床可降低毒性，从而保证用药的安全有效。清·赵学敏《本草纲目拾遗》[3]在卷首序例正误中转述了《白猿经》用新鲜草乌造射罔膏法，“其药制完……上箭最快，到身数步即死”。这里的射罔其实是乌头碱的结晶性粗提物，其法为保持毒性，采用低温浓缩，是最早的生物碱提取方法的记载。目前，除生物碱外，从附子及其炮制品中还分离鉴定了多种成分。

一、附子的化学成分

附子中的化学成分包括生物碱、类脂、多糖、氨基酸和微量元素等。

生物碱类成分是附子的主要药效和毒性成分，按照溶解性可分为脂溶性和水溶性两类。脂溶性生物碱主要包括双酯型［如乌头碱、新乌头碱（中乌头碱）、次乌头碱等］、单酯型［如苯甲酰乌头原碱（乌头次碱）、苯甲酰新乌头原碱（新乌头次碱）、苯甲酰次乌头原碱（次乌头次碱）等］和醇胺型［如乌头原碱（乌头胺）、新乌头原碱（新乌头胺）、次乌头原碱（次乌头胺）等］，此外还有脂类生物碱（如 lipoaconitine，lipomesaconitine，lipohypaconitine，lipodeoxyaconitine 等）；水溶性生物碱主要以消旋去甲乌药碱、去甲猪毛菜碱（sasolinol）和棍掌碱（coryneine）等为代表[4-9]。

生附子含有类脂类成分，含量约 0.7%，曾由其中分离出四种成分，含量最多的是附子脂酸，即△3-11 二十碳双烯酸和由附子脂酸组成的附子磷脂酸钙，以及 β-谷甾醇和少量 β-谷甾醇的脂肪酸酯[10]。此外尚有乌头多糖 A、B、C、D 等多糖物质[11]和铜、锌、铁、锰、铬、镍等无机元素[12]。近年来还在制附子中发现了香豆酸苷[13]和吡咯化合物 4（2-甲酰-5-羟甲基吡咯-1-基）丁酸[14]等成分。休嗷海等从江油附子中分离得到尿嘧啶和附子苷[15]。

二、不同附子及其炮制品中的生物碱类成分

1. 附子（*Acinitum carmichaeli* Debx）

陈嫕[16]等从移植到南京的江油附子中分离得到次乌头碱（hypaconitine）、新乌头碱（mesacontine）。王洁之等[17]从四川江油附子中分离鉴定得到了次乌头碱（hypaconitine）、中乌头碱（mesaconitine）、乌头碱（aconitine）、尼奥灵（neoline）、卡拉可林（karakoline）、北乌碱（beiwutine）和附子灵（fuziline)。张卫东[4]等从四川江油产附子中分离得到新江油乌头碱（neojiangyouconitme）、华北乌头碱、黄草乌头碱、尼奥灵。陈海生等[18]从江油附子中分得一种微量水溶性的阿朴啡生物碱，命名为附子亭（fuzitine）。横田正实[19]从江油附子中分得消旋去甲乌药碱。张思佳等[20]从四川雅安三九药业有限公司的附子中分离鉴定的成分有海替生、8－乙氧基－14－苯甲酰基中乌头原碱、10－羟基乌头碱、次乌头碱、中乌头碱、北草乌碱、尼奥灵、附子灵。陈迪华等[21]从云南丽江产附子中分离得到了水溶性去甲猪毛菜碱（salsolinol）。越皓等[22]以高效液相色谱与电喷雾质谱联用技术，对江油产的生附片（鲜品切片、晒干）的成分进行了检测，根据质谱信息鉴别的成分包括：双酯型生物碱（次乌头碱、10－羟基中乌头碱、中乌头碱、乌头碱、去氧乌头碱、10－羟基乌头碱、3，13－去氧乌头碱和13－去氧乌头碱），单酯型生物碱（14－苯甲酰中乌头原碱、14－苯甲酰－10－羟基中乌头原碱、14－苯甲酰次乌头原碱、14－苯甲酰去氧乌头原碱和去乙酸中乌头原碱），脂型生物碱（8－十五碳烯酰－14－苯甲酰中乌头原碱、8－棕榈酰－14－苯甲酰次乌头原碱、8－十五碳烯酰－14－苯甲酰乌头原碱、8－棕榈油酰－14－苯甲酰中乌头原碱、8－棕榈酰－14－苯甲酰去氧乌头原碱、8－亚麻酰－14－苯甲酰次乌头原碱、8－亚油酰－14－苯甲酰－3，13－去氧乌头原碱、8－亚麻酰－14－苯甲酰中乌头原碱、8－亚油酰－14－苯甲酰去氧乌头原碱、8－十九碳烯酰－14－苯甲酰中乌头原碱、8－亚油酰－14－苯甲酰－10－羟基中乌头原碱、8－十九碳烯酰－14－苯甲酰去氧乌头原碱），其他生物碱（尼奥灵、塔拉地萨敏、查斯曼宁、附子灵、14－乙酰塔拉地萨敏）。

2. 黑顺片

黑顺片是附子的炮制加工品，熊江等[23]从四川江油产黑顺片中分离鉴定了5种C19乌头碱型二萜生物碱和1个C20纳哌啉型二萜生物碱，分别鉴定为次乌头碱（hypaconitine）、尼奥宁（neoline）、塔拉地萨敏（talatizamine）、多根乌头碱（karakoline）、异塔拉萨定（isotalatizidine）和去氢松果灵（songoramine）。

3. 白附片

张迪华从白附片中分离得到8种成分：异翠雀碱（isodelpinine）、次乌头碱（hypaconitine）、乌头碱（aconitine）、中乌头碱（mesaconitine）、苯甲酰中乌头原碱（benzoylmesaconitine）、新乌碱（neoline）、15α－羟基新乌碱（15α－hydroxynedine）及一非生物碱结晶[19]。

4. 炮附子

Kitagawa、isao等（日）从炮附子中分得乌头碱（aconitine）、次乌头碱（hypaconitine）、中乌头碱（mesaconitine）、talatisamine、14－acetyl talatisamine、isotalaisidine、karakoline、neoline、lipoaconitine、lipohypaconitine、lipomesaconitine、lipodeoxyaconitine、benzoylaconitine、benzoylhypaconitine、benzoylmesaconitine[19]。

5. 熟附片

曹岩等[24]以细胞膜色谱技术和高效液相－飞行时间质谱（HPLC－TOF/MS）技术相结合，初步筛选和鉴定熟附片（上海雷允上药业）中的成分，确定了8个作用于心肌细胞膜上受体的可能有效成分，分别为新乌头原碱、苯甲酰新乌头胺、尼奥灵、附子灵、苯甲酰乌头胺、苯甲酰次乌头胺、塔拉定。

6. 日本附子（A. japonicum Thumb.）

小菅卓夫报道从日本附子中分得去甲乌药碱（higenamine），根据张仲景对附子回阳救逆作用的记载，设计强心升压实验，发现消旋去甲乌药碱具有明显的强心作用[20]。今野等从北海道伊达产的附子中分离得到棍掌碱（coryneine），为一种季胺碱，对豚鼠有弱强心作用[19]。

三、生物碱类成分的结构

附子中生物碱成分的结构见表6－1。

表 6－1　　附子生物碱类成分结构表

成分名称	英文名称	结构
乌头碱	aconitine	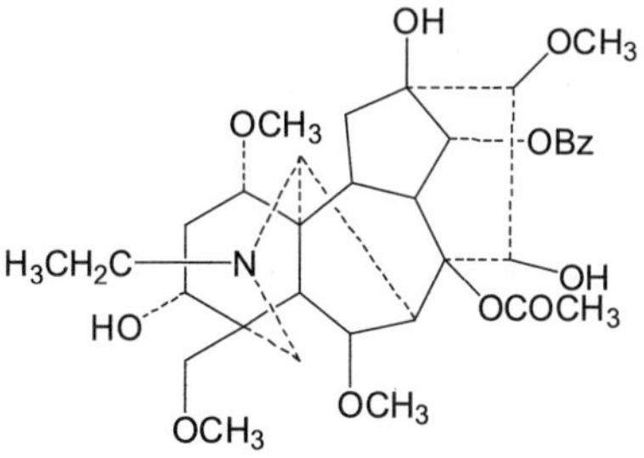 Chemical Formula: $C_{34}H_{47}NO_{11}$ Exact Mass: 645.31
次乌头碱	hypaconitine	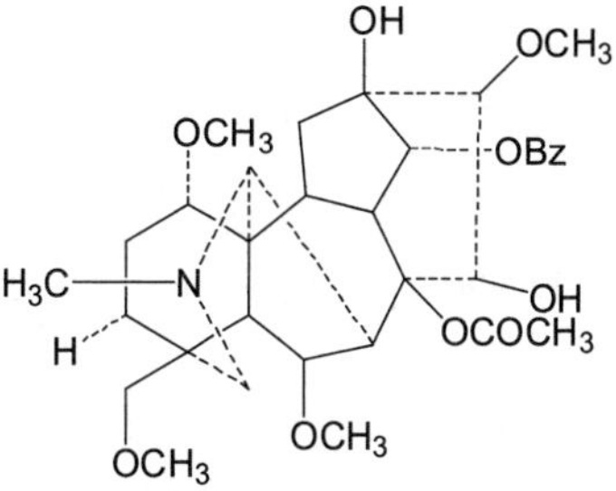 Chemical Formula: $C_{33}H_{45}NO_{10}$ Exact Mass: 615.30
新乌头碱	mesacontine	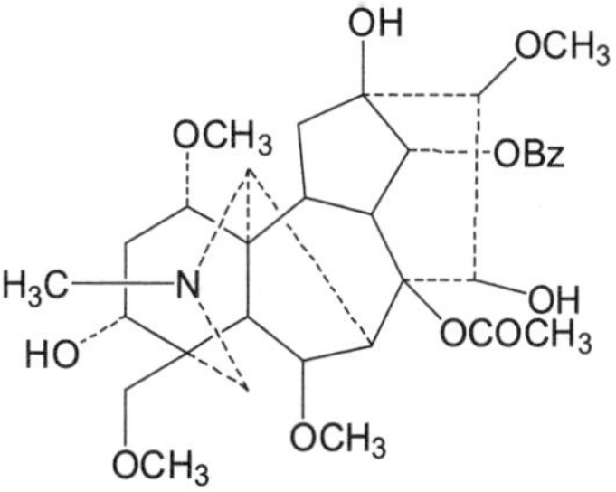 Chemical Formula: $C_{33}H_{45}NO_{11}$ Exact Mass: 631.30

（续表）

成分名称	英文名称	结构
乌头次碱	14 – benzoylaconine	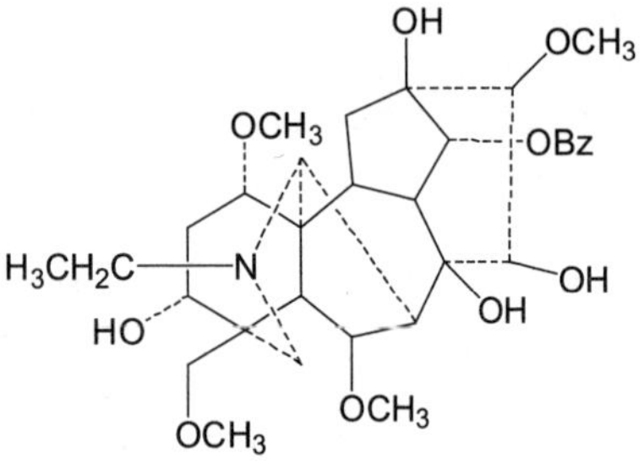 Chemical Formula: $C_{32}H_{45}NO_{10}$ Exact Mass: 603.30
次乌头次碱	14 – benzoylhypaconine	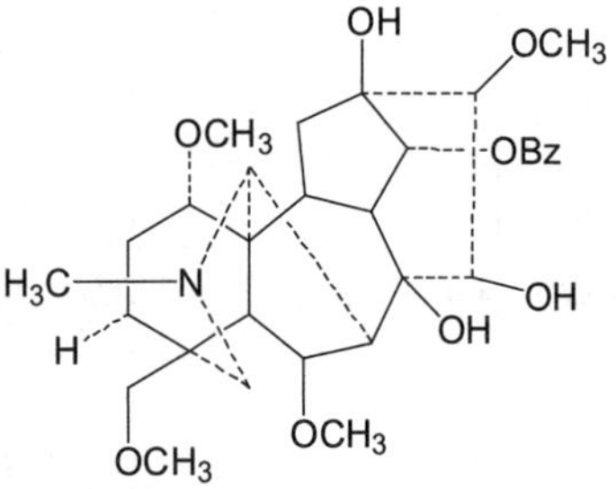 Chemical Formula: $C_{31}H_{43}NO_{9}$ Exact Mass: 573.29
中乌头次碱	14 – benzoylmesaconine	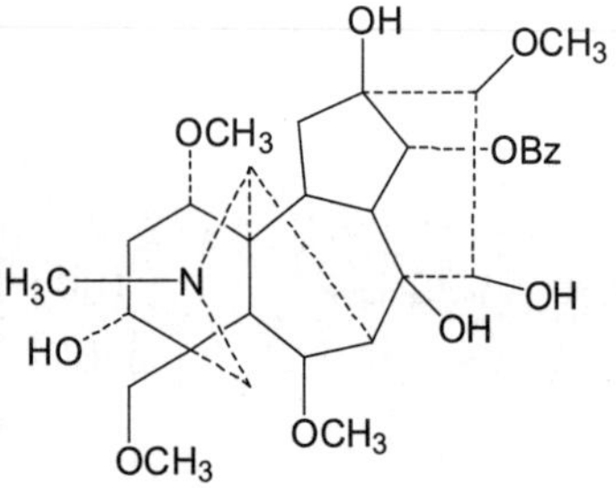 Chemical Formula: $C_{31}H_{43}NO_{10}$ Exact Mass: 589.29

（续表）

成分名称	英文名称	结构
乌头原碱	aconine	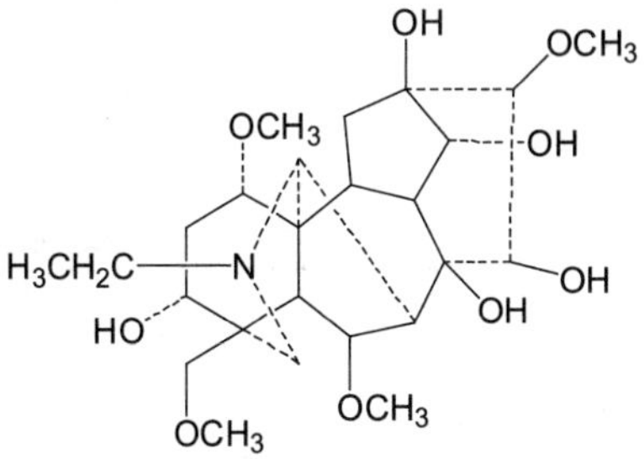 Chemical Formula: $C_{25}H_{41}NO_9$ Exact Mass: 499.28
次乌头原碱	hypaconine	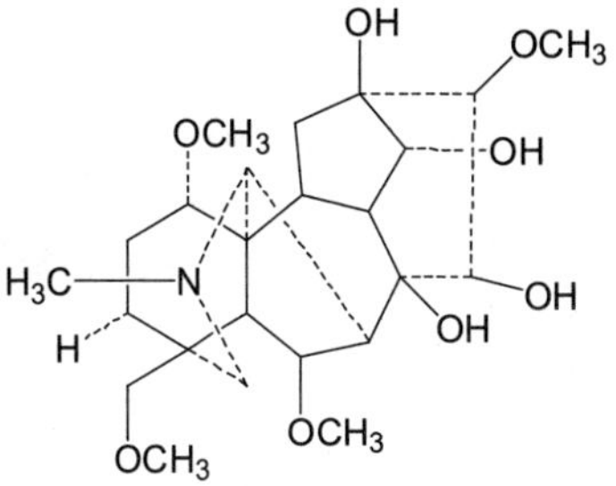 Chemical Formula: $C_{24}H_{39}NO_8$ Exact Mass: 469.27
中乌头原碱	mesaconine	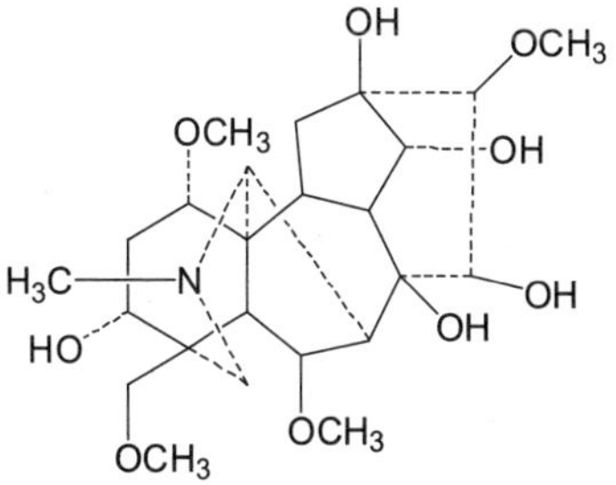 Chemical Formula: $C_{24}H_{39}NO_9$ Exact Mass: 485.26

（续表）

成分名称	英文名称	结构
尼奥灵	neoline	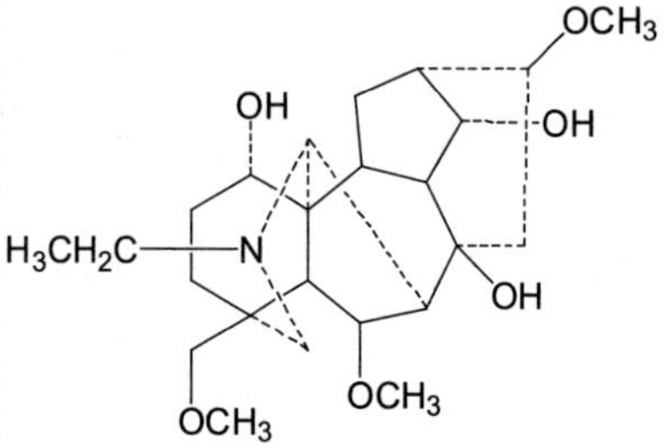 Chemical Formula: $C_{24}H_{39}NO_6$ Exact Mass: 437.28
塔拉胺（塔拉地萨敏）	talatizamine	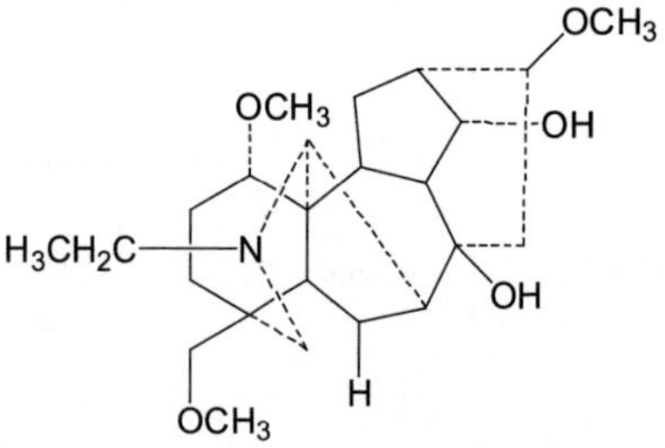 Chemical Formula: $C_{24}H_{39}NO_5$ Exact Mass: 421.28
乙酰塔拉胺	14 – acetyltalatizamine	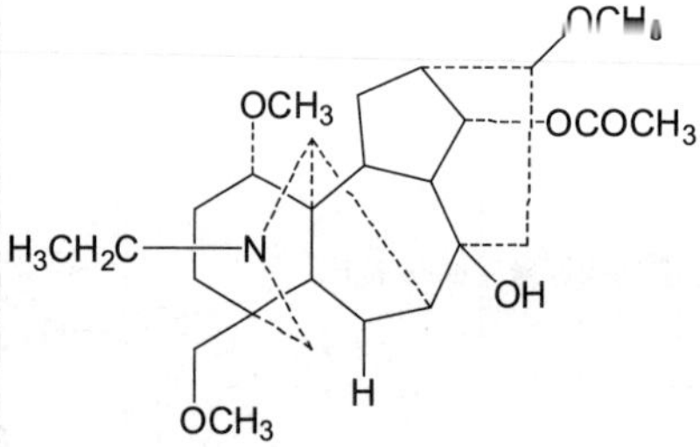 Chemical Formula: $C_{26}H_{41}NO_6$ Exact Mass: 463.29

（续表）

成分名称	英文名称	结构
附子灵	fuziline	OCH3, OH, OH, H3CH2C—N, OH, OH, OCH3, O Chemical Formula: $C_{24}H_{39}NO_7$ Exact Mass: 453.27
卡拉可林	karakoline	OCH3, OH, OH, H3CH2C—N, OH, H, H, H Chemical Formula: $C_{22}H_{35}NO_4$ Exact Mass: 377.26
北乌碱	beiwutine	OH, HO, OCH3, OCH3, OBz, H3C—N, HO, OH, OCOCH3, OCH3, OCH3 Chemical Formula: $C_{33}H_{45}NO_{12}$ Exact Mass: 647.29

（续表）

成分名称	英文名称	结构
新江油乌头碱	neojiangyouconitme	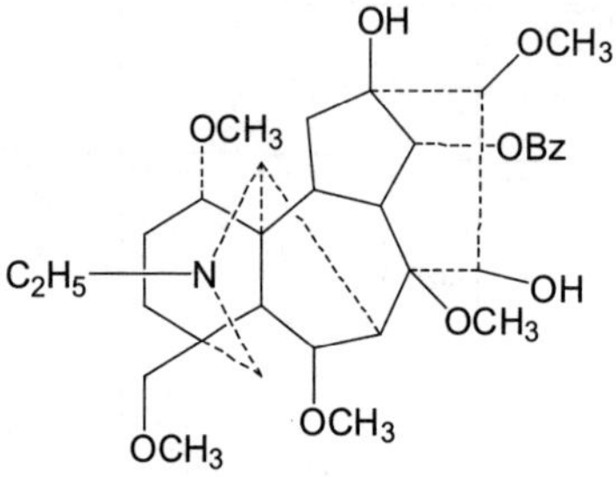 Chemical Formula: $C_{33}H_{47}NO_9$ Exact Mass: 601.33
附子亭	fuzitine	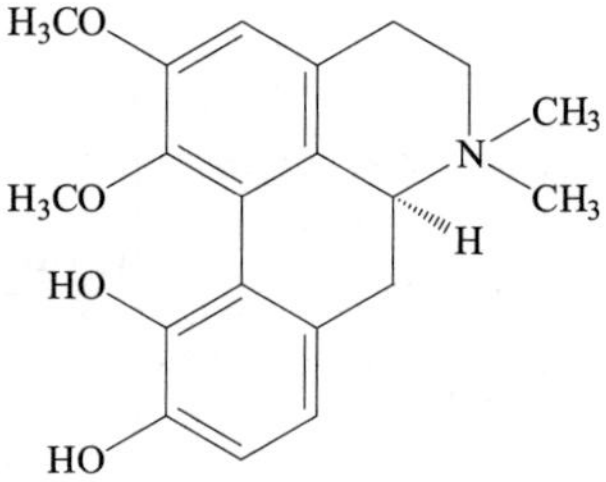 Chemical Formula: $C_{20}H_{24}NO_4$ Exact Mass: 342.17
去甲乌药碱	higenamine	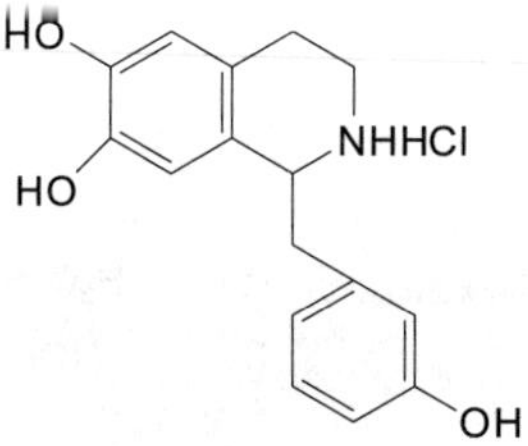 Chemical Formula: $C_{16}H_{18}C_1NO_3C$ Exact Mass: 307.10

（续表）

成分名称	英文名称	结构
海替生	hetisine	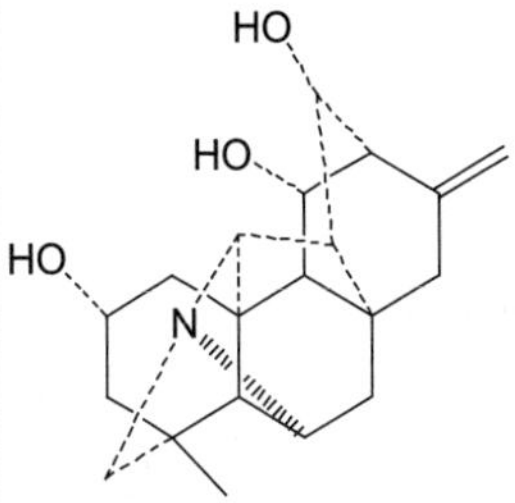 Chemical Formula: $C_{20}H_{27}NO_3$ Exact Mass: 329.20
8-乙氧基-14-苯甲酰基中乌头原碱	8 - ethyoxyl - 14 - benzoyl mesaconitine	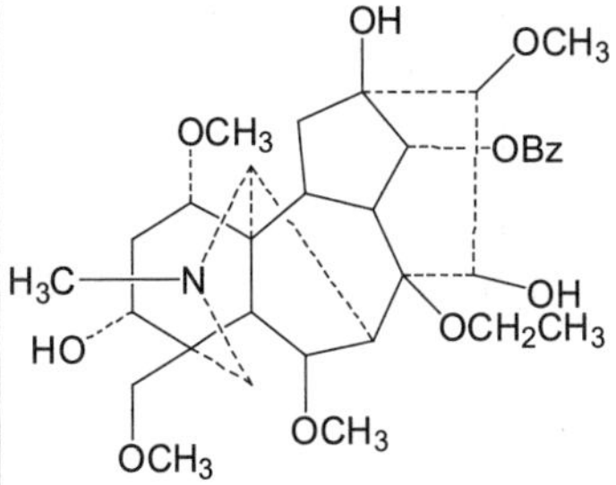 Chemical Formula: $C_{33}H_{47}NO_{10}$ Exact Mass: 617.32
10-羟基乌头碱	10 - OH - aconitine	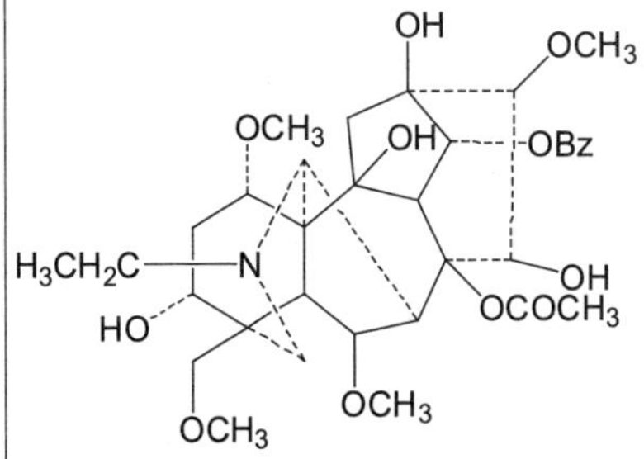 Chemical Formula: $C_{34}H_{47}NO_{12}$ Exact Mass: 661.31

（续表）

成分名称	英文名称	结构
去甲猪毛菜碱	salsolinol	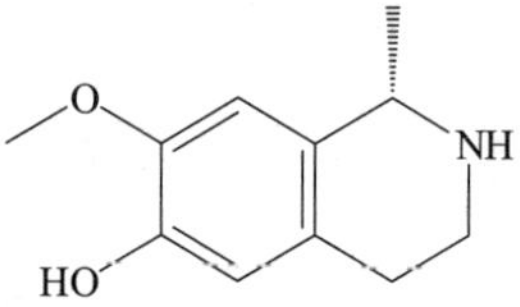 Chemical Formula: $C_{11}H_{15}NO_2$ Exact Mass: 193.11
多根乌头碱	karakoline	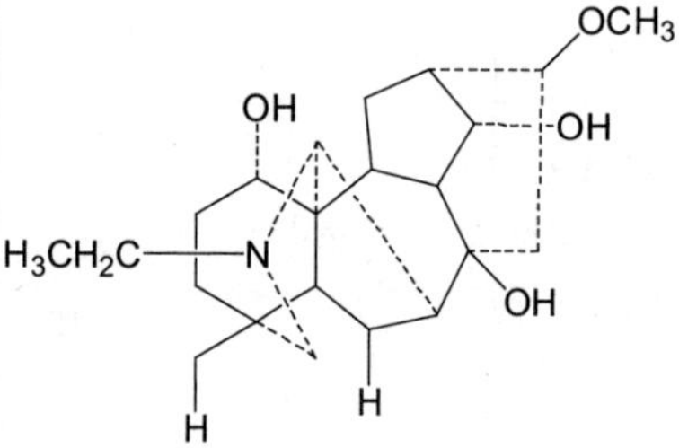 Chemical Formula: $C_{22}H_{35}NO_4$ Exact Mass: 377.26
异塔拉萨定	isotalatizidine	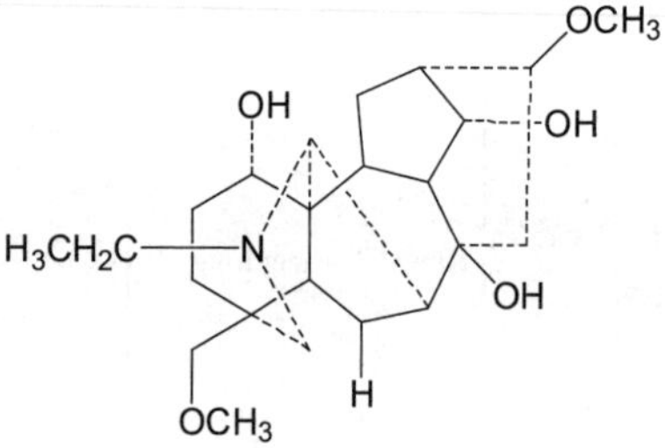 Chemical Formula: $C_{23}H_{37}NO_5$ Exact Mass: 407.27

（续表）

成分名称	英文名称	结构
去氢松果灵	songoramine	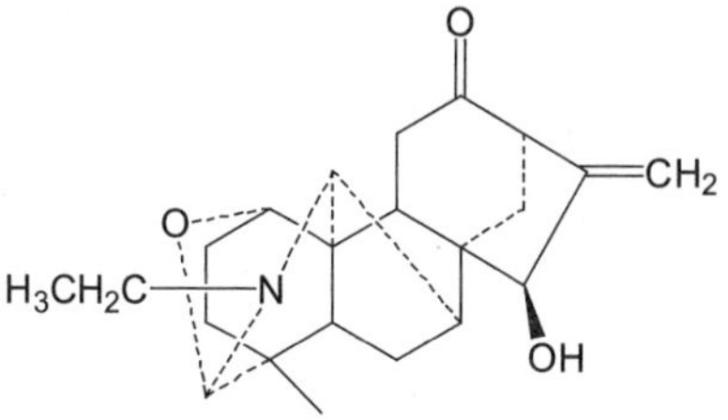 Chemical Formula: $C_{22}H_{29}NO_3$ Exact Mass: 355.21
棍掌碱	coryneine	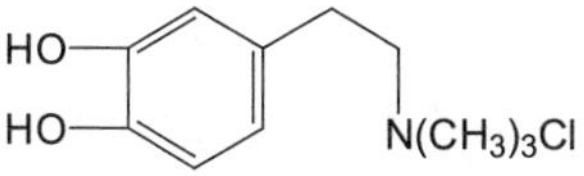 Chemical Formula: $C_{11}H_{18}ClNO_2$ Exact Mass: 231.10
尿嘧啶	uracil	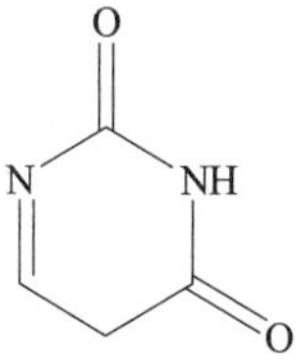 Chemical Formula: $C_4H_4N_2O_2$ Exact Mass: 112.03

四、生物碱类成分的性质

乌头碱型生物碱均有完好的结晶形态。其中乌头碱是六方片状结晶，mp 204℃，［α］D20° +16°（$CHCl_3$），次乌头碱是白色柱状结晶，mp 185℃，［α］D20° +22. 2°，中乌头碱是白色结晶，mp 205℃ ~208℃。乌头碱、次乌头碱、中乌头碱等乌头碱型生物碱分子中含有一个叔胺氮，具有一般叔胺氮的碱性，能与酸成盐。乌头碱、次乌头碱、中乌头碱等双酯型生物碱亲脂性较强，具有一般生物碱的溶解性，易溶于氯仿、乙醚、无水乙醇等有机溶剂，难溶于水，微溶于石油醚，其盐酸盐均可溶于氯仿。乌头碱的水解产物乌头次碱和乌头原碱由于酯键被水解，亲脂性较乌头碱减弱。

五、生物碱成分的提取与分离

1. 经典方法

将附子粗粉经过 Na_2CO_3 润湿，乙醚冷浸，HCl 萃取，氨水碱化，氯仿萃取，上氧化铝柱乙醚洗脱等操作，得到乌头碱、次乌头碱、中乌头碱。

2. 制备液相法

刘敏卓等[25]应用高速逆流色谱法分离制备了生附子（四川雅安三九药业有限公司）中的 3 个 C19 型二萜生物碱类化合物。以正己烷 - 乙酸乙酯 - 甲醇 - 水（3∶5∶4∶5，v/v/v/v）为两相溶剂系统，上相为固定相，下相为流动相，在主机转速 850r/min、流动相流速 2.0ml/min、检测波长 235nm 条件下进行分离制备；一次性从 90mg 附子总碱粗提物中分离制备得到 15.3mg 北草乌碱，35.1mg 中乌头碱和 22.7mg 次乌头碱，经高效液相色谱分析，测得它们的纯度分别为 97.9%、96.2% 和 99.2%。并应用波谱（电喷雾离子质谱、核磁共振氢谱和核磁共振 13C 谱）解析法确定了它们的结构。利用该方法可以对生附子中的二萜类生物碱成分进行快速地分离和纯化。

第二节　炮制对附子化学成分的影响

鉴于乌头碱类成分是附子主要的毒性和药效成分，研究炮制对其化学成分的影响时，也多以生物碱类成分为主。

一、炮制对生物碱类成分的影响

乌头碱、次乌头碱、中乌头碱等双酯型生物碱，具有麻辣味，毒性很强。1961 年日本高桥真太郎研究发现[26]加压处理可促进乌头碱类成分的水解，降低毒性。主要是乌头碱类成分结构中在C8位和C14位有两个酯键。通过加水，加热处理，使极毒的双酯型乌头碱C8位上的乙酰基水解（或分解），失去一分子醋酸，得到相应的苯甲酰单酯型，其毒性为双酯型乌头碱的1/50~1/100；再进一步将C14位上的苯甲酰基水解（或分解），失去一分子苯甲酸，得到亲水性氨基醇类乌头原碱，其毒性仅为双酯型乌头碱的1/2000~1/4000。另一个过程可能是由于在炮制过程中脂肪酰基取代了C8-OH上的乙酰基，生成脂碱，从而降低了毒性[27]。因此，附子在炮制过程中，由于漂、浸、煮等操作程序，使生物碱类成分被水解或分解是附子炮制减毒的主要原理。

王瑞等[28]建立反相高效液相色谱（RP-HPLC）方法，测定15种附子炮制品中乌头碱、新乌头碱、次乌头碱的含量。1~9号样品按L9（34）正交试验法，饮片规格（全片、宽丝、碎片），辅料种类（清水、50%胆巴、100%胆巴），蒸制压力（0.05MPa、0.1MPa、0.15MPa）和蒸制时间（20min、50min、80min）为因素。10、11号样品为按传统方法制备的黑顺片和白附片。12~15为四川江油提供的黑顺片、白附片、炮附片和淡附子。结果：不同附子炮制品中乌头碱、新乌头碱、次乌头碱含量差异悬殊，表明正交实验中不同的工艺参数对样品各成分含量影响较大，不同的炮制方法对三种双酯型生物碱成分影响也不同。赵纳等[29]分别采用炒法、蒸法、胆水浸泡及混合溶液浸泡对江油附子进行炮制。采用紫外（UV）和RP-HPLC方法分别测定附子四种加工品中总生物碱和新乌头碱、乌头碱、次乌头碱等双酯型生物碱的含量。结果表明：生附子中总生物碱的含量高达5645mg/kg，炮制后生物碱含量均有不同程度的降低。蒸法20min、炒法100min炮制品含量比生附子分别减少了48.67%、58.72%，蒸法20min炮制品在四种炮制品中生物碱含量损失最小，而炒法100min炮制品在四种炮制品中生物碱含量损失最大，可能由于在炒制过程中，随着时间的延长，部分附子出现了糊化，对含量测定产生了影响。在相同的炮制时间内，蒸法炮制总生物碱含量下降的速度均比炒法炮制要快，胆水处理，混合处理炮制品含量比生附子均减少50%以上，且随着炮制时间的增加，胆水处理比混合处理的生物碱含量流失大。舒晓燕等[30]通过高压蒸煮法和微波加热法炮制附子，测定了炮制前后总生物碱、乌头碱、水浸出物和醇浸出物含量的变化。结果表明，附子经过高压蒸煮和微波炮制后，总生物碱、乌头碱含量大幅下降，水浸出物含量升高，醇浸出物含量变化较小，这两种炮制方法对附子品质有较大的影响。高压蒸煮法最佳工艺为附子在蒸汽压力为0.10MPa，温度121℃下蒸制30min；微波加热处理时应选择中火，加热4min切片厚度为3mm。王昌利等[31]通过采用蒸法和煮法，结合蒸煮时间，以分光光度法测定不同条件炮制品的附子总生物碱及酯型生物碱含量。结论：随加热时间延长，附子总生物碱含量逐渐降低，且蒸制品降低率明显小于煮制品，蒸附子和煮附子在0～4h内总生物碱含量降低率无明显差异，蒸制品在4～8h总生物碱含量降低率很小，8h后呈下降趋势，煮制品在0～12h内总生物碱呈近似直线下降，白附片总生物碱含量接近煮12h附子制品；蒸制10h附子中总生物碱含量较高，酯型生物碱含量较低。孙兰等[32]建立了高效液相色谱（HPLC）法同时测定附子中乌头碱、次乌头碱、新乌头碱、苯甲酰乌头原碱、苯甲酰次乌头原碱和苯甲酰新乌头原碱6种成分的含量，采用蒸或煮法制备黑顺片后，双酯碱含量降低，单酯碱含量明显增加。余葱葱[33]等研究了盐附子、黑顺片、白附片3种加工品的总生物碱、酯型生物碱、乌头碱、乌头次碱、新乌头碱等双酯型生物碱的含量，结果盐附子同黑顺片、白附片相比，总生物碱含量下降80%～85%，酯型生物碱下降70%～85%，乌头碱等双酯型生物碱下降90%以上，其中乌头碱下降92%以上，认为盐附子与黑顺片、白附片有显著差异，后二者差异较小。王小平等[34]分别采用江西建昌帮煨制法、樟树帮法与《中国药典》方法制备江油附子炮制品，以 HPLC 方法测定其中新乌头碱、乌头碱与次乌头碱含量，结果建昌帮煨制附子中 3 种双酯型生物碱含量的总量高于其他两种方法。李启艳等[35]采用电喷雾质谱方法（ESI－MS）分析了不同炮制方法附子中 11 种生物碱的含量，以成分的离子相对丰度与内标氢溴酸高乌甲素的相对丰度进行比较，得到其相对含量，结果江油和陕西产生附子中 3 种双酯型生物碱乌头碱、新乌头碱、次乌头碱的含量较高，明显高于附子皮和无胆熟附片（干片蒸制）、清水黑顺片、无胆熟附片（鲜片蒸制）、盐附子、无胆炮附片等炮制品，单酯型生物碱的含量低于 6 种炮制品；附子皮中双酯型生物碱的含量与炮制品相近，单酯型生物碱的含量远低于 6 种炮制品；6 种炮制品中，盐附子、清水黑顺片中，双酯型生物碱的含量明显低于生品，单酯型生物碱含量与生品相近，乌头碱和新乌头碱基本检测不到，苯甲酰乌头原碱、苯甲酰新乌头原碱、苯甲酰次乌头原碱、附子灵、尼奥灵的含量也明显低于其他炮制品，焦乌头碱的含量为零；干片蒸制无胆熟附片、鲜片蒸制无胆熟附片及无胆炮附片中的双酯型生物碱含量明显低于生品，但单酯型生物碱含量明显高于生品。

北京中医药大学炮制课题组将生附片和高压蒸制的制附片样品，采用 HPLC－MS 方法分析，结果发现生附片极性较小的双酯型生物碱成分含量较高，制附片中单酯型生物碱含量较高。根据各化合物的准分子离子峰判断其分子量，结合文献和乌头碱型生物碱的质谱裂解规律，通过分析各成分多级质谱图中的离子碎片，确定成分结构。在生附片和制附片中共初步鉴定了 48 种成分。结果见表 6－2、6－3。

表6-2　生附片中成分的名称及多级质谱数据

No.	tR	MS	MS^2	MS^3	成分中文名称	成分英文名称
1	2.3	502.4	454.3	436.1	10-羟基中乌头原碱	10-OH-mesaconine
2	3.7	486.4	436.5	404.1	中乌头原碱	mesaconine
3	5.4	500.6	450.9	418.1	乌头原碱	aconine
4	7.5	470.7	438.4	406.1	次乌头原碱	hypaconine
5	8.5	470.1	453.0	420.1	去氧中乌头原碱	deoxymesaconine◆
6	9.3	469.0	436.2	404.1	3、13-去氧乌头原碱	3,13-deoxyaconine◆
7	9.8	484.4	452.2	420.1	去氧乌头原碱	deoxyaconine
8	11.2	394.6	376.2	358.1		karakolidine
9	12.7	454.5	436.3	404.1	去氧次乌头原碱（附子灵）	fuziline
10	12.8	468.4	419.4	386.1	10-羟基焦次乌头原碱	dehydrated 10-OH-hypaconine
11	13.6	408.6	390.3	358.1		isotalatizidine
12	13.7	344.6	326.1	250.9	雪上一枝蒿甲素	bullatine A
13	15.3	394.5	376.1	358.1		chuanfumine
14	15.6	378.8	360.1	342.1		carmichaeline
15	17.2	438.7	420.4	388.1	尼奥灵	neoline
16	17.6	452.8	421.8	388.2	查斯曼宁	dehydrated hypaconine
17	17.7	590.6	541.5	508.3	中乌头次碱	14-benzoylmesaconine
18	18	378.7	360.2	342.1		karakoline
19	21.7	554.9	524.2	399.1	3、13-去氧焦乌头碱	dehydrated 3,13-deoxyaconine◆
20	22.4	604.9	555.6	522.2	乌头次碱	14-benzoylaconine
21	24.9	632.8	573.1	540.1	中乌头碱	mesaconitine◆
22	25	422.5	390.2	358.1	塔拉胺	talatizamine
23	25.3	574.5	542.6	510.3	次乌头次碱	14-benzoylhypaconine
24	26	648.8	588.7	529.1	10-羟基中乌头碱	10-OH-mesaconitine◆
25	28.7	358.4	340.2	322.0	宋果灵	songorine
26	29.6	466.2	433.0	400.2	焦去氧乌头原碱	dehydrated deoxyaconine◆
27	31.4	632.6	572.6	513.2	10-羟基次乌头碱	10-OH-hypaconitine
28	32	662.7	602.8	543.6	10-羟基乌头碱	10-OH-aconitine◆
29	37.8	646.7	586.6	526.8	乌头碱	aconitine◆
30	44.5	616.6	556.7	525.0	次乌头碱	hypaconitine
31	51.7	630.9	570.7	511.6	去氧乌头碱	deoxyaconitine◆

◆为炮制后消失的成分

表 6-3 制附片中成分的名称及多级质谱数据

No.	tR	MS	MS2	MS3	成分中文名称	英文名称
1	1.8	502.7	454.3	436.1	10-羟基中乌头原碱	10-OH-mesaconine
2	3.6	486.1	436.6	404.1	中乌头原碱	mesaconine
3	4	516.4	466.9	434.1	10-羟基乌头原碱	10-OH-aconine▲
4	5.4	500.6	450.5	418.1	乌头原碱	aconine
5	7.6	470.4	438.3	406.1	次乌头原碱	hypaconine
6	8.3	468.6	418.5	386.1	焦中乌头原碱	dehydrated mesaconine▲
7	9.8	484.9	452.4	420.1	去氧乌头原碱	deoxyaconine
8	10.8	498.4	448.3	416.1	10-羟基焦乌头原碱	dehydrated 10-OH-aconine▲
9	11.1	394.6	376.3	358.1		karakolidine
10	12.2	482.6	432.5	400.1	焦乌头原碱	dehydrated aconine▲
11	12.5	454.9	436.3	404.1	去氧次乌头原碱（附子灵）	fuziline
12	12.8	468.5	418.7	386.1	10-羟基焦次乌头原碱	dehydrated 10-OH-hypaconine
13	13.1	606.7	558.5	540.4	10-羟基中乌头次碱	14-benzoyl-10-OH-mesaconine▲
14	13.5	408.5	390.3	358.1		isotalatizidine
15	13.6	344.7	326.1	298.0	雪上一枝蒿甲素	bullatine A
16	15.5	378.4	360.1	342.1		carmichaeline
17	15.6	394.3	376.1	358.1		chuanfumine
18	15.7	360.9	253.0	210.8	欧乌头碱	napelline▲
19	17.3	438.5	420.2	388.1	尼奥灵	neoline
20	17.6	452.6	420.6	388.1	查斯曼宁	dehydrated hypaconine
21	18	590.6	542.7	508.3	中乌头次碱	14-benzoylmesaconine
22	18.1	378.8	360.1	342.1		karakoline
23	21.7	480.7	462.3	430.1	14-乙酰尼奥灵	14-acetylneoline▲
24	21.9	616.6	566.6	534.1	去氧中乌头碱	deoxymesaconitine▲
25	22.5	604.6	555.5	522.3	乌头次碱	14-benzoylaconine
26	23.6	360.6	342.2	324.0	12-表-欧乌头碱	12-epinapelline▲
27	24.9	422.7	390.3	358.1	塔拉胺	talatizamine
28	25.5	574.7	542.5	510.3	次乌头次碱	14-benzoylhypaconine
29	28.2	602.9	553.0	520.1	10-羟基焦乌头碱	dehydrated 10-OH-aconitine▲

（续表）

No.	tR	MS	MS2	MS3	成分中文名称	英文名称
30	28.5	358.5	340.1	322.0	宋果灵	songorine
31	29.5	464.9	432.4	400.1	乙酰塔拉胺	14 – acetyltalatizamine▲
32	30.5	558.8	540.6	508.2	去氧次乌头次碱	14 – benzoyl – deoxyhypaconine▲
33	31	632.8	572.5	512.3	10 – 羟基次乌头碱	10 – OH – hypaconitine
34	32.9	586.7	536.6	504.2	焦乌头碱	dehydrated aconitine▲
35	34.1	542.7	510.5	492.2	苯甲酰尼奥灵	14 – benzoylnoeline▲
36	34.3	584.7	566.6	534.2	8 – 乙酰 – 14 – 苯甲酰尼奥灵	8 – acetyl – 14 – benzoylnoeline▲
37	41.1	556.7	524.5	492.3	焦次乌头碱	dehydrated benzoylhypaconine▲
38	44.2	616.8	556.7	497.4	次乌头碱	hypaconitine
39	46.2	571.0	538.5	506.3	焦去氧乌头碱	dehydrated deoxyaconitine▲

▲为炮制后的产生的成分

对比生附片和制附片的成分组成，有22个成分在生、制附片共有，生附片含有炮制后没有检测到的成分有9个，分别是去氧乌头碱、乌头碱、10 – 羟基乌头碱、焦去氧乌头原碱、10 – 羟基中乌头碱、中乌头碱、3，13 – 去氧焦乌头碱、3，13 – 去氧乌头原碱、去氧中乌头原碱，其中去氧乌头碱、乌头碱、10 – 羟基乌头碱、10 – 羟基中乌头碱、中乌头碱都为双酯型生物碱，结构不稳定，在炮制过程中易分解，在制附片中没有检测到，而次乌头碱相对较稳定，在制附片中仍然存在。制附片中有17个成分是炮制后新产生的，分别是焦去氧乌头碱、焦次乌头碱、8 – 乙酰 – 14 – 苯甲酰尼奥灵、苯甲酰尼奥灵、焦乌头碱、去氧次乌头次碱、乙酰塔拉胺、10 – 羟基焦乌头碱、12 – 表 – 欧乌头碱、去氧中乌头碱、14 – 乙酰尼奥灵、欧乌头碱、10 – 羟基中乌头次碱、焦中乌头原碱、10 – 羟基乌头原碱，其中焦去氧乌头碱、焦次乌头碱、焦乌头碱、去氧次乌头次碱、10 – 羟基焦乌头碱、10 – 羟基中乌头次碱、焦中乌头原碱、10－羟基乌头原碱等8种成分为炮制过程中的分解或水解成分，其他成分是否由于炮制过程产生还无法确定。

二、炮制对其他类成分的影响

（一）炮制对多糖类成分的影响

文献报道[36]采用蒽酮比色法测定了不同炮制方法附子中的可溶性多糖的含量，结果采用水、盐水、胆巴水、混合溶液等不同的溶液浸泡后，可溶性多糖均大幅度减少，随着浸泡时间延长，前6天含量减低明显，第6天后下降趋势近于平缓。随着浸泡温度的增加，可溶性多糖的含量整体呈下降趋势。采用炒法、高压蒸、煮法、微波法炮制附子，随着加热时间的延长，可溶性糖的含量呈总体下降趋势，炮制终点分别占生附子中可溶性糖含量的46%、95%、77%、75%。采用高压蒸法时，含量变化较小，可以最大限度地保持可溶性糖的品质状况。制备成盐附子、白附片、黑顺片的过程中，不同的炮制工艺可溶性糖的含量下降程度不同。

（二）炮制对无机成分的影响

顾永祚等[37]采用ICP－AES法测定了生附子、白附片、黑顺片、盐附子、黄附片样品的无机元素，炮制后浓度增加的是Cu、Cr、V、Ni（白附片除外），而以Sr的增加量最为显著；以盐附子Ca量增加最多，达2个数量级。炮制后浓度降低的元素是Zn、Fe、Mn、Cd、Pb、Al、Ba、P，其中Pb和Al的降低极为显著。卢竞等[38]采用ICP－AES法测定了四川三骐药业有限公司的生附子、白附片、黑顺片、盐附子、黄附片样品的无机元素，结果炮制后磷与铁的浓度降低，硫与钙的浓度增大。寇兴明等[12]采用硝酸－高氯酸湿法消解，FAAS法测定中药附子炮制前后铜、锌、铁、锰、铬，GF－AAS法测定镍、镉、铅，并用冷原子吸收法测定痕量汞，结果铜、铬和镍含量增加，铁、锌、镉和铅含量降低，汞含量极微、变化不大，并且低于世界土壤汞的背景值。张彩霞等[39]采用火焰原子吸收法测定了附子不同炮制品的微量元素含量，结果 Cu 的含量顺序为盐附子 > 白附片 > 黑顺片，Fe 的含量顺序为黑顺片 > 盐附子 > 白附片，Mg 的含量顺序为盐附子 > 黑顺片 > 白附片，Zn 的含量顺序为白附片 > 盐附子 > 黑顺片，Ca 的含量顺序为白附片 > 盐附子 > 黑顺片。从以上附子不同的炮制方法元素的变化研究可见，实验结果不一致，这可能与药材的产地、采集、炮制方法、粉碎等样品处理过程、测定方法等不同有关，应该采用规范化的炮制方法，进行规范化、系统化的研究，建立科学的标准。

（三）炮制对尿嘧啶含量的影响

赵宏峰等[40]建立了附子中尿嘧啶的含量测定方法，结果显示盐附子含量为 0.172mg · g^{-1}，白附片为 0.219mg · g^{-1}，黑顺片为 0.242mg · g^{-1}。

三、不同辅料炮制附子对毒性和强心成分的影响

刘海学等[41]研究不同药性辅料炮制附子对其毒性和强心成分的影响。附子购于天津中新药业集团股份有限公司药材分公司，经鉴定为毛茛科植物乌头的干燥子根加工品。每份样品取净生附子 400g，软化后切厚片，加 10% 辅料拌匀，按不同的加热方式加热至规定时间后取出，阴干。各样品粉碎过 40 目筛，备用。以附子中毒性成分乌头碱、强心成分尿嘧啶为评价指标，用正交实验设计法考察炮制工艺各因素对乌头碱和尿嘧啶的影响。兼顾乌头碱和尿嘧啶的综合效应，运用正交实验的方差分析，优选出附子炮制的最佳工艺为：加 10% 的甘草汁、10% 的姜汁蒸制 90min。本工艺体现了不同药性的辅料炮制附子对其毒性和强心成分的影响。说明附子中乌头碱和尿嘧啶的含量受炮制所用辅料、加热时间及加热方式影响较大。由实验结果可知，加热时间、加热方式和辅料的应用均能显著降

低附子的毒性成分乌头碱的含量，以加热时间最为显著，说明附子采用加热方法降低毒性的合理性。附子经甘草汁、姜汁炮制后其毒性成分乌头碱的含量降低的同时，其尿嘧啶的含量比其他未用这两种辅料的制附子要高，表明辅料的作用不仅降低附子毒性，还增强了附子的强心作用，这与传统中医药理论对甘草及姜的解毒增效作用的认识相一致。此二药一寒一热，一甘一辛，归经有异，药效不同，却都能对附子起到减毒增效作用。

四、乌头碱型生物碱的模拟炮制研究

中药发挥作用的药效成分复杂，在炮制过程中发生成分的水解、分解、结合等反应，而且所含其他成分也会与药效毒性成分之间发生反应或者影响其反应的过程，通过单体成分或成分群在模拟饮片的炮制条件下炮制，可以将复杂问题简单化，研究简单环境下的反应规律后，逐步扩展到饮片的整体炮制，明确炮制过程中成分变化规律，为明晰饮片炮制机制提供依据。

黄勤安等[42]以 HPLC - MS 分析乌头碱主要水解产物，将乌头碱单体置纯水中，密封加热 8、12、16、20、24h，水解液碱化萃取，进一步采用中性氧化铝柱色谱分离，得到主要水解产物。鉴定主要水解成分峰为苯甲酰乌头原碱和乌头原碱。水解 20h，苯甲酰乌头原碱的转化率最高，证明双酯型的乌头碱可水解转化为单酯型乌头碱和乌头原碱；在控制条件下，苯甲酰乌头原碱为主要水解产物。谭鹏等[43]通过高效液相色谱 - 质谱/质谱（HPLC - MS^n）结合量子化学计算发现乌头碱的新水解产物，HPLC - MSn 方法采用梯度洗脱，质谱用正离子模式。采用密度泛函方法，在 B3LYP/6 - 31G（d）水平上，对可能的产物结构进行计算。通过 HPLC - MSn 的检测发现乌头碱水解产生分子离子峰为 482 的化合物，推测结构为脱水乌头原碱，量子化学计算结果只有 C_8 位和 C_{15} 位发生消除反应的产物得到了最低能量构象，分析推测分子离子峰为482的化合物，为C_{15}位羰基的脱水乌头原碱。该实验首次发现乌头碱加热水解生成脱水乌头原碱，并推测了乌头碱水解的两条新水解途径。通过模拟炮制研究发现乌头碱在水中加热不同时间可生成多种产物，苯甲酰乌头原碱是主要产物，但是与乌头碱的变化趋势并不呈相关关系，炮制的过程中存在成分的相互转化和反应平衡，随着时间的延长，产物逐渐减少。液质联用确定了反应产物中有苯甲酰乌头原碱、焦乌头碱、乌头原碱。次乌头碱在水中分解速度较乌头碱慢，苯甲酰次乌头原碱是主要产物，但是二者的变化趋势并不呈比例关系，苯甲酰次乌头原碱生成速度和分解速度有差异，呈现逐渐减速增加再降低的趋势。质谱分析发现了次乌头碱、焦次乌头碱、次乌头原碱和脱水次乌头原碱等4种水解和分解产物。

乌头碱在稀乙醇中加热不同时间的分解速度和在水中类似，分解较快，产生多种产物，在炮制的过程中存在反应平衡。质谱研究鉴定了5种反应产物，其中8－乙氧基－14－苯甲酰基乌头原碱和8－乙酰基－14－乙氧基乌头原碱两种醇解产物为乌头碱与乙醇反应的特征产物。中乌头碱在稀乙醇中加热不同时间与乌头碱有类似的反应发生。质谱鉴定了5种成分，其中8－乙氧基－14－苯甲酰基中乌头原碱和8－乙酰基－14－乙氧基中乌头原碱两种醇解产物为中乌头碱与乙醇反应的特征产物。这些醇解产物的发现为附子等乌头属有毒中药加酒炮制或制备药酒的研究提供了参考。

乌头碱在甲醇中加热不同时间产生新成分，液质联用结果表明在甲醇中通过加热主要发生醇解反应，生成8－甲氧基－14－苯甲酰基乌头原碱，是乌头碱与甲醇反应的特征产物。次乌头碱在甲醇和水加热样品中检测到8－甲氧基－14－苯甲酰基次乌头原碱和8－甲氧基次乌头原碱两种醇解产物。这些醇解产物的发现为附子等乌头属有毒中药在含量测定等研究中溶剂的选择提供了依据。

综上所述，附子含有多种化学成分，主要的药效和毒性成分是二萜类生物碱，乌头碱等双酯型生物碱成分本身不稳定，炮制可使成分发生变化，变化规律较复杂，存在多级反应和成分的相互转化。但炮制后生物碱成分的转化及含量增减与毒性和药效有什么关系？不同炮制品的各类成分的组成及含量差异与功效有何关系？如何控制附子中所含成分的组分及其含量等还有待深入研究。随着现代科技水平的提高，可以检测的成分越来越多，应在成分模拟炮制和饮片炮制前后成分变化规律研究的基础上，结合成分的药效、毒性，及成分之间的相互作用，深入阐明附子的炮制原理，解释不同炮制品临床功效不同的原因，建立炮制过程控制的指标和方法，通过规范炮制工艺，生产出质量稳定可控的附子饮片，制订相应的饮片质量标准，确保毒性中药附子在临床应用的安全和有效。

第三节　药理毒理及体内代谢研究

附子性味辛、甘，大热；有毒。归心、肾、脾经。具有回阳救逆，补火助阳，散寒止痛的功效。心肾阳衰证所见的四肢厥冷，脉微欲绝，与现代医学的休克相似，所以附子回阳救逆之功效主要是以强心抗休克作用为基础。抗心律失常、保护心肌作用、对血流动力学的影响等也与之有关；补火助阳与温阳及肾脏保护作用、抗衰老作用、调节免疫作用有关；散寒止痛的功效与抗炎镇痛作用有关。下面分别简述附子及其有效部位、单体成分的药理毒理作用。

一、药理研究

（一）附子的药理研究

附子的功效与多种药理作用相关，下面将附子各种加工炮制品的水煎液等提取物的药理作用综述如下。

1. 回阳救逆

（1）强心：2.5%或5%的熟附片煎剂0.1ml，对离体蛙心均显示强心作用，尤其在心功能不全时，作用更为显著。强心阳性率为80%～90%，心肌收缩曲线的振幅明显增加。当浓度增至20%时，则出现严重中毒反应，使心跳停止。生附子浸出液，无论煎煮与否，对体外蟾蜍心脏均有强心作用，但未经煎煮之浸出液可致心律不齐和心搏停止，对心肌呈明显毒性反应；其久煎液的毒性则大为减弱，而强心作用则仍较明显。目前初步确认，附子中的去甲乌药碱、去甲猪毛菜碱及氯化甲基多巴胺为强心有效成分，与钙、镁无关[44]。陈长勋[45]等观察到口服附子粗制剂（熟附片水煎液）后动物血清有明显增强心肌收缩力和加快心肌收缩速度的作用，给药2h后血清作用达高峰。给药后60～120min所取动物血清均显示有强心作用，实验还证明附子在加强心肌收缩力的同时加快心肌收缩的速度。

（2）抗心律失常作用：张梅等[46]对附子抗心律失常有效组分的研究结果表明，附子（黑附片）正丁醇提取物、乙醇提取物及水提物均对氯仿所致小鼠室颤有预防作用，其中尤以水提物作用最为明显。其抗心律失常有效部位在极性较大部分，尤其是水提醇沉后溶液效果最佳。

（3）保护心肌作用：石山等[47]研究中药附子对麻醉犬急性心肌缺血、左室功能和血流动力学的影响，发现附子有保护缺血心肌，缩小心肌缺血损伤范围的作用，由于既能增加缺血心肌氧的供应，又能降低心肌的耗氧量，从而改善了心肌氧的供求平衡。

（4）对血管和血压的影响：附子小剂量使血压上升，大剂量先降后升，但能明显升高清醒犬和心衰猫的血压，其活性成分为棍掌碱[44]。郑可耀等[48]观察川附子浸煮液（生附子水煎液，相当生药40%）及提取物801（川乌头子根的提取物，相当生药500%）对麻醉开胸狗心脏血流动力学的影响：两药都显著增加左心室收缩压（LVSP）、左心室内压上升/下降速率峰值（$\pm dp/dt_{max}$）和心肌收缩成分缩短速率（VCE - cpip），缩短左心室开始收缩的起点到左心室上升速率峰值（dp/dt_{max}）所用时间（$t - dp/dt_{max}$）。两药比较，附子浸煮液为强。两药都稍加快心率（HR）和增加心输出量（CO），801还增加心搏指数（SI）。它们增强心肌收缩性能和加快HR（心率）的作用可被心得安（普萘洛尔）对抗，提示以上作用和兴奋心脏β1受体有关。附子浸煮液以升压为主，801倾向于降压；前者增加总外周血管阻力（TPVR），后者则降低之；前者显著增加总室作功指数（LVWI），后者增加不明显；两药都增加股动脉血流量（FAF）。顾科民等[49]观察川附子水浸液（煮2小时）对麻醉猫的血压效应：较低剂量时仅致降压，较高剂量时则可引起短暂降压、随即升压、最后较长时间地降压的三相效应；在降压效应和升压效应间似有相互拮抗和掩盖的现象。通过实验分析，升压效应系直接激动了血管上的α受体所致；降压效应则与M受体、β^2受体等的被激动有关。王胜林等[50]研究附子水煎液对慢性心力衰竭大鼠血流动力学、血浆血管紧张素（Ang）、醛固酮（ALD）及左室重构的影响，结果显示：附子和地高辛均可改善血流动力学，主要改善心脏收缩功能，附子大剂量组优于附子小剂量组和地高辛组，附子小剂量组与地高辛组无明显差异。附子可抑制循环肾素-血管紧张素-醛固酮系统（RAAS），地高辛无抑制循环RAAS系统的作用。附子和地高辛均未能显著降低左室重量指数，附子大剂量可以显著升高左室重量指数。附子和地高辛均未能减少梗死膨展和左室扩张。表明附子可以显著增强慢性心力衰竭心脏收缩力，具有明显的量效关系；附子可抑制循环RAAS系统；附子大剂量可能有加剧左室重构的作用。张团校等[51]采用家兔离体肺动脉平滑肌标本，以去甲肾上腺素（NA）预收缩肺动脉后，给予不同剂量的附子观察其张力变化，结果表明附子对血管环静息张力无明显影响，但不同剂量的附子可使

10^{-6} mol/LNA 预收缩血管产生明显舒张（r = 0.71，$P < 0.001$）。附子水煎剂对肺动脉的舒张作用是内皮依赖性，与内皮细胞释放的一氧化氮（NO）有关，而与平滑肌细胞膜上的受体依赖性 Ca^{2+} 通道和电压依赖性 Ca^{2+} 无关。

（5）抗休克：附子及其附方制剂如参附汤、四逆汤对失血性休克、内毒素性休克、心源性休克及肠系膜上动脉夹闭性休克等均能提高平均动脉压、延长其存活时间及存活百分率。对内毒素休克犬能明显改善每搏输出量、心输出量和心脏指数。对缺氧性、血栓闭塞性休克等亦有明显保护作用。抗休克的有效成分除与其强心的有效成分去甲乌药碱相关外，去甲猪毛菜碱对β受体和α受体均有兴奋作用，能兴奋心脏，加快心率，收缩血管，升高血压；氯化甲基多巴胺为α受体激动剂，亦有强心升压作用。由此可见，附子的抗休克作用，与其强心、收缩血管、升高血压以及扩张血管，改善循环等作用有关[52]。

2. 补火助阳

（1）温阳及肾脏保护作用：范建萍等[53]观察附子对两种不同慢性肾病模型小鼠乳酸代谢的影响，探讨附子的温阳、肾脏保护作用及与乳酸酸中毒的关系。结果显示：附子水煎液能显著降低两种肾病模型小鼠的血清尿素氮、乳酸含量、乳酸脱氢酶活性及左肾系数，显著提高精子数及肾脏蛋白含量；显著降低关木通模型小鼠的肝脏乳酸含量、肾脏的乳酸含量和乳酸脱氢酶活性，显著增加肾脏蛋白含量；显著增加腺嘌呤模型小鼠肾脏、睾丸的乳酸含量，提高肝脏、睾丸乳酸脱氢酶活性，降低肾脏乳酸脱氢酶活性及睾丸蛋白含量。附子剂量与药效呈一定的正相关性。结论：两种肾病模型均存在不同程度的乳酸酸中毒。附子对关木通致慢性马兜铃酸肾病的肾脏酸中毒的纠正情况最明显；而腺嘌呤致慢性肾衰模型虽血清乳酸含量显著升高，但肝、肾、睾丸中均未出现乳酸蓄积，相反，肾脏、睾丸中乳酸含量有所降低，附子也能使该模型小鼠的肝、肾乳酸含量和乳酸脱氢酶活性趋于正常值，提示附子的温阳、肾脏保护作用与调节乳酸代谢有关。

（2）调节免疫作用：白细胞介素-2（IL-2）及其受体系统能调控一系列的细胞免疫反应和B细胞反应，是机体内一种重要的广谱免疫调节剂。陈玉春等[54]通过研究参附汤及其单味中药附子、人参水煎液对小鼠脾淋巴细胞产生IL-2的影响来探讨其免疫调节作用机理。结果表明无论用cpm或Gl表达，附子能显著刺激小鼠脾淋巴细胞分泌IL-2，并可能与其促进细胞代谢功能的药理特性有关。提示附子有通过刺激IL-2分泌来参与调节机体免疫功能的作用。董群[55]等在其实验研究中发现，附子（炮、去皮脐）水煎液对阳虚小鼠免疫功能的影响，表现为增强脾细胞产生抗体、脾细胞对刀豆蛋白A（ConA）的增殖反应的作用与芪附汤相近，提示附子有明显增强抗体产生的作用。董淳[56]等研究结果表明，附子水煎液能促进免疫抑制小鼠脾细胞产生抗体。

（3）抗衰老作用：张涛等[57]研究结果显示，附子水煎液能提高老年大鼠血清总抗氧化能力（TAA）及红细胞超氧化物歧化酶（SOD）的活性，降低脑组织脂褐素（LPF）和肝组织丙二醛（MDA）含量，增加心肌组织Na^+-K^+-ATP酶的活性，还可改善肝细胞膜脂流动性（LFU）。实验证实附子可显著增加老龄大鼠抗氧化酶活性和总抗氧化能力，降低自由基代谢产物的含量，提高组织膜中酶的活性，改善细胞膜脂的流动性，表明附子可提高机体抗自由基能力，减少脂质过氧化，从而保护细胞膜的完整和功能，起到延缓衰老的作用。

3. 散寒止痛

（1）抗炎：张宏等[58]采用弗氏完全佐剂复制免疫佐剂性关节炎模型，应用蛋白质芯片技术，观察当年采收四川江油产生附子水煎液对模型大鼠血清细胞因子活性水平的影响。结果表明附子能明显减轻大鼠原发性和继发性足跖肿胀，有显著的抗免疫佐剂性关节炎作用，附子抗炎作用机制为增加下丘脑促肾上腺皮质激素释放激素（CRH）含量，促进肾上腺皮质激素（ACTH）的分泌和释放，通过下丘脑垂体肾上腺（HPA）轴增加肾上腺皮质激素分泌，下调机体免疫细胞分泌细胞因子的水平。

（2）镇痛：徐红萌[59]实验发现附子通过k－阿片受体介导，对神经病理性疼痛大鼠产生镇痛作用。邓家刚等[60]研究结果显示：附子水煎醇沉液LD_{50}为31.24g/kg。附子对热板致痛的镇痛作用与模型组比较无明显差异；附子对冰醋酸致痛的小鼠有明显镇痛作用，且在0.75～6g/kg剂量范围内呈明显剂量依赖性，剂量与扭体抑制率之间线性方程为：$Y=0.0696X+0.2222$，$r=0.8301$。表明附子仅在0.75～6g/kg剂量范围内与其镇痛作用存在正相关性。

4. 其他药理作用

（1）局麻：附子能刺激局部皮肤，使皮肤、黏膜的感觉神经末梢呈兴奋现象，产生瘙痒和灼热感，继之麻醉，丧失知觉[52]。

（2）对正常动物生理指标的影响：灌胃给予25g生药/kg附子水煎液，可使从正常体征中选出的寒性体质大鼠体温趋于平缓[61]。采用氧弹热量计法，与空白对照组、干姜组、黄连组比较，灌胃给予0.075g生药/ml，3周，附子组大鼠的摄入能、消化能、可代谢能升高明显（$P<0.05$），认为附子对实验动物的能量代谢有一定的促进作用[62]。灌胃给予10.5g生药/kg，附子能显著升高大鼠骨骼肌Na^+-K^+－ATP酶、Ca^{2+}－ATP酶、琥珀酸脱氢酶（SDH）活性，明显降低肌糖原含量；明显降低解耦联蛋白3（UCP3）mRNA的表达量。认为热性中药可能通过促进肌糖原的分解、增加SDH酶的活性、减少UCP3mRNA表达、减少骨骼肌产热从而产生更多ATP，通过增加Na^+-K^+－ATP酶和Ca^{2+}－ATP酶活性而增加ATP的消耗，起到促进骨骼肌能量代谢的作用[63]。由上述研究情况可知，附子对正常实验动物的体温具有调节作用，尤其是对于体

温偏低的正常实验动物有升高体温使其趋于正常的作用，对正常动物能量代谢有促进作用。高娜等[64]采用反相高效液相色谱（HPLC）技术，探讨中药附子水煎剂对正常大鼠肝组织中三磷腺苷（ATP），二磷酸腺苷（ADP）及一磷酸腺苷（AMP）含量及其对能荷（EC）水平的影响。结果表明附子给药组大鼠较对照组大鼠肝脏中ATP含量提高了70.3%，具有极显著性差异（$P<0.01$），ADP、AMP的含量2组间无明显变化，总腺苷酸库、EC水平附子给药组与对照组比亦显著性升高（$P<0.05$）。可见热性中药附子可以增加机体能量储备，能显著提高机体肝组织的ATP含量和EC水平，起到影响肝脏能量代谢的作用。

（3）对药物代谢的影响　薛春苗等[65]探讨辛热药附子水煎液对正常大鼠药物代谢酶细胞色素P450－A（CYP－A）和谷胱甘肽转移酶（GST）活性的影响。结果：与正常组比，附子组大鼠肝微粒体CYP－A和GST活性显著升高（$P<0.01$），而小肠微粒体CYP－A活性变化不明显，血浆GST活性有下降趋势。认为附子能明显升高大鼠肝脏CYP－A和GST活性，可能是其辛热药性表达的生物学基础之一。

（二）附子有效部位的药理研究

1. 附子除去生物碱的水溶性部位的药理研究

（1）抗休克：周远鹏等[66]以平均主动脉压力（BP）、心率（HR）、左心室收缩压力（LVP）、左心室压力上升最大速率（LVdp/dtmax）及生存时间为指标，观察了附子（白附片）水溶部分对内毒素休克的治疗作用，给内毒素引起休克的猫静脉滴注附子水溶部分2mg/kg/min或一次给予30mg/kg，能明显对抗BP、LVP和LVdp/dtmax的降低，心率的减慢并延长生存时间。表明其对内毒素引起的休克有治疗作用。

（2）抗心律失常：周远鹏等[67]研究结果表明，附子水溶部分静注（Iv）、口服（po）、十二指肠给药均能预防和治疗乌头碱（Ac）诱发大鼠的心律失常，且作用强度随剂量增加而加强。Iv、十二指肠给药或 po 附子水溶部分能特异性地对抗 Ac 诱发的心律失常，而对哇巴因（毒毛花苷）、氯仿所致的心律失常无效。也就是说致心律失常物质和抗心律失常物质均存在于附子中。有意义的是在同一植物中同时存在引起和对抗心律失常的物质。实验证明附子中抗心律失常的物质并非 Mg^{2+} 等无机离子，是否与强心成分属同类物质，尚需进一步探讨。

2. 附子多糖的药理研究

（1）免疫作用：李发胜等[68]从白附子片中提取出多糖，并对其免疫活性进行初步研究。结果表明：中剂量实验组绵阳红细胞（SRBC）抗体生成水平（$P<0.05$）和卵清抗体生成水平显著高于对照组（$P<0.01$），而低、高剂量附子多糖对小鼠的免疫应答水平没有统计学意义，说明附子多糖对小鼠免疫应答水平呈现出剂量依赖性，表明附子多糖对正常小鼠机体免疫有增强作用。苗智慧等[69]观察附子（黑附子）酸性多糖对环磷酰胺所致免疫低下小鼠免疫功能的影响。发现附子酸性多糖可以显著提高免疫低下小鼠体液免疫和细胞免疫功能，并可减轻由于环磷酰胺引起的白细胞降低，具有减轻化疗药的毒副作用，且不同给药途径可影响其疗效。通过腹腔注射途径可以得到更好的增强免疫功能的效果，这与其所做的附子多糖抗肿瘤实验研究的结果一致。

（2）抗肿瘤作用：董兰凤等[70]研究结果显示黑附子粗多糖和酸性多糖对 H_{22} 荷瘤小鼠肿瘤有显著的抑瘤作用，灌胃给药的抑瘤率分别为 45.30% 和 59.36%（$P<0.01$），腹腔给药的抑瘤率分别为 49.65% 和 69.28%（$P<0.01$）。两种多糖对 S_{180} 荷瘤小鼠肿瘤也有较显著的抑制作用。附子多糖对 S_{180} 和 H_{22} 荷瘤小鼠有延长存活时间的作用（$P<0.05$ 或 $P<0.01$）。两种多糖均明显增大了小鼠脾脏的重量（$P<0.01$），提高了荷瘤小鼠的淋巴细胞转化能力（$P<0.05$）和 *NK* 细胞活性（$P<0.01$），提高了抑癌基因 P_{53} 和脂肪酸合成酶（Fas）的表

达（$P<0.01$），并且提高了肿瘤细胞凋亡率（$P<0.01$）。表明附子粗多糖和酸性多糖有显著的抑瘤作用，其作用机制主要是增强机体的细胞免疫功能，诱导肿瘤细胞凋亡和调节癌基因的表达。董兰凤等[71]观察结果表明阿霉素蛋白磁微球靶向治疗或与附子多糖有共同作用，均可显著减小荷瘤小鼠的瘤重；提高自然杀伤细胞（NK）活性和淋巴细胞转化率，减小肿瘤细胞的增殖指数，提高肿瘤细胞凋亡率及 FAS、FASL 的表达，增加脾脏淋巴细胞白细胞介素 -2（IL2）及白细胞介素 -12（IL12）的表达。阿霉素蛋白磁微球联合磁场靶向治疗可以增强抗肿瘤作用，降低副作用；附子多糖能增强阿霉素蛋白磁微球靶向治疗的抗肿瘤作用，其抗肿瘤协同作用主要是通过提高机体的免疫功能实现的。彭文珍等[72]从川产附子里提取了附子多糖，并制备成静脉注射液，开展附子多糖对人早幼粒白血病细胞株 HL -60 诱导分化的研究，发现附子多糖作用后的 HL -60 细胞分叶核与杆状核细胞及晚幼粒细胞增多，氮蓝四唑（NBT）还原能力增强，细胞内髓过氧化酶（MPO）增加而中性粒细胞碱性磷酸酶（NAP）无明显变化，细胞膜分化抗原 CD11b 上升而 CD33 下降。提示附子多糖对 HL -60 细胞有诱导分化作用，且诱导 HL -60 细胞向粒细胞方向分化，为临床应用附子治疗恶性肿瘤寻找现代医学的理论依据。

（3）对心脏的作用：刘颖和纪超[73]观察附子多糖后处理对缺氧复氧心肌细胞的保护，并以锰超氧化物歧化酶（MnSOD）表达为着眼点，探讨其作用机制。结果：与缺氧/复氧组相比较，给予 10mg/ml 浓度的附子多糖后处理可以有效保护线粒体膜电位的稳定，促进细胞凋亡蛋白质（Bcl -2）mRNA 的表达，抑制心肌细胞凋亡的发生。附子多糖可有效促进 MnSOD 基因表达和增加 MnSOD 的活性，并呈一定的浓度依赖性。说明附子多糖后处理对缺氧/复氧后心肌细胞具有保护作用，其机制可能与附子多糖促进锰超氧化物歧化酶的表达合成，保护线粒体，抑制细胞凋亡有关。

（4）抗疲劳作用：刘古锋等[74]研究表明，附子多糖能够通过提高小鼠机体抗氧化酶的活性，对抗力竭游泳引起的脂质过氧化反应，从而提高小鼠的运动能力，对抗运动性疲劳的产生。

（5）降低胆固醇的作用：周芩等[75]探讨附子多糖（FPS）预防高胆固醇血症的作用及其对肝脏胆固醇 7α－羟化酶（CYP7α－1）表达的影响。结果表明附子多糖具有明显的降血胆固醇作用，其机制与上调 CYP7α－1 mRNA 及蛋白水平和下调大鼠肝脏 HMG－CoA 还原酶 mRNA 水平有关。附子多糖还能抑制高食诱性胆固醇血症大鼠血清中总胆固醇（TC）和低密度脂蛋白胆固醇（LDL－C）的水平，抑制肝细胞脂肪变性，上调高胆固醇大鼠肝脏低密度值蛋白受体（LDL－R）的 mRNA 水平和蛋白表达，具有明显的降血胆固醇作用，其机制与上调大鼠肝脏 LDL－R 的基因水平、蛋白表达以及受体的活性有关[76]。在对脂肪细胞毒副作用较小的基础上，附子多糖可促进 3T3－L1 脂肪细胞对葡萄糖的消耗并促进胰岛素抵抗模型脂肪细胞对 3H－葡萄糖的摄取[77]。

3. 附子乙酸乙酯提取物的药理研究

刘一洋等[78]观察中药附子乙酸乙酯提取物与附子水煎液对虚寒模型大鼠能量代谢的影响。结果与空白组比较，模型组丙酮酸（PA）含量、$Na^{+}-K^{+}$－ATP 酶、$Ca^{2+}-Mg^{2+}$－ATP 酶活力降低；与模型组比较，两个给药组 PA 含量升高；与对照组比较，治疗组乳酸脱羟酶（LDH）含量、PA 含量、$Na^{+}-K^{+}$－ATP 酶活力升高，差异均有统计学意义（$P<0.05$）。

4. 附子总生物碱的药理研究

李劲平等[79]探讨从黑顺片中提取得到的附子总生物碱对缺血心肌蛋白质组的影响。结果表明附子总生物碱可调节缺血心肌的能量代谢、信号传导、功能、细胞修复和抗氧自由基损伤等多组相关蛋白的表达，具有良好的保护缺血心肌作用。

（三）附子主要成分的药理研究

1. 去甲乌药碱

（1）强心作用：附子的强心成分早期研究认为是乌头碱等成分的分解产物及其非生物碱成分的综合作用，但乌头碱在不引起心律失常的剂量下证明无明显的增强心肌收缩力以及减慢心收缩频率、降压作用，其他化合物则有降压和抑制心肌收缩力作用。研究表明，附子中提取的去甲乌药碱是附子强心的主要有效成分，中国医学科学院药物研究所于1975年通过化学反应成功地合成了此药。去甲乌药碱可使衰竭心脏收缩幅度恢复正常。其正性肌力作用显著，在浓度降低至10～9g/ml时，对蟾蜍离体心脏仍有强心作用，该成分对离体和在体心脏，正常和衰竭心脏，均具有明显的强心作用，其强心作用与兴奋β受体有关[52]。刘文化等[80]用静脉滴注去甲乌药碱盐酸盐（DMC），可使豚鼠正常心脏的收缩力明显加强，并能加强离体豚鼠衰竭心脏的收缩力。

（2）对血管和血压的影响：刘秀杰等[81]观察到去甲乌药碱和多巴酚丁胺均可加快心率，增加心输出量、心肌耗氧量和冠状动脉血流量，并呈剂量依赖性。另外，去甲乌药碱对收缩压影响不大，舒张压呈下降趋势。初步的动物结果表明，去甲乌药碱可望成为一种新型的心脏负荷药。郑英丽[82]等应用盐酸去甲乌药碱和多巴酚丁胺负荷试验放射性核素心肌显像，检测冠心病的敏感性均为92%，而盐酸去甲乌药碱和多巴酚丁胺负荷显像之间图像评分有很高的一致性（kappa = 0.849，$P < 0.0001$）。表明盐酸去甲乌药碱可用于药物负荷试验心肌灌注显像检测冠状动脉狭窄和心肌缺血。杜延荣等[83]研究盐酸去甲乌药碱（防治心绞痛药）注射液在健康人体的耐受性。结果表明盐酸去甲乌药碱可使心率加快，收缩压略升，舒张压略降；对神经系统及消化道的影响较小；停药后，作用消失较快。认为本品可使心率加快，不良反应轻，耐受性良好。张正等[84]探讨去甲乌药碱（HG）能否用作心脏负荷试验用药以及

安全性与耐受性，并与多巴酚丁胺（DB）进行血流动力学作用比较。结果：HG及DB的给药过程中，心率（HR）、心脏耗氧量（MOC）、心输出量（CO）及冠状动脉血流量（CBF）均随药物输注剂量的增加而升高。HG输注过程中收缩压（SBP）变化不明显，而舒张压（DBP）有轻度下降。HR的增加则出现早而且上升快。在整个血流动力学实验中，除个别犬偶发室性早搏外，未见心电图（ECG）异常。实验中无动物死亡。研究结果表明：静脉输注HG可以使心脏产生明显的正力性和正时性效应，同时伴有轻度的DBP下降，但没有其他严重副作用发生。

（3）对神经内分泌系统的作用：易宁育等[85]用^{3}H－QNB测定甲状腺功能减退（甲减）模型小鼠脑M受体的最大结合位点数（RT值），实验结果：脑M受体RT较正常动物显著升高，去甲乌药碱（DMC）能降低甲减动物异常升高的脑M受体RT值。体外实验证明，DMC不是通过与M受体直接结合而产生疗效的激动剂或拮抗剂。在此基础上，又用M受体选择性烷化剂BCM将脑内原有受体不可逆地阻断，用^{3}H－QNB测定新生受体的时相变化，通过数学模型运算，得到脑M受体的生成速率（Pr）和降解速率常数（Kd）。结果表明，甲减用药组的Pr和Kd均比甲减组快，并且Kd加速占优势。即DMC能调整脑M受体的代谢，使其RT值在一个较低水平上达到新的稳态。本结果说明DMC，不仅具有与附子、肉桂相似的疗效，而且通过相似的作用机制产生疗效，即DMC是附子发挥温阳作用的有效成分之一。向荣等[86－87]用去甲乌药碱（DMC）较小剂量〔0.5mg（kg・d）〕慢性给药3～4周，能重现附子、肉桂对小鼠心肌β肾上腺素受体密度的上调作用。受体分子代谢动力学实验表明，该作用和促进受体分子生成有关，可能是小剂量附子温阳作用的主要机理。以血浆环磷酸腺苷（cAMP）峰值为指标，该剂量有轻度激动剂作用，但与异丙基肾上腺素既无协同又无拮抗。竞争抑制实验也表明，相当于该剂量血药浓度的DMC仅占领受体的很小部分。提示DMC可能通过其他途径促进β受体的生成。对附子有效成分去甲乌药碱（DMC）的药理作用以及与肾上腺素β受体（β-AR）的关系的研究表明，0.5mg/kg DMC可使正常小鼠心肌β-AR轻度上调，与异丙肾上腺素（ISO）相比，DMC能轻度激动cAMP，使其血浆含量升高，升高的峰值时间在10min左右。DMC的最小激动量为0.5mg/kg，最大激动量为5mg/kg。DMC可抑制125I-PIN与β-AR结合，与心得安（普萘洛尔）比较，抑制浓度大4～5个数量级。与ISO合并用药观察血浆cAMP浓度变化提示，0.5mg/kg DMC与小剂量（0.1mg/kg）和较大剂量（1mg/kg）的ISO合用时，既无协同作用，也未见拮抗作用。

（4）抗心律失常：消旋去甲乌药碱是从附子中分离出来夹杂粗品的有效成分，具有水溶性，将其稀释为1/10亿仍有活性，遇酸稳定，遇碱则失去活性。去甲乌药碱对异搏定（维拉帕米）所致小鼠缓慢型心律失常有显著的防治作用，能改善房室传导，加快心率，恢复窦性心率。于凤霞等[88]研究结果表明窦房结功能正常组和窦房结功能受损（SND）组在给予消旋去甲乌药碱后，窦房结恢复时间（SNRT）、校正窦房结恢复时间（CSNRT）、总窦房传导时间（TSACT）和窦性心律周期（SCL）均较对照组明显缩短（$P<0.05$ 或 $P<0.01$）。消旋去甲乌药碱对SND组窦房结功能电生理影响明显大于窦房结功能正常组（P 均 <0.01）；对窦房结功能受损引起的心律失常的治疗作用有统计学意义（$P<0.05$）。认为窦房结自律性的提高及窦房、房室传导功能改善是消旋去甲乌药碱治疗病态窦房结综合征主要的电生理机制。

2. 乌头原碱

寿折星等[89]研究乌头原碱对大鼠非酒精性脂肪肝模型瘦素、胰岛素抵抗的影响。结果表明：乌头原碱能通过调节甘油三酯（TG）、总胆固醇（TC）代谢，降低血清瘦素水平，改善胰岛素抵抗状态，降低肝脏脂肪性变，具有良好的防治脂肪肝作用。

3. 乌头碱

（1）强心作用：乌头碱可使离体或在体蛙心出现短暂的强心作用，随即转入抑制，心缩力减弱，心律失常，最后心跳停止等毒性作用。乌头碱水解产物乌头原碱的毒性仅为乌头碱的1/2000～1/4000，无明显强心作用[90]。

（2）免疫调节作用：马健等[91]研究观察了皮质酮后腿肌肉注射复制的小鼠下丘脑－垂体－肾上腺轴抑制的“阳虚”动物模型腹腔巨噬细胞表面Ia抗原表达的改变，及温阳代表药物附子的主要成分乌头碱对其的作用。巨噬细胞Ia抗原表达是衡量机体特异性免疫功能强弱的重要指标之一。结果表明阳虚动物腹腔巨噬细胞对γ－干扰素诱导的表达活性较正常对照组降低（$P<0.01$）；乌头碱则能明显提高阳虚模型小鼠巨噬细胞抗原表达的水平（$P<0.01$）。提示阳虚证免疫功能低下的机理可能与阳虚状态时巨噬细胞提交抗原能力降低有关，乌头碱增强巨噬细胞表面抗原表达，提高其提交抗原能力，从而促进免疫应答反应，这可能是附子提高免疫功能、治疗阳虚证的作用机理之一。

（3）对内分泌系统的作用：蔡定芳等[92]用促肾上腺皮质激素释放激素（CRH）放免分析法观察附子的重要有效成分乌头碱对正常大鼠下丘脑CRH含量的影响。实验结果：正常大鼠在腹腔注射乌头碱7天后，下丘脑侧含量呈剂量依赖性增高；免疫组化法亦见下丘脑室旁核CRH神经细胞及正中隆起神经纤维较对照组明显增多增深。表明附子的有效成分乌头碱能促进正常大鼠下丘脑CRH的合成与分泌，并认为乌头碱作用于下丘脑的机理，可能是通过兴奋中枢儿茶酚胺系统。

4. 附子苷

附子苷是从生附子当中提取的一种新成分，其在整体和离体动物实验中均证明有明显的强心作用，其在治疗心力衰竭中具有极其重要的作用。党万太[93]等在用附子苷对心衰进行治疗过程中，发现钙调磷酸酶 CaN 信号分子起重要的靶向作用。自古以来，附子以其秉性纯阳，辛甘大热，能助心阳以复脉，补命门之火以追回散失之元阳，并能散寒却阴，故被视为回阳救逆之要药。在对各种原因的心力衰竭进行研究后均发现其发生的基本机制与心肌细胞内钙平衡失调及收缩位点的钙减少而使心肌的兴奋-收缩耦连异常有关，而导致心肌收缩力下降。钙调磷酸酶（CaN）属丝氨酸-苏氨酸蛋白磷酸酶家族，是迄今所知唯一由钙与钙调蛋白激活，在信号传导过程中直接受 Ca^{2+} 调节，起去磷酸化作用的酶。近年来的研究提示，CaN 广泛分布全身的各个组织与器官，在许多器官和细胞中作为信号通路的重要分子，参与一系列的生物学反应。CaN 介导的信号通路在心血管的形态发生中起重要作用，并参与心肌肥大的发生和发展。本实验通过对大鼠心衰模型运用附子苷治疗后并检测血清中 CaN 的含量，通过统计学分析后发现，运用附子苷治疗后的大鼠血清中的 CaN 含量与模型对照组相比明显增高，由此推断，CaN 为附子苷治疗心力衰竭重要的靶向分子，在整个治疗过程中起重要的靶向作用。徐暾海[94]等用水提取，色谱分离纯化，通过各种光谱分析鉴定结构发现附子苷，具有明显的强心作用。

5. 尿嘧啶

（1）强心作用：韩公羽[95]等从附子水溶性成分首次分离得到一种新成分尿嘧啶，其对蟾蜍离体心脏用 5μmol/L，具有明显的加强心肌收缩作用（$P<0.01$），作用随剂量增加与时间延长而逐渐增强，且不影响心率。与合成品尿嘧啶对照，二者强心作用一致。袁祥鹏[96]等从附子分离得到尿嘧啶，在离体灌流动脉条实验中，对参数Ⅰ电场刺激引起的肺动脉条的收缩反应有加强作用，并可被 α 受体阻断剂酚妥拉明阻断，对参数Ⅱ电场刺激引起者则无影响。提示：尿嘧啶加强离体肺动脉条对参数Ⅰ电场刺激的收缩反应不是通过突触后 α 受体作

用，而可能是增加动脉壁交感神经末梢去甲肾上腺素（NE）的释放产生效应，继而引发血管平滑肌的收缩，而对于血管平滑肌并无直接激动作用。从四川江油附子水溶性部分分离获得的嘧啶类化合物，具有增强心肌收缩力和增强血管收缩的作用，很可能这就是附子“回阳救逆”的作用机制。

（2）抗失血性休克：杨帆[97]等研究表明，附子水溶性部分分离获得的尿嘧啶类化合物具有抗失血性休克的作用。其主要作用机理是增强心肌收缩力，提高心输出量与平均动脉血压，并可提高休克后大鼠存活率。

二、附子毒理学研究进展

（一）附子的急性毒性试验研究

1. 附子毒性物质的确定

川乌、附子的毒性成分是脂溶性二萜类生物碱，其中主要是乌头碱、中乌头碱和新乌头碱等。这类成分的毒性极强，3～4mg 可致人死亡。小鼠静脉注射 LD_{50} 为 102～200μg/kg，大鼠静脉注射 20μg/kg 可致心律失常。但它们对热很不稳定，加热，特别是在酸、碱水溶液中加热易破坏。因此，用加热或加酸加热法，也可用化学方法除去这类生物碱，使毒性降低。如含有乌头碱类生物碱的乙醇浸膏给小鼠静脉注射 LD_{50} 为 93mg/kg，而 22.4mg/kg 则引起大鼠心律失常。当用化学方法除去乌头碱类成分后，剩下的水溶部分的小鼠静脉注射 LD_{50} 为 1074mg/kg 且不引起心律失常，从而证明了乌头碱类生物碱是川乌、附子的主要毒性物质[98]。

2. 附子及其主要毒性成分的急性毒性

乌头碱类生物碱中，以乌头碱为代表的双酯型生物碱毒性较强，在误食、用量过大、煎煮不当、配伍失宜或个体差异均可引起中毒甚至死亡。对附子及其主要成分的急性毒性研究结果[99]，总结见表 6－4。

表 6－4　附子药材及主要成分的毒性（除特殊标注外均为 LD_{50} 值）

毒性成分名称	灌胃（Po）	皮下注射（Sc）	腹腔注射（Ip）	静脉注射（Iv）	
	小鼠	小鼠	小鼠	小鼠	大鼠
初加工生附子	5. 49g/kg			0. 49g/kg	
工附子	161g/kg			2. 8g/kg	
附子乙醇浸膏				93mg/kg	
100% 生附子水煎醇沉液	9. 16 ±0. 84 g/kg				
微波炮附子	52. 84 ±3. 95 g/kg				
香港炮附子	15. 84 ±1. 48 g/kg				
熟附片煎剂	17. 42 ±1. 024 g/kg			3. 516 ± 0. 409g/kg	1037mg/kg（MLD）
附子水溶部分				589mg/kg	
附子除乌头生物碱水溶液				1074mg/kg	
白附片水煎醇沉液	10. 96 ± 0. 74g/kg				
乌头碱	1. 8mg/kg	0. 27 ~0. 38 mg/kg	0. 3 ~0. 38 mg/kg	0. 12mg/kg	0. 102mg/kg（MLD）
中乌头碱	1. 9mg/kg	0. 2 －0. 26 mg/kg	0. 21 ~0. 30 mg/kg	0. 10 ~0. 13 mg/kg	
次乌头碱	5. 8mg/kg	1. 19mg/kg	1. 10mg/kg	0. 47mg/kg	
苯甲酰乌头胺	70mg/kg	10. 1 ±0. 5 mg/kg	24 ±3mg/kg（ALD）		
苯甲酰中乌头胺	810mg/kg	230mg/kg	240mg/kg	21mg/kg	
苯甲酰次乌头胺	830mg/kg	130mg/kg	120mg/kg	23mg/kg	

（续表）

毒性成分名称	灌胃（Po）	皮下注射（Sc）	腹腔注射（Ip）	静脉注射（Iv）	
	小鼠	小鼠	小鼠	小鼠	大鼠
乌头胺				116.5±3.9 mg/kg	374±40mg/kg（ALD）
去甲乌药碱	3.35±0.38 g/kg		300 ± 9mg/kg	58.9mg/kg	

3. 附子总生物碱的急性毒性

王瑞等[100]研究表明折合含生附子0.1647g/ml的附子总碱提取液，小鼠口服LD_{50}为0.753g附子生药/kg，其95%的可信限为0.597~0.940g/kg。

（二）附子的其他毒性研究

1. 神经毒性

除附子的心脏毒性外，近期研究表明，生附子可能有一定神经毒性，韩屾等[101]考察3种常见乌头类中药生川乌、生草乌、生附子水煎液的神经毒性。生川乌、生草乌及生附子的浓度分别为生药1.30、0.83、1.10g/ml。采用体内、外给药的方法，大鼠连续90天口服给予生川乌和生草乌，检测其对大鼠神经行为、血液、血液生化及脑组织的影响；采用大鼠胚胎海马神经元体外培养的方法，研究生川乌、生草乌和生附子对神经细胞的体外毒性。结果显示经口给予生川乌和生草乌后，大鼠的神经行为、血液与血液生化指标无变化，脑组织检查未见异常；体外试验结果表明，生川乌、生草乌及生附子对大鼠海马神经元具有一定毒性，呈剂量效应关系，毒性强度为生草乌>生川乌>生附子。但在大鼠整体动物试验中未见神经毒性作用。其机制可能与血脑屏障及体内代谢有关。

2. 生殖毒性

对胚胎毒性进行研究，发现盐附子、生川乌、生草乌对大鼠都出现了轻微母体毒性（孕鼠体重增加缓慢和摄食量减少）；盐附子、生川乌、生草乌对大鼠均无致畸作用；生草乌有一定的胚胎毒性[102]。

三、体内代谢研究进展

（一）附子体内代谢研究

杨媛等[103]对比研究虚寒状态和常态小鼠血清中次乌头碱浓度差异，分析不同机体代谢环境的差异，在代谢层面说明药物毒性发生与机体的代谢环境有关。实验方法：复制小鼠虚寒状态模型，连续给予附子水煎液14天，用HPLC检测第1、7、14天虚寒状态及常态小鼠血清中次乌头碱的浓度；同时观察小鼠的存活率。结果显示附子水煎液对虚寒状态小鼠机体代谢起调节作用，给药14天后，其血药浓度恢复或接近正常组水平；附子水煎液对常态组小鼠的体内代谢环境存在扰动，给药7、14天的血药浓度均比第1天高；在14天的给药周期内，虚寒组血药浓度的变化范围小于正常组。附子水煎液灌胃后第7天及第14天，虚寒状态组小鼠的存活率明显高于常态组小鼠。说明常态及虚寒状态小鼠血药浓度的差异提示常态和虚寒状态小鼠的代谢环境存在差异，代谢环境在给予附子水煎液的过程中发生改变。实验结果在一定程度上说明附子在临床上产生毒性的剂量不同与机体的代谢环境不同有关。

（二）附子中三种生物碱的药动学研究

药动学研究包括方法学的建立，如血药浓度的测定方法。常用概念：最大血药浓度（C_{max}），达峰时间（T_{max}），药物浓度－时间曲线下面积（AUC），半衰期（$t_{1/2}$），分布半衰期［$t_{1/2\alpha}$］，消除半衰期［$t_{1/2\beta}$］分布的概念：一室模型：药物进入血液迅速分布全身，并不断被清除。二室模型：药物进入体内后，首先快速分布于组织中，然后进入较慢的消除过程。沈红等[104]建立HPLC－MS同时测定大鼠血浆中的乌头碱、新乌头碱、次乌头碱含量的方法，并用于研究大鼠口服3种含附子煎液后乌头碱、新乌头碱、次乌头碱的药动学变化。生附子（四川江油恒源医药股份有限公司，批号：091121）A液的制备：生附子50g于1000ml圆底烧瓶中，加入30%乙醇250ml，加热回流提取30min，趁热过滤，将滤液于60℃减压旋转蒸发，浓缩至药材浓度为0.5g/ml。B液的制备：生附子煎液同上，浓缩至药材浓度为1.0g/ml，甘草50g于1000ml圆底烧瓶中，加入30%乙醇250ml，加热回流提取30min，趁热过滤，将滤液于60℃减压旋转蒸发，浓缩至药材浓度为1.0g/ml，将两种浓缩液合并，即得。C液的制备：取生附子、甘草各50g于1000ml圆底烧瓶中，加入30%乙醇500ml，加热回流提取30min，趁热过滤，将滤液于60℃减压旋转蒸发，浓缩至药材浓度为0.5g/ml。HPLC－MS法测定乌头碱、新乌头碱、次乌头碱的血药浓度，用DAS2.0数理统计软件分别计算其药动学参数。结果显示甘草与附子配伍后，三种乌头碱的血药峰浓度（C_{max}）、药时曲线下面积（AUC）均降低，平均滞留时间（MRT）、药物半衰期（$t_{1/2}$）均延长，达峰时间（T_{max}）无明显变化。甘草附子合煎液相比于甘草附子单煎合并液，C_{max}、AUC更低，MRT、$t_{1/2}$更长。说明甘草能够显著影响附子中三种乌头碱的药动学。王瑞等[105]建立体外血浆温孵法测定乌头碱、中乌头碱和次乌头碱水解规律的方法。空白兔血浆加入不同浓度的3种生物碱混合对照品溶液，通过对温孵不同时间血浆样品的预处理（沉淀蛋白、除杂）、分离和检测等过程实现复杂生物样品中待测成分的分离分析。结果：乌头碱、中乌头碱和次乌头碱浓度在血浆中均随温孵时间的延长逐渐降低，水解速率：中乌头碱>乌头碱>次乌头碱，与附子饮片在炮制过程中3种双酯型生物碱的水解规律一致。乌头碱、中乌头碱和次乌头碱的血浆溶液浓度随温孵时间的增加逐渐降低，除了酶类对这3种成分的水解作用之外，血浆中所含的水及其他成分对3种成分代谢的影响、酶类与3种成分代谢的关系，主要代谢产物及其含量变化有待于进一步的研究。王彬辉等[106]建立微透析取样技术结合 RP－HPLC 分析方法同步研究附子中主要有效成分乌头碱、次乌头碱和新乌头碱在大鼠体内的药动学过程。附子提取物（批号 200703，乌头碱、次乌头碱和新乌头碱的含量分别为 2.29、2.76 和 2.02mg/g，中药制剂实验室自制），临用前配成 422g/L 的水溶液。方法：大鼠十二指肠给予附子提取物 1055mg/kg，颈静脉微透析采样，RP－HPLC 测定透析液中乌头碱、次乌头碱和新乌头碱的含量，以回收率校正实际药物浓度，并用 3P97 程序计算药动学参数。结果透析液中乌头碱、次乌头碱和新乌头碱分别在 0.0112～0.56mg/L（r＝0.9999），0.0106～0.53mg/L（r＝0.9997）和 0.0114～0.57mg/L（r＝0.9998）内线性关系良好，方法回收率在 93.12% 以上。乌头碱、次乌头碱和新乌头碱的血药浓度－时间曲线均符合开放式二室模型。何雷萍等[107]研究大鼠灌胃给予含附子汤剂后乌头碱、新乌头碱和次乌头碱的药动学。生附子、干姜、炙甘草，均购自安徽亳州药材公司。称取生附子 5g，干姜 15g，炙甘草 20g，加水 600ml，加热至沸腾并保持 1h。药液趁热用纱布过滤至 250ml 量瓶，用少量水洗涤药渣，过滤，合并滤液和洗液，用水定容，即得药液 A。称取生附子 5g，按相同煎煮条件制备得药液 B。称取生附子 5g，炙甘草 20g，按相同煎煮条件制备得药液 C。称取生附子 5g，干姜 15g，按相同煎煮条件制备得药液 D。以上各溶液均置于 4℃ 冰箱保存。3 组大鼠分别灌胃附子煎液（A 液）、甘草附子单煎合并液（B 液）、甘草附子合煎液（C 液），附子剂量均为 1.5g/kg。4 组大鼠分别灌胃给予四逆汤（药液 A）、附子水煎液（药液 B）、附子加炙甘草水煎液（药液 C）及附子加干姜水煎液（药液 D），用 LC－MS－MS 方法测定大鼠血浆中乌头碱、新乌头碱和次乌头碱的浓度，采用 DAS2.0 计算药动学参数。结果：4 种不同配伍方给药后，乌头碱、新乌头碱和次乌头碱的药动学参数有差异。与附子水煎液比，炙甘草与附子配伍，使乌头碱、新乌头碱和次乌头碱 3 个成分的达峰时间（t_{max}）延迟，滞留时间（MRT0－t）延长，且血药浓度－时间曲线出现多峰现象；由干姜及炙甘草配伍附子的四逆汤给药后 t_{max} 延迟，MRT0－t 缩短。结论：药材配伍对相同成分的药动学行为有影响。陶长戈等[108]研究口服附子总生物碱后乌头碱、新乌头碱、次乌头碱在大鼠体内的药动学特征。附子双酯型生物碱自制，经 HPLC 测定生物碱含量为：乌头碱：0.0778mg/ml，新乌头碱：0.978mg/ml，次乌头碱：0.3274mg/ml。口服给予大鼠附子总生物碱后，断尾取血，采用甲醇沉淀冷冻干燥法处理血浆样品。采用 HPLC－MS/MS 分析方法检测乌头碱、新乌头碱、次乌头碱的血药浓度。药时数据用中国药理学会 3P97 药代动力学程序计算主要药动学参数。结果：灌胃给予附子总生物碱后乌头碱、新乌头碱、次乌头碱在大鼠体内的过程符合口服二室模型。观察乌头类有毒中药生物碱 30min 内的药－时曲线，可见乌头类有毒中药生物碱总量在 20min 内快速上升，然后快速下降，特别是乌头碱和次乌头碱表现更为明显。提示动物在 30min 内出现的中毒反应与乌头类有毒中药生物碱总量的血药浓度快速上升有关，而 30min 后逐渐缓解与其血药浓度快速下降有关。其后乌头类有毒中药生物碱总量的血药浓度出现多峰现象，并在一定范围内相对平稳，使动物在一段时间内保持轻度中毒的状态。证实了乌头类有毒中药生物碱的血药浓度与中毒反应的产生具有直接相关性。

（三）生物碱单体去甲乌药碱的药代动力学研究

郑英丽等[109]建立固相萃取－高效液相色谱电化学检测法，测定犬血浆中去甲乌药碱的血药浓度，并以此法研究去甲乌药碱在 Beagle 犬体内的药动学。去甲乌药碱（批号：0025）及对照品（批号：0021）（中国医学科学院药物所），纯度分别为 99.0% 及 99.2%。血浆样品中去甲乌药碱经 Alltech 酸性氧化铝柱萃取后，以多巴酚丁胺为内标进行色谱分析。去甲乌药碱与内标峰面积比和血浆去甲乌药碱浓度直线相关，r = 0.9998，线性范围为 25.0－10000.0ng/ml。去甲乌药碱的最低检测浓度为 2.55ng/ml，日内及日间 RSD 均小于 7%。研究表明，去甲乌药碱的药 - 时曲线符合二室模型，$t_{1/2}$为 8.60min。

第四节　炮制对附子药理、毒理作用的影响

一、炮制对毒理作用的影响

1. 炮制对附子急性毒性的影响

川乌、草乌、附子均为含乌头碱类的中药，同时比较其毒性的大小更有实际应用价值。柴玉爽等[110]对川乌（乌头，*Aconitum carmichaeli* Debx.）、草乌（北乌头，*Aconitum kusnezoffii* Reichb.）药材及炮制品制川乌、制草乌、盐附子、白附片、黑顺片粉末及其提取物进行成分测定和毒性比较。

（1）提取物制备方法：药材及炮制品经粉碎后，加氨试液润湿，用乙醚冷浸 24h，滤过，浓缩滤液，得提取物浸膏，用时以生理盐水配制成所需浓度。其中川乌、草乌药材及盐附子含双酯型生物碱以乌头碱、次乌头碱和新乌头碱的总量计分别为 0.10%、0.37% 和 0.012%；制川乌、制草乌、黑顺片、白附片含单酯型生物碱以苯甲酰新乌头原碱、苯甲酰乌头原碱和苯甲酰次乌头原碱总量计分别为 0.12%、0.044%、0.028% 和 0.057%。用时以生理盐水配制成所需浓度。

（2）急性毒性：实验结果表明，川乌、草乌和盐附子的 LD_{50}与所含双酯型生物碱的含量高低有关，含量越高，毒性越强。炮制后毒性降低。具体数据见下表 6 - 5。

表6-5　不同药物不同给药途径的急性毒性

	给药途径	LD_{50}（mg/kg）	95%可信限
生草乌提取物	静脉注射	1.4055	1.2016~1.6441
制草乌提取物	静脉注射	2209.97	1802.04~2452.46
生草乌粉	口服	292.38	211.74~403.64
制草乌粉	口服	20560.0	
生川乌粉	口服	3300.0	2600~4100
制川乌粉	口服	10000.0	8200~12100
盐附子粉	口服	1301.0	8079~15757
白附片粉	口服	20560.0	
黑顺片粉	口服	20560.0	
生川乌提取物	静脉注射	2.8459	2.0331~3.9556
制川乌提取物	静脉注射	46.2992	7.0688~57.8279
盐附子提取物	静脉注射	2.0047	1.6916~2.3758
白附片提取物	静脉注射	10.7232	7.2615~15.8352
黑顺片提取物	静脉注射	40.2054	30.1924~53.1991

从附子的3个炮制品毒性来看，盐附子有一定的毒性，LD_{50}为11.301g/kg。其最大给药剂量均为20.52g/kg。黑顺片与白附片粉末毒性较小，做不出LD_{50}，其最大给药剂量为20.56g/kg。以氯仿致小鼠室颤为药效指标的实验结果表明，附子及其炮制品的效价未出现明显差异，提示炮制后降低了相应的毒性，但药效并未受到明显影响。结合相关活性综合考察，临床安全指数由大到小依次为：黑顺片>白附片>盐附子。

2. 炮制对心脏毒性的影响

含乌头碱类中药的毒性主要表现为心脏毒性，柴玉爽等[110]在急毒实验的基础上，选择简便易行的心电为观察指标，评价其药效靶器官毒性。结果表明，生品对心脏毒性最大，以川乌最为明显，强度超过了生草乌。而这两种生药炮制后其心脏毒性均明显下降。根据对心率影响最低剂量由小到大排列，其心脏毒性依次为：川乌>草乌>盐附子>白附片>黑顺片>制草乌>制川乌。

3. 炮制对神经毒性的影响

附子具有强心、抗炎、镇痛、抗肿瘤、调节免疫功能等作用，但又是常见的有毒中药之一。其主要毒性成分为脂溶性双酯型生物碱，毒性表现为神经和心血管系统的严重损害。王冲等[111]采用小鼠自发活动、爬杆、Moms 水迷宫试验，研究盐附子（SAC，生药 1.09g/ml 为深褐色液体）对小鼠神经系统的急性毒性作用。结果 SAC 高、中、低剂量组的小鼠自发活动次数、爬杆时间、逃避潜伏期与对照组相应指标相比，差异无统计学意义（$P>0.05$）。采取神经行为测试组合来研究盐附子对小鼠神经行为功能的影响。给药组与阴性对照组比较，差异均无统计学意义。但盐附子高剂量组小鼠自发活动次数和爬杆时间与其他组比较均有所减少，差异无统计学意义。可能原因是盐附子急性神经毒性较低，短期给药对小鼠自发活动次数和爬杆时间影响较小，故在较高的生药剂量下才出现较小的毒性。试验结果显示，盐附子生药浓度为 7.68、3.84、1.92g/kg 时，未观察到其对小鼠神经系统的急性毒性作用。

4. 炮制对遗传毒性的影响

陈红钰[112]等选用目前新药遗传毒性评价中推荐使用的 3 种试验方法（小鼠骨髓微核试验、鼠伤寒沙门菌回复突变试验、体外 CHL 细胞染色体畸变试验）研究盐附子的遗传毒性。盐附子，其制备工艺同《药典》，生药浓度为 2.4g/ml。结果显示：在实验室条件下，盐附子在小鼠骨髓微核试验、Ames 试验及体外 CHL 细胞染色体畸变试验中均为阴性结果，故认为盐附子无遗传毒性。

二、炮制对药理作用的影响

1. 炮制对心脏的影响

（1）对强心作用的影响：中医认为，附子有温阳之功，上能助心阳以通脉，中能温脾阳以散寒，下能补肾阳以益火，可治疗心阳不振，心悸气短，胸痹心痛等证。现代研究表明，除了传统认为有强心作用的消旋去甲乌药碱等外，乌头碱、附子苷也有一定的强心作用，但是对于其强心作用的机理研究并不深入，且使用附子治疗哪种类型的心衰更为有效也未通过实验证实。附子无论生、炮品还是提取的相应生物碱在实验剂量下均有明显的抗氯仿致颤作用[113]，附子炮制前后各剂量组对戊巴比妥钠造成的急性心衰大鼠的血流动力学指标有显著的改善作用，表明无论生附子还是炮附子都具有强心作用，生附子起效快，作用强，但维持时间短；而炮附子作用慢，弱于生附子，但维持时间长，并呈一定的量－效、时－效关系[114]。在机制研究方面，发现制附子可通过调节线粒体途径的细胞凋亡而达到保护阿霉素心脏毒性损伤模型大鼠心肌作用[115]。

附子强心作用的量效关系：通过现代药理实验探讨毒性中药附子（乌头子根的加工炮制品）功效的量效关系，为其临床安全用药提供客观实验依据，以减少不良反应的发生。范丽丽等[116]将附子（乌头子根的加工炮制品）制成水煎醇沉药液，采用离体蛙心试验验证量效关系的可能性，经典镇痛实验探讨不同剂量附子的镇痛作用，经典阳虚证模型探讨不同剂量附子的温阳补阳作用，典型指标统计数据线性回归分析量效相关性。结果表明：附子剂量对正常离体蛙心节律性活动的影响。附子能增强离体蛙心收缩力，加快心率，与空白组比较有显著性差异（$P<0.01$），且随着剂量不同，其强心作用也有所变化。在0.625～60mg/ml范围内，随剂量增大收缩幅度增大，2.5～20mg/ml范围内差异达到显著水平（$P<0.01$），剂量高于60mg/ml有蛙心出现心律不齐，剂量达到80mg/ml大部分蛙心出现水肿，搏动无力，可能发生中毒，提示此剂量接近蛙心中毒剂量范围下限。附子剂量与其增强蛙心心肌收缩力作用呈良好线性相关，线性量效关系方程为 $Y=0.0254X+0.2265$，$R=0.9332$（Y为振幅增长值，X为剂量，R为相关系数）。附子剂量对离体蛙心心衰模型节律性活动的影响。正常蛙心收缩稳定后，将蛙心套管中任氏液置换成低钙任氏液，

此时蛙心出现振幅明显减小，心率也立即显著减慢，短时间内即造成衰竭模型。与模型组比较，在0.625～80mg/ml范围内给药各组心肌收缩力明显增强，振幅均有所增大（$P<0.01$），有统计学意义。同时发现附子80mg/ml剂量组有样本出现心律不齐；附子90mg/ml剂量组样本心肌收缩力明显减弱，出现严重心律不齐，有水肿现象产生，证实此时附子给药剂量已进入中毒剂量范围。附子剂量与其增强离体心衰蛙心心肌收缩力呈良好线性相关，线性量效关系方程为 $Y=0.026X+0.6768$，$R=0.9641$（Y为振幅增长值，X为剂量，R为相关系数）。本实验显示附子能增强离体正常及心衰蛙心心肌收缩力，且在一定剂量范围内与此效应存在线性关系，但剂量一旦超出此范围，极易出现毒性反应甚至引起蛙心衰竭失活。附子增强离体正常及心衰蛙心心肌收缩力作用在一定剂量范围内量效呈剂量依赖，前者在0.625～40mg/ml范围内线性量效关系方程为 $Y=0.0254X+0.2265$，$R=0.933$，后者在0.625～70mg/ml范围内呈线性量效关系方程为 $Y=0.026X+0.6768$，$R=0.9641$，提示附子量效关系的可能性；附子对冰醋酸致痛的小鼠有明显镇痛作用，且在0.75～6g/kg范围内线性量效方程为：$Y=0.0696X+0.2222$，$r=0.8301$，附子改善阳虚体征的功效与其剂量呈良好线性关系，与模型组相比附子能有效降低肾阳虚小鼠血浆cGMP、ET，升高cAMP、cAMP/cGMP值，改善阳虚体征，且在0.72～5.78g/kg范围内剂量与cGMP、cAMP/cGMP分别呈良好线性关系，在0.72～7.22g/kg范围内剂量与cAMP呈良好线性关系，在0.72～4.33g/kg范围内剂量与ET呈良好线性关系。结论：毒性中药附子功效显著且在一定剂量范围内存在量效关系，一旦超出相应剂量范围动物易出现毒性反应，影响实验动物存活，实验结果提示附子安全剂量范围可能为5.56～44.44g/d。

（2）对血流动力学的影响：王立岩等[117]研究附子炮制前后对急性心衰大鼠血流动力学的影响。制备生附子、炮附子水提醇沉液，动态观察炮制前后不同剂量的附子对急性心衰大鼠血流动力学的影响。结果生附子给药10min后，左室内压最大上升速率（$+dp/dt_{max}$）和左室内压（LVSP）分别较模型上升57.38% ±22.70%和45.05% ±22.34%（$P<0.001$）；炮附子给药15min后，+dp/dtmax和LVSP分别较模型上升39.65% ±16.19%和32.66% ±8.56%（$P<0.001$），且维持时间长，30min时作用仍显著（$P<0.01$或$P<0.05$）。表明附子炮制前后各剂量组对急性心衰大鼠的血流动力学指标有显著的改善作用并呈一定的量-效、时-效关系。张志仁等[118]研究附子炮制前后有效部位对正常及心衰大鼠血流动力学的作用。附子炮制前后有效部位（由中国科学院长春市应用化学研究所提供，专利号：CN200710055977.3）分别为双酯型生物碱（DDAS，产率1.89%）和单酯热解型生物碱（MDA-P，产率0.31%）；采用对正常及股静脉注射戊巴比妥钠对大鼠造成急性心力衰竭大鼠左心室插管，观察附子炮制前后有效部位经十二指肠给药对大鼠血流动力学影响。结果：各给药组对在体心衰大鼠血流动力学指标左室内压（LVSP），左室最大上升/下降速率（$\pm dp/dt_{max}$），左室舒张末期压（LVEDP）有显著性差异（$P<0.01$，$P<0.001$），DDAS对正常大鼠LVEDP有显著作用（$P<0.05$），对心率变化无显著性差异（$P>0.05$）。表明附子炮制前后有效部位对正常及心衰大鼠血流动力学作用趋势一致，且对心衰大鼠血流动力学作用较正常大鼠血流动力学作用显著。

2. 炮制对镇痛抗炎作用的影响

（1）镇痛抗炎作用：邵峰等[119]比较附子不同炮制品的镇痛抗炎作用差异。盐附子、黑顺片以及白附片，均购自四川江油。分别取盐附子、黑顺片以及白附片饮片，经粉碎，干燥后，各加3倍量水浸泡30min，然后，加至10倍量水煎煮2.5h，浓缩至0.15g（饮片）/ml，备用。通过醋酸扭体法，以小鼠扭体反应次数为考察指标，观察附子不同炮制品的镇痛作用；通过二甲苯致小鼠耳肿胀法，以小鼠耳肿胀度为考察指标，观察附子不同炮制品的抗炎作用。结果与模型组比较，盐附子与黑顺片均可明显抑制醋酸所致小鼠扭体反应次数（$P < 0.05$），黑顺片可明显降低二甲苯所致的小鼠耳肿胀度（$P < 0.05$）。说明附子不同炮制品的镇痛抗炎作用不尽相同，其中，黑顺片具有良好的镇痛抗炎作用，盐附子的镇痛作用效果较明显而抗炎作用较弱，白附片镇痛抗炎作用效果均不明显。从以上实验结果分析，随着炮制工艺的不同，可能双酯型乌头碱类成分遭到了不同程度的破坏，造成附子不同炮制品镇痛抗炎药效作用的差异。

（2）镇痛作用的量效关系：范丽丽等[116]建立经典疼痛与阳虚证模型完成附子功效的量效关系的在体动物实验。镇痛实验结果显示，附子对由恒温电热板所致小鼠疼痛并无镇痛作用，而对冰醋酸所致小鼠疼痛有明显镇痛作用，这可能与附子作用于中枢系统善于缓解中枢性疼痛，而对外周性疼痛作用不明显有关。附子镇痛作用与剂量在0.75～6g/kg范围内呈良好线性关系，超出此范围动物即出现轻微中毒症状。

3. 补阳功效的量效关系

实验显示[116]：与模型组比较附子能降低环一磷酸鸟嘌呤（cGMP）、内皮素免疫（ET），升高环磷酸腺苷（cAMP）、cAMP/cGMP，改善阳虚体征，且在一定范围内呈剂量依赖关系。分析实验数据，并结合实验动物体征的记录，认为模型组、剂量1组死亡动物系造模引起，剂量6组（7.22g/kg剂量组）3只动物可能系给予附子后非正常死亡，说明剂量增加时疗效并未有显著增强，反而影响实验动物存活，这也提示临床改善阳虚症状限定在一定剂量范围内，本实验结果完成剂量换算，提示安全剂量范围可能为5.56～55.56g/d，若超出此范围，补阳功效将不明显，反而增大中毒概率。补阳实验结果显示附子改善阳虚体征的功效与其剂量呈良好线性关系。环核苷酸系统是体内重要的活性物质，被称为第2信使，cAMP和

cGMP成为评价阴阳平衡金指标之一。cGMP升高、cAMP/cGMP下降与阳虚有一定关系。通过实验发现：在一定范围内附子的功效随剂量增大而增强，且呈线性相关，从而验证量效关系的可能性；但同时发现其效应达到一定强度时并不会随剂量增大而增强，此时量效关系曲线发生起伏，观察实验动物一般生理状态发现高剂量组伴随有中毒症状出现，甚至导致动物死亡，这说明附子剂量持续增加时疗效并未显著增强反而产生毒性，影响实验动物存活，提示临床附子用药剂量不可无限制增大，通过科学换算初步确定附子临床有效剂量范围可能为5.56～44.44g/d，剂量范围外毒性反应较明显，增大不良反应的发生概率。

三、炮制对附子毒性和药效影响的综合研究

鉴于附子毒性大，且毒性和药效存在一定的关系，因此，在开展附子炮制品药理研究时常同时进行毒性的实验研究。

（一）生附子、白附片、微波炮附子、香港炮附子毒性和药效的比较研究

杨明等[120]采用离体蛙心法、垂体后叶致心肌缺血法、耐缺氧法、热板法、耳片法、腺体称重法及改良寇氏法等观察不同炮制品的药效和毒性，比较附子不同炮制品的毒性和药效。

1. 供试液的制备方法

（1）供腹腔注射用供试液的制备：取生附子、白附片、微波炮附子、香港炮附子各500g，捣碎，分别装入烧杯中，加蒸馏水2000ml，于水浴上加热煮沸2次，第1次1h，第2次0.5h，过滤，滤液置冰箱中24h，过滤，滤液于水浴上浓缩至200ml，浓缩液加入95%的乙醇2500ml，静置24h，过滤液水浴挥去乙醇，再加入蒸馏水配成所需浓度（测pH=5.6）。

（2）供灌服用供试液的制备：取各样品500g，捣碎，分别装入烧杯中，加蒸馏水2000ml，于水浴上加热煮沸2次，

第1次1h，第2次0.5h，过滤，滤液浓缩至200ml，最大浓度500%。

（3）供强心实验用供试液的制备：取样品100g，加90%乙醇200ml，浸12h，水浴加热回流提取4次，每次1h，合并滤液，回收乙醇，挥尽醇味，得浸膏，加蒸馏水稀释，浓度为50%（测pH=5.6）。

2. 急性毒性和药效的比较

附子生品及各炮制品的LD_{50}和最大耐受量测定结果见表6-6。

表6-6　附子生品及各炮制品的LD_{50}和最大耐受量测定结果

样品	LD_{50}（g/kg）	毒性降低倍数	耐受量（g/kg）
生附子	9.16±0.84		
白附片	10.96±0.74	0.19	40
微波炮附子	52.84±3.59	4.77	200
香港炮附子	15.84±1.48	0.73	40

结果表明毒性大小的顺序为生附子>白附片>香港炮附子>微波炮附子。在等同剂量下各炮附子均有强心抗毒作用。微波炮附子和香港炮附子均具有促进幼鼠腺体发育生长作用，微波炮附子还有抗心肌缺血作用。表明微波炮附子不仅保持了原有药效，且毒性明显降低，还能促进免疫器官的增长。生附子毒性最大，而强心作用和耐缺氧作用强，该作用与中医的回阳救逆功效有关，药性表现为辛、燥、急、毒，故张仲景多用于亡阳之急证是有道理的，且因其毒性大，在治疗剂量时出现中毒症状甚至死亡，所以，其他疗效发挥不佳，现临床已很少应用。白附片毒性仍较大，强心作用、耐缺氧作用和镇痛效果都较好，表现出与生附子相似的药性，虽经过了浸漂、蒸煮、烘干等加工处理，但尚为半生半熟之品，所以，仍可用于亡阳证，而用于缓证以温阳则应“先煎久熬”以减其毒，缓其性，方可使用。炮附子特别是微波炮附子毒性大减，保证了安全性，具有较缓的强心、抗心肌缺血作用和耐缺氧能力，这就可

能与炮附子的温阳功能有关。炮附子的抗炎镇痛作用增强，这与张仲景除寒湿止痛重用该品的临床经验是相符合的。炮附子对胸腺作用和性腺都有较大的影响，它不仅能增强免疫功能，而且与性功能的作用有关，说明古代医家用炮附子以“益火助阳”，广泛用于温补脾肾的方剂中，所以日本学者认为炮附子能提高全身细胞活性，为抗衰老的要药。

（二）盐附子与去毒附子毒性和药效的比较研究

张为亮等[121]以附子的急性毒性、镇痛作用和常压耐缺氧作用为指标，比较附子与去毒附子，以考察其毒与效的关系。

1. 炮制品的制备 盐附子购自四川省江油附子加工厂，经水浸泡，去咸味，切片，干燥，得盐附片，制成粗粉备用。

2. 供试液的制备

（1）附子药液：盐附片粗粉，加2倍量90%乙醇，浸18h，水浴回流提取4次，每次1h，过滤，合并滤液，回收乙醇，并挥去醇味，得浸膏，加蒸馏水稀释成50%浓度，pH =5 ~6。

（2）去毒附子药液：如上法制得浸膏，加适量蒸馏水稀释，用氨水调 pH =8 ~9，用乙醚反复萃取至萃取液无生物碱沉淀反应（取少量乙醚萃取液，挥去醚，加2% HCl 酸化，滴加碘化汞钾试剂，无白色沉淀），水层加2%盐酸调 pH =5 ~6，稀释成所需浓度，即得。

附子毒性成分是醚溶性成分，主要是剧毒的双酯型二萜生物碱，如乌头碱等。故采用乙醚除去之，制备成去毒附子样品，并与未经去毒的附子进行毒性和药理实验比较。

3. 毒性和药效的比较

（1）毒性的比较：附子组 LD_{50} 为23.04g/kg，95%可信限为23.04 ±3.26；去毒附子组，给药量达200g/kg 未见死亡。表明附子的醚溶性成分为其毒性成分。

（2）药效的比较：①附子组有明显的常压耐缺氧作用（$P<0.01$），附子除去毒性生物碱后，常压耐缺氧作用减弱，

甚至消失，与对照组比较无明显差异（$P > 0.05$）；而与附子组比较有极显著差异（$P < 0.01$）。提示附子醚溶性的毒性成分双酯型二萜生物碱在这一指标下，应是起重要作用的有效成分。②附子组有较强的镇痛作用；附子除去毒性成分后，其镇痛作用明显减弱，附子的毒性成分是其镇痛作用的主要成分。实验结果表明，毒性生物碱不但是附子镇痛作用的重要成分，也是附子常压耐缺氧作用的有效成分。因此，附子的毒性成分应是其发挥广泛药效的重要物质基础。这与传统理论对“毒”的认识及张仲景《伤寒杂病论》用毒（生附子）治急症的事实是吻合的。炮制使附子毒性成分分解、流失致毒性减小的事实，并非炮制附子的最终目的，而改变药性以适应病情也许才是附子炮制的本质。

（三）不同时间常压蒸附子的心脏毒性及强心作用的比较研究[122]

1. 供试液的制备方法

取生附子加适量水，浸泡，使其软化，切制后，分别蒸2、4、6、8、10、12h，取出低温干燥，粉碎过60目筛。精密称取各样品，加水适量煎煮40min，离心沉淀，取上清液浓缩，配成0.25g/ml的供试液。

2. 心脏毒性和强心作用的比较研究

采用离体蛙心实验方法，对不同蒸制时间的附子进行了强心作用及心脏毒性的初步实验观察，结果表明：附子随蒸制时间的延长，毒性减小，强心作用增强，振幅增加率增加。经过8、10、12h蒸制的附子与生附子比较，对离体蛙心有显著的强心作用。对各组样品的数据分析结果显示：加热可明显降低附子的毒性，而蒸煮10h的样品毒性最低、振幅增加率最大。即蒸制10h的附子其毒性小强心作用明显。

四、附子炮制前后成分变化与毒效相关性研究

李志勇等[123-124]研究了不同时间加压蒸附子的双酯型生物碱与饮片的安全性。

1. 附子炮制品及供试液的制备

选择四川江油产生附片，分别加压蒸制5、15、20、40、100、120、180min，干燥粉碎后过八号筛，得到7种附子饮片，计算饮片的给药量，用0.5% CMC制成混悬液作为供试液。

2. 毒性与药效

对大鼠的心脏急性毒性试验结果表明：随着炮制时间的延长，TD_{50}（半数中毒量）增加，表明附子饮片的心脏毒性逐渐降低。观察附子饮片对正常大鼠心功能的影响，发现附子有改善心功能的作用。但炮制时间过长，则ED_{50}（半数有效量）增加，表明药效减弱。比较附子的TI（药物的治疗指数）后发现，以加压蒸100min的附子TI最大，且明显高于其他炮制品，表明该炮制品的安全范围大于其他炮制时间的饮片。观察不同炮制时间的7种附子饮片对水合氯醛麻醉大鼠心功能的影响及其心脏毒性。采用侵入法观察大鼠十二指肠注射不同炮制时间的附子后心脏LVSP（左心室收缩压）、心率、$+dp/dt_{max}$（左心室内压最大上升速率）及$t-dp/dt_{max}$（左心室开始收缩至dp/dt_{max}的间隔时间）变化，计算其效价强度。有关数据显示：附子在一定程度上能抑制水合氯醛麻醉大鼠心脏LVSP、$+dp/dt_{max}$变化率的负性增大，以效价强度比较7种不同炮制时间附子饮片，发现1～5号饮片（炮制5～100min）的效价强度较高；而6～7号饮片（炮制120～180min）的效价强度较低。采用高压蒸制的方法炮制40～100min时间段获取的附子饮片具有较佳的药效。初步证明，炮制时间对附子饮片改善心功能的药效表达有较明显的影响，过度炮制确实可降低附子的药效。

3. 双酯型生物碱含量与毒效相关性分析

将7种附子饮片的TD_{50}、ED_{50}、TI及炮制过程中饮片的乌头碱、中乌头碱和次乌头碱含量变化结果进行关联性分析，发现：1～4号附子饮片的改善心功能及心脏毒性均较强，且心脏毒性反应不规律，表现为心脏毒性的TD_{50}非线性变化，其安全性较差，附子饮片中有较高含量的双酯型生物碱的存在。这些炮制品的安全范围较窄，临床应用风险极大。5～7号附子饮片的改善心功能作用和心脏毒性均下降，附子中的乌头碱已检测不到，中乌头碱和次乌头碱较其他样品含量明显降低，但降低幅度趋缓，其毒性及药效均较低，安全范围较大。研究结果提示：炮制适度的附子饮片具有“回阳救逆”功效且安全性较高。炮制不及毒性较大，炮制太过则药效降低乃至丧失。

综上所述，附子既是有毒中药，又具有多种临床功效，其主要毒性成分是乌头碱类双酯型生物碱，该类成分对心脏有明显毒性，同时又是抗炎镇痛的有效成分，附子经过炮制，乌头碱类生物碱含量大大降低，毒性也明显降低，而强心成分则经煎煮等炮制处理而不被破坏，故呈明显强心作用，由于提取生物碱后的水溶性部位仍呈现强心作用，除已知的附子强心有效成分有去甲乌药碱、去甲猪毛菜碱、附子苷、尿嘧啶外，可能还有其他的水溶性未知有效成分。

附子水煎液的药理研究较多，附子有效部位研究多集中在多糖部分，总生物碱部分及其不同配比的生物碱成分的药理毒理研究很少。附子不同的炮制品临床应用有各自的特点，现有的研究也表明盐附子、黑顺片、白附片、炮附片等不同的炮制规格其毒性和药效存在差异，但还不能真正说明附子不同炮制规格的临床作用差异的科学内涵。日本小菅卓夫根据张仲景所提的回阳救逆作用，设计了强心升压实验研究，发现了强心成分消旋去甲乌药碱。中国附子在中药传统应用中总结了大量减毒存效的炮制经验和临床应用经验，充分体现了古代医药学家的智慧，为使附子饮片更好地用于临床，开展以传统炮制及临床应用经验为基础，以药理毒理研究为手段，结合附子炮制前后成分的量变与质变研究结果，深入揭示附子炮制的科学内涵，阐释附子不同炮制方法及不同规格的炮制原理，进而优化炮制工艺，完善饮片的质量标准，具有实用价值和学术价值，也可发展充实中药炮制理论。

主要参考文献

[1] 中国科学院中国植物志编辑委员会．中国植物志（27卷）．北京：科学出版社，1979

[2] 王锋鹏．生物碱化学．北京：化学工业出版社，2008

[3] 清·赵学敏．本草纲目拾遗．北京：人民卫生出版社，1963

[4] 张卫东，韩公羽，梁华清．四川江油附子生物碱成分的研究．药学学报，1992，27（9）：670—673

[5] 韩公羽，梁华清，张卫东，等．四川江油附子生物碱和新的强心成分研究．天然产物研究与开发，1997，9（3）：30—34

[6] 王宪楷，赵同芳．中坝附子及其化学成分．中国药学杂志，1993，28（11）：690—692

[7] 陈洪超，王宪楷，赵同芳，等．中坝鹅掌叶附子中的生物碱成分．天然产物研究与开发，2003，15（4）：324—326

[8] 国家中医药管理局《中华本草》编委会．中华本草（3）．上海：上海科学技术出版社，1999

[9] 王浴生，邓文龙，薛春生．中药药理与应用．2版．北京：人民卫生出版社，1998

[10]《全国中草药汇编》编写组．全国中草药汇编·上册．2版．北京：人民卫生出版社，1996

[11] konno，Chohachi. Carbohydr. Res，1986，147（1）：160—164

[12] 寇兴明，顾永祚．AAS法测定中药川附子微量重金属元素．四川环境，1999，18（2）：28—31

[13] Mastsui M. 国外医学·中医中药分册，2003，25（5）：305

[14] 松井美和．国外医学·中医中药分册，1999，21（6）：24

[15] 徐暾海，赵洪峰，徐雅娟，等．四川江油生附子强心成分的研究．中草药，2004，(9)：964—966

[16] 陈嫦，朱任宏．中国乌头的研究－川乌－附子中的生物碱．药学学报，1965，12（7）：435—439

[17] 王洁之．四川江油附子（Aconitum carmichaeli Debx.）脂溶性生物碱的研究．药学学报，1985，(1)：71—73

[18] 陈海生，刘明珠．江油附子中新阿朴啡生物碱附子亭的分离鉴定．第二军医大学学报，1992，(2)：167—168

[19] 张卫东，韩公羽，梁华清，等．国内外对中药附子成分与活性的研究．药学实践杂志，1996，(2)：91—95

[20] 张思佳，刘敏卓，刘静涵，等．附子的化学成分研究．药学与临床研究，2010，(3)：262—264

[21] 陈迪华．中药附子成分研究：Ⅰ去甲猪毛菜碱（salsolinol）的分离及其结构测定．药学学报，1982，(10)：792—794

[22] 越皓，皮子凤，宋凤瑞，等．生附片化学成分的HPLC/ESI－MSn研究．化学学报，2008，(2)：211—215

[23] 熊江，古昆，谭宁华．黑顺片的二萜生物碱成分．天然产物研究与开发，2008，(3)：440—443，465

[24] 曹岩，景晶，吕狄亚，等．用细胞膜色谱法和HPLC－TOF/MS研究附子中的有效成分．药学实践杂志，2011，(5)：339—341，349

[25] 刘敏卓，张思佳，杨春华，等．生附子中C－（19）型二萜生物碱的高速逆流色谱分离及其结构鉴定．色谱，2011，(5)：430—434

[26] 高桥真太郎．生药乌头的减毒处理实验研究．日本东洋医学会杂志，1961，2：1

[27] 龚千锋．中药炮制学．北京：中国中医药出版社，2007

[28] 王瑞，刘芳，孙毅坤，等．不同附子炮制品中乌头碱、新乌头碱、次乌头碱含量的HPLC测定．药物分析杂志，2006，(10)：1361—1363

[29] 赵纳，侯大斌，刘向鸿．不同炮制方法对附子中乌头总碱和双酯型生物碱含量的影响．中药材，2011，(1)：39—42

[30] 舒晓燕，赵祥升，侯大斌，等．两种炮制方法对附子品质的影响．湖北农业科学，2009，48（3）：704—706

[31] 王昌利，雷建林，张军武，等．炮制条件对附子总生物碱及

酯型生物碱含量影响的动态研究．陕西中医学院学报，2009，32（2）：61—63

［32］孙兰，周海燕，赵润怀，等．HPLC 法同时测定附子中 6 种单酯和双酯型生物碱．中草药，2009，（1）：131—134

［33］余葱葱，彭成，郭力，等．《中国药典》收载附子 3 种加工品中生物碱的含量分级对比测定．时珍国医国药，2010，（2）：262—264

［34］王小平，王进，陈建章．不同炮制方法对附子中 3 种双酯型生物碱含量的影响．时珍国医国药，2010，（11）：2939—2940

［35］李启艳，朱日然，张学顺，等．附子及其炮制品中生物碱类成分的 ESI－MSn 研究．中国实验方剂学杂志，2011，（17）：90—93

［36］赵纳．炮制加工对附子有效成分的影响研究．西南科技大学硕士论文，2011

［37］顾永祚，徐泽民，寇兴明，等．ICP－AES 法测定中药川附子微量重金属元素．四川环境，1999，（1）：1—4

［38］卢竞，顾兴平，顾永祚．ICP－AES 法测定中药川附子中硫、硅和钴．成都中医药大学学报，2004，（4）：53－54

［39］张彩霞，彭晓霞，陈晖，等．火焰原子吸收法测定真菌茯苓不同药用部位及中药附子不同炮制品中微量元素的含量．甘肃中医学院学报，2010，（2）：52—55

［40］赵宏峰，洪波，司云珊，等．高效液相色谱法测定附子中尿嘧啶含量的方法研究．吉林农业大学学报，2003，（3）：301—302，306

［41］刘海平，南楠，李国晶，等．不同药性辅料炮制附子对其毒性和强心成分的影响．中华中医药中药炮制分会 2009 年学术研讨会论文集，370—374

［42］黄勤安，张聿梅，何铁，等．乌头碱水解转化规律的研究．中国中药杂志，2007，（20）：2143—2145

［43］谭鹏，刘永刚，关君，等．高效液相色谱－质谱联用结合量子化学计算发现乌头碱一新水解产物．中国中药杂志，2011，（15）：2099—2101

［44］郭晓庄．有毒中草药大辞典．天津：天津科技翻译出版公司，1992

［45］陈长勋，金若敏，贺劲松，等．用血清药理学实验方法观察附子的强心作用．中国中医药科技，1996，3（3）：12—14

［46］张梅，陈海红，赵剑，等．附子抗心律失常有效组分研究．

时珍国医国药，2000，11（3）：193—194

［47］石山，李增希，吴秀英，等．中药附子对麻醉犬急性心肌缺血、左室功能和血液动力学的影响．内蒙古医学杂志，1981，1（3）：141—143

［48］郑可耀，顾科民，关莲芳，等．中药附子的研究：Ⅶ、川附子制剂及提取物801对麻醉犬心脏血流动力学的影响．第二军医大学学报，1982，(4)，288—297

［49］顾科民，杨友才．中药附子的研究：Ⅳ、附子的血压效应及其机理分析．第二军医大学学报，1982，(1)，13—18

［50］王胜林，董耀荣．附子水煎液对心梗后心力衰竭大鼠血流动力学的影响．陕西中医，2007，28（6），745—748

［51］张团笑，牛彩琴，秦晓民．附子水煎剂对家兔离体肺动脉血管的舒张作用．中成药，2005，27（6）：694—697

［52］侯家玉．中药药理学（普通高等教育“十五”国家级规划教材）．北京：中国中医药出版社，2004

［53］范建萍，杨金招，王友群，等．附子对两种慢性肾病小鼠乳酸代谢的影响．药学进展，2011，35（7）：323—329

［54］陈玉春．人参、附子与参附汤的免疫调节作用机理初探．中成药，1994，16（8）：30—31，59

［55］董群，吴敏毓．芪附汤及其组方对阳虚小鼠免疫功能的影响．中国实验方剂学杂志，1999，5（3）：17—19

［56］董淳，徐群英．芪附汤及其组方对免疫抑制小鼠免疫功能的影响．中国中医药信息杂志，2001，8（9）：39—41

［57］张涛，白书阁，田黎明，等．附子对老年大鼠抗氧化系统影响的实验研究．中国老年学杂志，2001，21（2）：135—136

［58］张宏，彭成．附子抗免疫佐剂性关节炎的蛋白质组学研究．中华实用中西医杂志，2005，18（22）：1566—1568

［59］徐红萌，姜慧卿．附子对神经病理性疼痛大鼠的镇痛作用．中华麻醉学杂志，2005，25（5）：381—384

［60］邓家刚，范丽丽，杨柯，等．附子镇痛作用量效关系的实验研究．中华中医药学刊，2009，27（11）：2249—2251

［61］白筱璐，李兴平，胡竟，等．附子、黄连对寒热体质大鼠正常体温的影响．中药药理与临床，2011，27（2）：98—100

[62] 马清翠，于华芸，赵俭，等．附子、干姜、黄连、大黄对正常大鼠能量代谢的影响．山东中医药大学学报，2010，34（5）：379—380

[63] 黄丽萍，彭淑红，胡强，等.6味热性中药对大鼠骨骼肌能量代谢相关因子的影响．中华中医药杂志，2010，25（2）：228—230

[64] 高娜，杨勇，王世军，等.HPLC测定附子对大鼠肝组织中腺苷酸含量及能荷的影响．中国实验方剂学杂志，2010，16（15）：172—175

[65] 薛春苗，张冰，刘小青，等．附子、肉桂、仙茅对正常大鼠药物代谢酶CYP3A和GST活性的影响．中华中医院杂志，2011，26（12）：2823—2826

[66] 周远鹏，刘文化．附子水溶部分对内毒素休克的治疗作用．中药通报，1988，13（5）：43—45

[67] 周远鹏，邵陆．附子水溶部分对心律失常的影响．中药通报，1988，13（6）：42—44

[68] 李发胜，徐恒瑰，李明阳，等．附子多糖的提取及免疫活性研究．现代预防医学，2008，35（12）：2290—2291，2295

[69] 苗智慧，刘京生，王燕凌，等．附子酸性多糖提高免疫低下小鼠免疫功能的实验研究．河北中医，2007，29（12）：1130—1132

[70] 董兰凤，苗智慧，郑晓莉，等．附子多糖对H_{22}和S_{180}荷瘤小鼠的抗肿瘤作用研究．中国中医基础医学杂志，2003，9（9）：14—17

[71] 董兰凤，宋淑霞，吕占军，等．附子多糖与阿霉素蛋白磁微球靶向治疗的抗肿瘤协同作用．中国药科大学学报，2003，34（6）：68—72

[72] 彭文珍，吴雄志，曾升平，等．附子多糖诱导人早幼粒白血病细胞分化研究．职业卫生与病伤，2003，18（2）：123—124

[73] 刘颖，纪超．附子多糖后处理对缺氧/复氧乳鼠心肌细胞锰超氧化物歧化酶表达的影响．中药药理与临床，2011，27（5），53—56

[74] 刘古锋，吴康伟，段新芬，等．附子多糖对力竭运动小鼠自由基代谢的影响．陕西医学杂志，2008，37（5）：529—534

[75] 周芹，段晓云，陆立鹤，等．附子多糖预防高胆固醇血症的作用及其对肝脏CYP7α-1表达的影响．中国病理生理杂志，2011，27（5）：991—995

[76] 周芹，段晓云，武林鑫，等．附子多糖对大鼠食诱性高胆固醇血症的预防作用及机制研究．中国药理学通报，2011，27（4）：492—496

[77] 于乐，吴伟康．附子多糖对胰岛素抵抗脂肪细胞模型葡萄糖摄取的影响．亚太传统医药，2009，5（7）：11—13

[78] 刘一洋，王世军，韩冰冰，等．附子乙酸乙酯提取物对虚寒模型大鼠肝 LA、LDH、PA、Gn 含量及 ATP 酶活力的影响．中国中西医结合杂志，2011，31（11）：1523—1526

[79] 李劲平．吴康伟．曾英，等．附子总生物碱对缺血心肌蛋白质组的影响．中南药学，2008，6（1）：18—21

[80] 刘文化，曾贵云．去甲乌药碱对实验性心力衰竭的治疗作用．药学学报，1988，23（2）：81—85

[81] 刘秀杰，史蓉芳，姚稚明，等．新型心脏负荷试验药物去甲乌药碱的动物实验研究．中国循环杂志，1997，12（4）：66—69

[82] 郑英丽，杨敏福，方丽，等．盐酸去甲乌药碱与多巴酚丁胺药物负荷试验心肌灌注显像的对比实验研究．中华心血管病杂志，2005，33（5）：473—475

[83] 杜延荣，李方，徐瑞燚，等．盐酸去甲乌药碱在健康人体的耐受性．中国临床药理学杂志，2007，23（4）：258—260

[84] 张正，刘秀杰，张晓丽，等．去甲乌药碱对血液动力学的影响及耐受性与安全性．中华医学杂志，2002，82（5）：67—70

[85] 易宁育，何路明．去甲乌药碱对脑 M 受体的调节作用．中药药理与临床，1992，8（5）：18—21

[86] 向荣，易宁育，夏宗勤．去甲乌药碱温阳作用的机理研究．中药药理与临床．1994，（6）：15—18

[87] 向荣．徐江涛．易宁育，等．去甲乌药碱的药理作用与心脏β - AR关系的初步研究．中国药理学通报，1995，11（2）：113—116

[88] 于凤霞，王卫平．消旋去甲乌药碱对窦房结功能电生理的影响．中国中西医结合急救杂志，2004，11（5）：287—290

[89] 寿折星，范恒．乌头原碱对非酒精性脂肪肝大鼠瘦素胰岛素抵抗的实验研究．山东中医药大学学报，2008，32（2）：166—168

[90] 杜贵友，方文贤．有毒中药现代研究与合理应用．北京：人民卫生出版社，2003

［91］马健．樊巧玲．牧野充弘，等．阳虚模型小鼠腹腔巨噬细胞Ia抗原表达及乌头碱的作用．中国中西医结合杂志，1995，15（9）：544—546

［92］蔡定芳，沈自尹，陈晓红，等．乌头碱对大鼠下丘脑促肾上腺皮质激素释放激素含量的影响．中国中西医结合杂志，1996，16（9）：544—546

［93］党万太，苗维纳，杨晓放，等．钙调磷酸酶在附子苷对心衰调控过程中得靶向研究．中药药理与临床，2011，27（2）：59—60

［94］徐暾海，徐雅娟，司云珊，等．四川江油生附子强心成分的研究．中草药，2004，35（9）：9—11

［95］韩公羽，张卫东，王洁之．四川江油附子生物碱和新的强心成分研究．天然产物研究与开发，1997（3）：30—34

［96］袁祥鹏，林树新，张福琴，等．四川江油附子提取物对离体肺动脉条收缩活动影响的研究．心肺血管学报，1992，11（4）：228—229

［97］杨帆，林树新，张福琴，等．四川江油附子提取物抗失血性休克的作用研究．第四军医大学学报，1996，17（2）：116

［98］江京莉，周远鹏．附子的药理作用和毒性．中成药，1991，13（12）：37—38

［99］夏丽英．现代中药毒理学．天津：天津科技翻译出版公司，2005

［100］王瑞，展晓日，乔延江．附子总碱提取物的急性毒性实验研究，中国实验方剂学杂志，2009，15（8）：102—103

［101］韩屾，吕雷，王汉蓉，等．3种乌头类中药在大鼠体内外的神经毒性．华西药学杂志，2007，22（3）：286—288

［102］肖凯，李宏霞，王亚其，等．乌头类中药的胚胎毒性及致畸性．中国药科大学学报，2005，36（6）：567—571

［103］杨媛，黄建梅，刘小青，等．常态及虚寒状态小鼠体内次乌头碱的血药浓度差异研究．中国中药杂志，2010，（15）：2008—2011

［104］沈红，朱玲英，姚楠，等．甘草与附子配伍对乌头碱、新乌头碱、次乌头碱大鼠药动学的影响．中药材，2011，34（6）：937—942

［105］王瑞，展晓日，乔延江．附子中3种双酯型生物碱在体外血浆中的水解规律研究．中国实验方剂学杂志，2009，15（06）：29—32

［106］王彬辉，冯健，赵燕敏，等．附子中乌头类生物碱在大鼠体内的药动学研究．中国药学杂志，2009，(18)：1412—1415

［107］何雷萍，狄斌，杜迎翔，等．4 种附子配伍方给药后大鼠血浆中 3 个乌头类生物碱的药动学比较．中国药科大学学报，2010，41(1)：55—59

［108］陶长戈，李文军，彭成．附子总生物碱中乌头碱、新乌头碱、次乌头碱在大鼠体内的药动学研究．云南中医中药杂志，2011，32(3)：49—52

［109］郑英丽，陈宝玲，薛立明，等．去甲乌药碱在犬体内的药动学研究．中国药学杂志，2004，(11)：52—54

［110］柴玉爽．王玉刚．花雷，等．附子乌头草乌及其炮制品的毒效比较．世界科学技术·中医药现代化中药研究，2011，13 (5)：847—850

［111］王冲，严光焰，何晓娟，等．盐附子对小鼠的急性神经毒性作用．华西药学杂志，2007，22 (3)：300—301

［112］陈红钰，王亚其，潘黎，等．盐附子遗传毒性研究．现代预防医学，2009，36 (5)：917—919

［113］刘智，张大方，曲晓波，等．炮制对附子减毒变化及氯仿致颤作用的比较研究．吉林中医药，2011，31 (5)：469—470

［114］王立岩，张志仁，王奕琛，等．附子炮制前后对急性心衰大鼠血流动力学的影响．时珍国医国药，2009，20 (6)：1327—1328

［115］范颖，于彩娜，徐丹，等．人参、黄芪、附子、干姜对阿霉素心脏毒性损伤大鼠线粒体途径细胞凋亡的影响．辽宁中医杂志，2011，38 (6)：1030—1032

［116］范丽丽，郑作文，杨柯，等．毒性中药附子量效关系的实验研究．四川中医，2011，29 (5)：53

［117］王立岩，张志仁，王奕琛，等．附子炮制前后对急性心衰大鼠血流动力学的影响．时珍国医国药，2009，20 (6)：1327—1328

［118］张志仁，张大方，李丽静，等．附子炮制前后有效部位对正常及心衰大鼠血流动力学影响．长春中医药大学学报，2009，25 (3)：331—332

［119］邵峰，李赛雷，刘荣华，等．附子不同炮制品镇痛抗炎作用研究．时珍国医国药，2011，22 (10)：2329－2330

[120] 杨明，张为亮．附子生用与炮用的药理作用比较．中国中药杂志，2000，(12)：13—16

[121] 张为亮，徐楚江，杨明，等．附子毒效关系的实验研究．广西中医药，1997，20（3)：43—44

[122] 秦永刚，张美荣，张建平，等．不同蒸煮时间对附子强心作用及心脏毒性的影响．医学信息，2002，15（10)：618

[123] 李志勇，张硕峰，畅洪昇，等．不同炮制时间附子饮片双酯型生物碱含量变化与饮片安全的相关性研究．中国中药杂志，2009，34（9)：1086

[124] 李志勇，孙建宁，张硕峰，等．不同炮制时间附子饮片对水合氯醛麻醉大鼠心功能的影响．山东中医药大学学报，2009，33（5)：431—433

第七章　附子市场前景

第一节　附子产业政策

附子是我国40种大宗中药材之一，栽培以四川江油、安县、布拖，陕西城固、南郑、勉县，云南丽江、宾川等为主产区，是列入国家重点基础研究发展规划“973项目”的道地药材。各主产区出台相关政策与措施，为提高技术水平，做大做强附子产业提供保障。

一、江油附子产业政策

江油种植附子已有一千一百多年的历史，是附子传统道地产区。近年来，江油市多次召开部分附子生产加工企业专题研讨会，共同研究江油附子产业的发展问题，就江油附子产业发展现状、企业生产经营情况、附子种植、生产加工和项目建设发展前景以及当前及存在的困难和问题、发展附子产业的前景、思路及措施进行了专题研究。江油市政府相关部门还多次对江油附子生产企业给予政策与资金的扶持。“中坝”牌附子作为当地最早的附子品牌，应在新形势下继续发扬光大，带动当地产业发展。

二、安县附子产业政策

附子也是安县重要的中药材之一，安县政府近年来出台了

“安县附子产业发展规划”。随着国家实施西部大开发将四川省列为全国中药材生产基地，国家实施退耕还林政策，以及“5·12”地震后的恢复重建，给安县附子产业带来空前的发展机遇。

三、陕西附子产业政策

陕西勉县根据省政府、市政府以及勉政发［2002］28号《关于实施中药现代化科技产业行动计划的意见》和勉政办发（2003）71号《关于印发勉县中药现代化科技示范县建设实施方案的通知》等文件精神，深入走访种植户，广泛收集相关资料，摸清附子发展现状及存在问题，采取相关措施保障当地附子产业发展。

四、凉山附子产业政策

四川凉山彝族自治州布拖县种植附子近50年了，直到1998年，布拖县政府将附子产业纳入重点发展规划，建设GAP附子基地，通过规范种植、良种选育、精细炮制加工，使布拖附子跃进到附子的主产区行列。

五、云南附子产业政策

云南丽江、宾川等地为调整产业结构，本着“稳根、扩经、提质、增效”的原则，近年来通过引种种植附子，建立附子种植基地，增加农民收入，附子生产已初具规模。

第二节　附子商品药材市场分析

一、中国附子药材市场供需分析

20世纪80年代之前，附子主产于江油，正常年产量40多万公斤，占全国的40%以上。据《中国土产综览》记载：“1924年江、彰两县附子产量曾达450万斤（2250吨），1936年315万斤（1575吨），1950年157万斤（785吨）。新中国成立前历史常年产量为200万斤（1000吨）。”1957年江油附子种植面积4732亩，总产量达42.93万公斤（214.7吨），收购附子297.8万斤（148.9吨），占四川省收购量的81%。1968年江油附子种植面积达5933亩，产量为59.44万斤（297.2吨），占四川省的98%，是附子生产的最高年份。到20世纪80年代，由于产销变化和次产区的冲击，陕西成为附子的又一主产区。20世纪80年代全国附子种植面积达2万多亩，四川附子饮片产量曾达2000多吨，陕西产量也曾达1000多吨；20世纪90年代初附子生产面积稳定在8000～9000亩，其中四川4000多亩，陕西3000多亩；1993年四川种植面积达6000多亩，产附片700多吨，陕西汉中种植面积2000多亩；1996年附片9～10元/千克，1997年为13～15元/千克。1998—1999年附子价格不断上升，进入2007年后，全国各地附片价格多缓升至25～30元/千克以上，2007—2010年江油附子鲜品收购价格连续四年10元/千克以上。

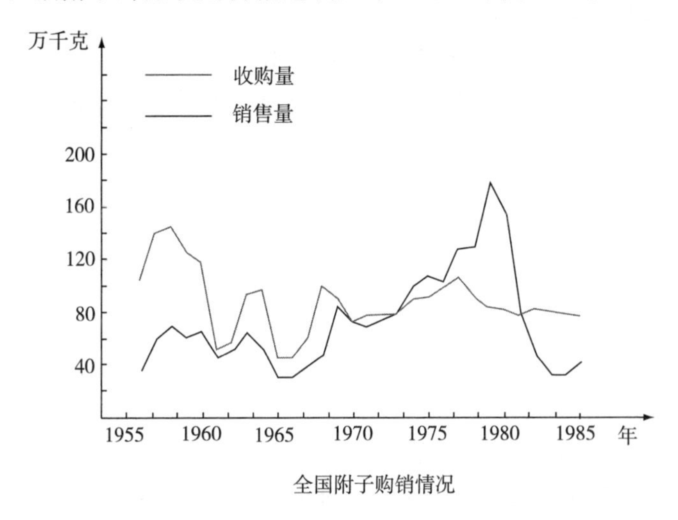

图7－1　1955—1985年全国附子购销情况

二、中国附子市场前景

（一）道地药材市场需求不断增加

中医认为，“诸药所生，皆地有境界”。道地药材对中药品质和疗效的决定性作用，已经得到中医几千年的临床用药实践证明。江油附子优良的临床效果已多次被临床医家肯定。在计划经济时代，江油市附片制造厂（成立于1954年，四川江油中坝附子科技发展有限公司的前身）承担加工调供全国的附子需求量，附子从栽培到生产都有一套完整规范的管理模式。2000年后，四川江油中坝附子科技发展有限公司接过振兴江油附子产业的重任，从建立附子栽培GAP基地到按照GMP要求加工生产附片产品，严把质量关，规范江油附子产品质量。随着近年来附子临床应用的不断加大，附子产品的社会需求量将持续增长，而以现有江油附子的产品供应情况远远不能满足市场需求。

（二）副产品的深加工再应用

1. 鲜附子采收后剩余的附子须根、茎、叶等非药用部分进行深加工利用

鲜附子采收初加工过程中，将丢弃大量附子须根、茎秆、叶等植株非药用部分，这些丢弃部分含有可利用的生物碱成分，据有关学者研究，附子须根、茎秆、叶中均含有一定数量的生物碱，而且须根总生物碱含量高于附子。近年已有相关科研单位的学者对附子副产物（须根、茎秆、叶）的综合利用进行研究，其综合利用方向主要有用于制作附子艾灸垫、生物碱提取、生物农药添加剂等。

2. 附子炮制加工浸漂液的回收提取综合利用

经相关研究证明附子在经过胆巴水溶液浸泡、煮制、冰附子（煮制后用水降温）、浸漂（切片后水漂洗）等炮制后，其所含的生物碱大量流失（生物碱总量减少达80%以上），也使

毒性降低。加工炮制一吨鲜附子将产生 5 ~ 8 吨含大量氯化钙和生物碱的混合废液，直接排放将对环境造成污染，破坏生态环境。因此，附子炮制加工中产生的废液进行回收分离提取再利用，将其中所含生物碱用于外用成品药制剂、生物农药及提取乌头碱单体等的原材料，所含氯化钙分离提纯可再次循环利用，既减少对环境的污染，同时也可以提高附子资源的综合利用率。

3. 附子加工蒸制产生的淀粉浆回收利用

黑顺片、白附片等在蒸制过程中产生的淀粉浆（习称“附子油”），可以通过改造加工设备等措施收集流失的淀粉浆，用于制作附子膏、附子灸贴等高附加值保健类医疗产品，提高附子的综合利用价值。

第三节　附子饮片市场分析

一、附子饮片市场现状与市场前景

附子具有回阳救逆、温里祛寒的功效。医圣张仲景著《伤寒杂病论》共374方，其中应用附子方剂有36方，条文中出现附子66处，占9.6%。国家《药典》（2010年版）含附子的中成药共有 19 种，占总数 1.8%。除临床配方应用外，附子又是参附注射液、桂附地黄丸、附桂理中丸、附子理中丸、前列舒丸、人参再造丸、四逆汤、天麻丸、益肾灵颗粒、再造丸、济生肾气丸、右归丸等几十种中成药的原料，特别是利用附子的强心、镇痛作用开发的“参附注射液”在 2011 年市场产品产值已突破亿元。

2012 年附子产品全国需求量比往年更有增加，随着附子由饮片配方进入迅猛增长的工业原料等市场，附子需求量将进一步上升，其市场潜力巨大。

面对日益增长的市场潜力，一些不法商人为了追求利润，不顾附片质量，肆意捣乱附片市场。近年来随着政府各级监管力量的加强控制与采取强力措施，以及四川江油中坝附子科技发展有限公司等企业的积极努力与倡导，附片市场逐步规范与稳定。

表7－1　2012年附子饮片市场需求预测

	医院、诊所、药店	药厂原料	商业贸易	其他（国际贸易、科研、生物农药等）
附子成品（吨）	1000	2500	1500	100

二、“中坝牌”附片——附片饮片市场中的精品

四川江油中坝附子科技发展有限公司，位于附子道地药材产区江油，具有得天独厚的优势。

（一）品牌优势

公司注册商标“中坝牌”，历史悠久，深得大医钟爱。2006年3月取得“中华人民共和国地理标志保护产品”江油附子专用标志授权；公司于2007年4月通过GMP认证；2007年6月通过了“附子饮片高技术产业化示范工程”项目验收；2011年7月附子生产基地通过了国家GAP认证。公司是目前本地区唯一一家通过GAP与GMP认证的附子经营企业。公司于2010年获得了“全国中药饮片诚信品牌”称号，生产的“中坝牌”附子系列产品，品种规格齐全，质地优良，享誉国内外市场。

（二）科技领先

依托中国药材公司的强大科技实力，公司参与承担完成国家科研项目7项，如：毒性中药附子生产工艺关键问题的研究；附子等乌头类药材采收、初加工、贮藏过程中共性技术研究；《中国药典》2010年版一部附子的质量标准增修订研究；

道地附子良种选育及规范化生产基地建设；中药饮片（附子等）过程控制技术国家工程实验室；附子等毒性中药炮制方法传承和规范化应用研究等。强大的科技质检实力是生产加工精制附片的保障。该公司开行业先河，利用冷藏保鲜技术，将鲜附子直接干燥加工而成的生附片，无胆无硫，用于临床，疗效卓著；该公司加工的炒附片，严格按《伤寒杂病论》中将生附片高温砂烫的古法炮制工艺，被以倪海厦教授为代表的汉唐经方医师所推崇；通过千里挑一的选材，添加多种名贵中药，运用特殊发酵的秘制工艺炮制而成的炮天雄，是该公司研发的高端产品，产量极小，被港人多珍为药膳保健佳品；以不浸胆直接蒸煮的现代水火共制工艺加工的蒸附片，被以李可老中医为代表的古中医学派等中医师大量应用于临床，受到一致好评；采用含皮传统工艺加工的黑顺片，多用于临床危急重症，是“参附注射液”的主要原料；采用纯手工竹刀剥皮，手工切片加工的白附片、熟附片，俗称“天雄片”，被钦安学术流派的中医师广泛应用；通过获得国家专利的独有设备炮制而成的刨附片，是传统馈赠亲友的保健佳品，尤其是我国港、澳、台地区较为钟爱。

（三）专有技术

公司经过几十代药工的传承和摸索，逐渐形成了“浸、漂、切、煮、蒸、炒、烤、发酵”等八大炮制工艺流程，每道流程都有特定的标准与规范，能加工出多达 13 个品规的附片产品。

第四节　含附子中成药市场情况概况

含附子中成药，目前主要有十几个配方的产品，广泛应用于心脑血管疾病（参附注射液）、胃肠消化道疾病（附子理中丸）、生殖泌尿系统疾病（桂附地黄丸、右归丸、前列舒丸）等方面。以附子理中丸为例，全国有 300 多家制药企业生产，是治疗胃肠道等慢性疾病的常用中成药之一。而这么多生产中成药制剂的制药企业对原料采购的质量标准要求不一，而中药材市场的混乱也是造成中成药原料质量下滑的原因之一。随着中药材市场的逐步规范与国家监管力量的逐步加大，必将加强对中成药制药企业原料采供的监管控制，让越来越多的制药企业选择道地药材，选择正规、合法、有经营资质的中药饮片生产企业作为合格供应商。针对这部分市场需求量的增加，以2012年江油附子产量为例，2012年江油鲜附子加工的成品不到300吨，远远达不到市场需要的供应量。

表7-2　含附子中成药主要产品与生产企业

商品名称	生产企业（个数）
附子理中丸	312
桂附地黄丸	205
再造丸	126
天麻丸	112
人参再造丸	89
济生肾气丸	72
右归丸	12
半夏天麻丸	3
前列舒丸	2
益肾灵颗粒	66
四逆汤（颗粒）	22
参附注射液	1

第八章　附子的药用管理

第一节　毒性中药的管理法规

一、附子历来就作为毒剧药物应用

在我国，中药一开始就被称作“毒药”。《周礼·天官》记载：“医师掌医之政令，聚毒药以供医事。”《类经·卷十四》指出：“凡可避邪安正者，皆可称之为毒药。”古人对于毒药的定义反映出当时人们对药物的治疗作用和毒副作用还不能很好地区别，不过也从另外一个侧面说明人们对药性的认识以及使用药物治病的原则，即是用药物的偏性来纠正人体由疾病造成的偏性。凡是药物均有一定的药理活性，用之得当，可以调偏扶正，产生治疗作用；用之不当，则可产生一定的毒副反应，甚者有致命的危险。故在临证用药时，首先强调的不是药物的有毒或是无毒，而在于辨证是否准确，用药是否对证。“毒”并非都是有害无益的，恰当利用“毒”的某些特殊治疗作用，可以避免其毒性反应而成为治病的良药。对附子“药”与“毒”关系的论述，早在《淮南子》中即有记载：“天雄、乌喙最凶险，但良医能活人。”《医法圆通》亦谓：“病之当服，附子、大黄、砒霜，皆是至宝；病之不当服，参、芪、鹿茸、枸杞，都是砒霜。”古代的医生们正是认识到附子的强烈毒性（偏性），在长期的临床实践中，遵循辨证论治的基本原则，通过配伍其他药物、适度炮制、久煎、适当的剂量，发挥其回阳救逆、散寒止痛的功效，起到“毒药”专注、强大、峻猛的治疗作用。

乌头的应用历史可以追溯到春秋时代，《山海经》中记载了124种药物，其中“堇”就是指乌头。古人把野生乌头的汁液（汁或煎出的汁叫射罔）涂抹在兵器上应用于狩猎，后来发展为中国古代军事上应用的标准毒药，由于毒性峻烈，称作一箭封喉的毒品。古人在用药实践过程中，逐渐区分了乌头和附子，汉代的《神农本草经》已对两者进行了明确区分。据《汉书》记载，汉宣帝时期（公元前73年—前49年），大将军霍光的妻子想让自己的女儿做皇后，想法谋害当时的皇后许氏。“显爱小女成君，欲贵之，私使乳医淳于衍行毒药杀许后。”许氏分娩之后，霍光的妻子胁迫御医淳于衍利用服药的机会进行谋害，淳于衍暗中将捣好的中药附子带进宫中，偷偷掺合在许皇后要吃的药丸内。“即挼附子，赍入长定宫。皇后免身后，衍取附子并合大（太）医大丸以饮皇后。”许皇后服药后不久，即感到全身不适，很快昏迷死亡。

二、古代对附子的药用管理

我国的卫生保健与医事制度可追溯到有文字记载的夏商时期，《周礼·天官》记载最早的中医分科“食医、疾医、疡医、兽医”，建立了最初的医政组织“医师为众医之长”，“医师之下，设有士、府、史、徒等级别，编制食医（二人），疾医（八人），疡医（八人），兽医（四人），府（二人）掌管药物、器具及会计事务，史（二人）掌管文书、医案，徒（十人）供役使并看护病人”，说明在医药理论萌芽时期的周朝已经设立了专人负责药物管理。南北朝宋时期，始设太医署，作为全国最高的医政管理及医疗保健机构，发展到隋唐时期，朝廷对医药十分重视，内分主药、医师、药园师、医博士、助教、按摩博士等职，而唐政府的“太医署”，则由行政、教育、医疗、药工四部分人员组成，对医学教育、医疗、中药与卫生管理有了明确分工。宋代设翰林医官院（后改称医官局），掌管医之政令、医疗事务和药政管理。设国家药局如“御药院”、“尚药局”、“广惠司”、“惠民药局”等药品管理机构，制订了十分严格的管理制度，如轮值制度（即轮流值班，保证昼夜行诊、售药）、检验制度（定期检验药品质量，陈腐过时药品及时废弃）、施药制度（遇贫困、水旱、疫疠则施给药剂）。成书于宋代的《本草衍义》，其作者为“政和中医官通直郎收买药材所辨验药材寇宗奭”，这可能是中国最早的“药检所所长”，负责药材鉴别和质量控制。元朝积极推行官药局体制，并针对民营零售药铺增多带来的药物中毒事故增加，于1268年政令禁止药业售卖乌头、附子、巴豆、砒霜等药物，后又规定“卖禁售毒药者，杖六七十，并追罚至元钞一百两给原告人，卖毒药致死人者，买卖双方皆处以死刑。”这些政令的颁布对于加强药材流通管理、确保临床用药安全起到了积极的作用。

分析对历代本草的研究资料，可以清楚地看到古人对药物分类的原则一是根据对药性的认识，其中之一就是对药物毒性的认识，很早之前就明确了使用毒性药物的原则，二是根据药物的自然属性分类的。我国第一部药学专著《神农本草经》就是根据对药物毒性和功效的认识，把药物分为上、中、下三品。“上药一百二十种，为君，主养命以应天，无毒，多服、久服不伤人。欲轻身益气、不老延年者，本上经。中药一百二十种，为臣，主养性以应人，无毒、有毒，斟酌其宜。欲遏病补羸者，本中经。下药一百二十五种为佐使，主治病以应地，多毒，不可久服。”附子就在下药之列。关于毒药的使用原则，早在《神农本草经》就明确提出剂量递增的方法：“若用毒药疗病，先起如黍粟，病去即止。不去，倍之；不去，十之。取去为度。”严格控制使用剂量和疗程以保证临床用药的安全和有效。我国第一部官修本草，唐代《新修本草》药物的分类法是自然属性分类结合三品分类，其自然属性的分类方法沿袭了梁代陶弘景的《本草经集注》，将玉石部、草部、木部又分上中下之品，下品多含有毒物质，作为国家药典性质的《新修本草》对毒药的分类和论述具有法定的意义。明代李时珍的《本草纲目》载有药物 1892 味，内有有毒药物 239 味（包括附药和不同入药部分），其中标大毒者 22 味、有毒者 120 味、小毒者 78 味、微毒者 19 味；并首创了毒草药分类，水、火、土、金石、草、谷、菜、果、介、木、服器、虫、鳞、禽、兽、人 16 部，其中在草部又分 11 类，毒草类分在卷十七，草之六，收载药物 47 类，并根据对毒性的认识，分别标明大毒、有毒、小毒、无毒。

三、现代对附子的药用管理

（一）生附子是列入毒性药品管理的 28 种毒性中药之一

根据中华人民共和国 1988 年 12 月 27 日国务院令（第 23 号）《医疗用毒性药品管理办法》的规定，凡收购、经营、加工、使用毒性药品都需按照办法执行。毒性中药系指毒性剧烈、治疗量与中毒量相近、使用不当会致人中毒或死亡的一类中药。

1. 毒性中药的收购、经营，由各级医药管理部门指定的药品经营单位负责。

配方用药由国营药店、医疗单位负责。其他任何单位或者个人均不得从事毒性中药的收购、经营和配方业务。

2. 收购、经营、加工、使用毒性中药的单位必须建立健全保管、验收、领发、核对等制度，严防收假、发错，严禁与其他药品混杂，做到入库有验收有复核、出库有发药有复核，划定仓间或仓位，专柜加锁保管，有专人专账管理。

毒性中药的包装容器上必须印有毒药标志。在运输毒性中药的过程中应当采取有效措施，防止发生事故。

3. 凡加工炮制毒性中药，必须按照《中国药典》或者省、自治区、直辖市卫生行政部门制定的炮制规范的规定进行。药材符合药用要求的，方可供应、配方和用于中成药生产。

4. 制备含毒性中药的制剂，必须严格执行制剂工艺操作规程，在本单位检验人员的监督下准确投料，并建立完整的制剂记录，保存5年备查。制剂过程中的废弃物，必须妥善处理，不得污染环境。

5. 医疗单位供应和调配毒性中药，凭医师签名的正式处方。每次处方剂量不得超过2日极量。调配处方时必须认真负责，使用与之剂量等级相适应的戥秤或天平秤称量，保证计量准确，按医嘱注明要求调配，并由配方人员和具备资格的药学技术人员复核人员签名（盖章）后方可发出。对处方未注明“生用”的毒性中药，应当付炮制品。如发现处方有疑问时，须经原处方医师审定后再行调配。处方一次有效，取药后处方保存2年。

附：28种毒性中药名单

砒石（红砒、白砒）、砒霜、水银、生马钱子、生川乌、生草乌、生白附子、生附子、生半夏、生南星、生巴豆、斑蝥、青娘虫、红娘虫、生甘遂、生狼毒、生藤黄、生千金子、生天仙子、闹阳花、雪上一枝蒿、红升丹、白降丹、蟾酥、洋金花、红粉、轻粉、雄黄。

（二）按照GMP管理要求，生产加工附子产品的企业应具备加工毒性中药饮片资质

在《药品生产质量管理规范》附录、《中药饮片GMP补充规定》中，提出毒性药材等有特殊要求的饮片生产要符合国家有关规定。毒性药材生产应有专用设备及生产线。规定“从事毒性药材等有特殊要求的生产操作人员，应具有相关专业知识和技能，并熟知相关的劳动保护要求”。在目前的GMP

实施过程中，要求“中药材与中药饮片应分别设库，毒性药材等有特殊要求的药材应设置专库或专柜”。截至2010年6月底，SFDA颁发的饮片GMP企业891家，其中有加工毒性药材资质的为302家。

（三）毒性中药饮片定点生产管理和经营质量管理的规定

根据国家中医药管理局1998年4月3日发布执行的《毒性中药材的饮片定点生产企业验收标准》的通知要求，国家中医药管理局决定对毒性中药材的饮片生产企业实行定点发证管理制度。有关定点生产管理和经营质量管理的内容汇总如下：

1. 国家药品监督管理部门对毒性中药材的饮片，实行统一规划，合理布局

定点生产毒性中药材饮片定点生产原则包括：对市场需求量大，毒性药材生产较多的地区，定点要合理布局，相对集中，按省区确定2～3个定点企业；对产地集中的毒性中药材品种，如朱砂、雄黄、附子等要全国集中统一定点生产，供全国使用。逐步实现以毒性中药材丰产区为中心择优定点；毒性中药材的饮片定点生产企业，要符合《医疗用毒性药品管理办法》。

2. 加强对定点生产毒性中药的饮片企业的管理

建立健全毒性中药材的饮片各项生产管理制度，包括生产管理、质量管理、仓储管理、营销管理等；强化和规范毒性中药材的饮片生产工艺技术管理，制定切实可行的工艺操作规程，建立批生产记录，保证生产过程的严肃性、规范性；加强毒性中药材的饮片包装管理，毒性中药材的饮片严格执行《中药饮片包装管理办法》，包装要有突出、鲜明的毒药标志；建立毒性中药材的饮片生产，技术经济指标统计报告制度；定点生产的毒性中药饮片，应销往具有经营毒性中药饮片的经营

单位或直销到医疗单位。

3. 毒性中药饮片的经营管理

有经营毒性中药资格的企业采购毒性中药饮片，须从持有《毒性中药材的饮片定点生产证》的中药饮片生产企业和具有经营毒性中药资格的批发企业购进，严禁从非法渠道购进毒性中药饮片。毒性中药饮片须按国家有关规定，实行专人、专库（柜）、专账、专用衡器，双人双锁保管，做到账、货、卡相符。

参考文献

[1] 刘侠．谈谈我国古代的中医药管理．中国卫生事业管理，1998，117（3）：161—162

[2] 唐廷猷．中国药业史．2版．北京：中国医药科技出版社，2007

[3] 孙多善．李时珍对研究有毒中药的贡献．时珍国医国药，1992，3（3）：97—99

第二节　质量标准沿革

一、附子传统质量评价标准沿革

古人对附子的评价手段由于科学技术水平的限制，其评价标准主要侧重于外观性状、产地、加工炮制方法等方面，查阅历代本草专著中附子相关资料，纵观历代本草专著，对附子质量评价的方法进行梳理。古人对附子的质量评价标准主要体现在道地产地、野生与栽培、外观性状、炮制加工方法等方面。

在道地产地方面，认为“陕西出者名西附，四川出者名川附，川附为胜”。川附尤以“西川彰明赤水产者为最”。有认为“附子野生产罕，价贵功力亦大”。

在外观性状方面，古人认为“底平”、“体圆”者为佳，而在“角”多寡方面，有认为有“八角”或“九角”为良，也有“以蹲坐正节、角少者为上，有节多鼠乳者次之，形不正，而伤缺风皱者为下”。颜色上认为“皮黑”、“如铁色”、“肌白”为佳，而后古人多“以花白为上，铁色次之，青绿为下”为质量评价标准。重量上认为“一个重一两，即是气全，堪用”。

在炮制加工方面，《景岳全书》中首次对炮制附子方法的优缺性进行了评价，直至清代大多数本草专著中都接受了张景岳的观点，认为“以盐腌之，其性愈减”。水浸、面裹煨、黑豆煮、盐水煮、姜汁煮、童便煮，皆非法之善者；唯用汤泡浸，则毒解而力不减，允为尽善矣。附子传统质量评价方法沿革见表8－1。

表8－1　附子传统质量评价方法沿革

年代	本草专著	传统质量标准
魏晋	《吴普本草》[1]	皮黑肌白
南北朝	《雷公炮炙论》[2]	底平、有九角、如铁色，一个重一两，即是气全，堪用
	《本草经集注》[3]	以八月上旬采也，八角者良 今宜都佷山最好，谓为西建。钱塘间者，谓为东建，气力劣弱，不相似，故曰西水，犹胜东白也。其用灰杀之时，有以强者并不佳（天雄）
唐代	《新修本草》[4]	以八月上旬采也，八角者良 天雄、附子、乌头等，并以蜀道绵州、龙州出者佳。余处纵有造得者，气力劣弱，都不相似。江南来者，全不堪用
宋代	《本草图经》[5]	以八角者为上 绵州彰明县多种之，惟赤水一乡者最佳
	《彰明附子记》[6]	凡种一而子六七以上，则其实皆小；种一而子二三，则其实稍大；种一而子特生，则其实特大，此其凡也。附子之形，以蹲坐正节角少为上，有节多鼠乳者次之，形不正而伤缺风皱者为下。附子之色，以花白为上，铁色次之，青绿为下。天雄、乌头、天锥皆以丰实盈握者为胜，而漏篮、侧子，园人以弃役夫，不足数也

（续表）

年代	本草专著	传统质量标准
宋代	《本草衍义》[7]	乃取其短平而圆、大及半两以上者，其力全不僭
	《大观经史证类备急本草》[8]	若附子底平有九角，如铁色，一个重一两，即是气全，堪用
	《重修政和经史证类备用本草》[9]	若附子底平有九角，如铁色，一个重一两，即是气全，堪用
元、明	《汤液本草》[10]	多有外黄里白，劣性尚在，莫若乘热切做片子，再炒，令表里皆黄，内外一色，劣性皆去，却为良也
	《本草品汇精要》[11]	类乌头而圆大，皮黑肉白
	《本草蒙筌》[12]	皮黑体圆底平，山芋状相仿佛。顶择正圆，一两一枚者力大
	《景岳全书》[13]	土人腌以重盐，故其味咸而性则降 若制以童便，则比不免于尿气，非惟更助其降 惟是姜汁一制颇通，第其以辛助辛，似欠和平 若煮法，若不浸胀而煮，则其心必不能熟，即浸胀而煮，及其心熟，则边皮已太熟而失其性矣；虽破而为四，煮亦不匀，且煮者必有汁，而汁中所去之性亦已多矣 若炒太干，则太熟而全无辣味，并其熟性全失矣 白水煮之极熟，则亦全失辣味，并其熟性俱失，形如萝卜可食矣
	《本草纲目》[14]	附子之形，以蹲坐正节、角少者为上，有节多鼠乳者次之，形不正，而伤缺风皱者为下矣 附子之色，以花白者为上，铁色者次之，青绿者为下 天雄、乌头、天锥，皆以丰实盈握者为胜
	《本草真诠》[15]	外黄内白，须炒至俱熟用
	《本草原始》[16]	皮黑体圆底平，八月上旬采，八角者良，一个重一两者，气全堪用 市者有以盐水浸之，取其体重买者，当以体干坚实、顶圆正、底平者为良

（续表）

年代	本草专著	传统质量标准
元、明	《炮炙大法》[17]	底平有九角，如铁色，一个重一两，即是气全，堪用
	《药品化义》[18]	体重而大实，色肉微黄皮黑，气雄壮 取黑皮顶全圆正者佳，一枚重一两，力大可用
	《本草乘雅半偈》[19]	附子之形，以蹲坐正节、角少者为上，有节多鼠乳者次之，形不正，而伤缺风皱者为下矣 又，附子之色，花白者为上，铁色者次之，青绿者为下 天雄、乌头、天锥，皆以丰实盈握者为胜
	《本草通玄》[20]	附子，以蹲坐正节角少，重一两者佳。形不正面伤缺风皱者，不堪用也
	《重订本草征要》[21]	重一两以上，矮而孔节稀者佳
	《医宗必读》[22]	重一两以上，矮而孔节稀者佳
	《本草正》[23]	土人腌以重盐，故其味咸而性则降。若制以童便，则比不免于尿气，非惟更助其降。惟是姜汁一制颇通，第其以辛助辛，似欠和平 若煮法，若不浸胀而煮，则其心必不能熟，即浸胀而煮，及其心熟，则边皮已太熟而失其性矣；虽破而为四，煮亦不匀，且煮者必有汁，而汁中所去之性亦已多矣 若炒以干，则太熟而全无辣味，并其熟性全失矣 白水煮之极熟，则亦全失辣味，并其熟性俱失，形如萝卜可食矣
清代	《本草汇笺》[24]	附子大而短有角平稳
	《本草述》[25]	附子之形，以蹲坐正节、角少者为上，有节多鼠乳者次之，形不正而伤缺风皱者为下；之色，花白者为上，铁色者次之，青绿者为下 天雄乌头天锥，皆以丰实盈握者为胜
	《本草崇原》[26]	以蜀地绵州出者为良，他处虽有，为薄不堪用也 附子之形以蹲坐正节，而侧子少者为上，有节多乳者次之。行不正而伤缺风皱者为下。其色以花白者为上，黑色者次之，青色者为下 近世皆以童便煮之，乃因讹传讹，习焉不知其非耳

（续表）

年代	本草专著	传统质量标准
清代	《本草备要》[27]	皮黑体圆，底平八角，重一两以上者良
	《本草易读》[28]	切片色光黑而润软。今时一种附子，片色暗黑而干焦，全失附子气味，用者慎之
	《本经逢原》[29]	古方以一两一枚者为力全。近时专取大者为胜。用盐过多，虽一两五六钱，制熟不及七八钱，且容易腐烂，若欲久藏，须同龟灰入礶中，至近火处庶可经久其性热有毒，必正节角少，顶细脐正者为上。顶粗有节多鼠乳者次之，伤缺偏皱者为下 近时乌附多产陕西，其质粗、其皮厚、其色白、其肉松、其味易过，非若川附之色黑、皮薄、肉理紧细、性味之辛而不烈、久而愈辣，峻补命门真火也
	《本草从新》[30]	从前附子皆野生，所产甚罕，价值甚高而力甚大。近今俱是种者，出产多而价值贱，力甚薄。土人以盐腌之，欲减其力。陕西出者名西附，四川出者名川附，川附为胜。川附体松而外皮多细块，西附体坚而外皮光洁。以皮黑体圆、底平八角、顶大者为良 有用水浸，面裹煨令发拆，则虽熟而毒仍未去，非法之善者；有用黑豆煮者，有用盐水姜汁童便煮者，恐煮之气味煎出，其力尤薄，且制之不过欲去其毒性尔；若用童便，是反抑其阳刚之性矣，尤非法之善者；唯用汤泡浸，则毒解而力不减，允为尽善矣。市医漂淡用之，是徒用附子之名尔
	《本草求真》[31]	以西川彰明赤水产者为最，皮黑体圆、底平八角，重三两者为良
	《药笼小品》[32]	从前附子野生产罕，价贵功力亦大；近今多是种者。土人以盐腌之，其性愈减
	《本草述钩元》[33]	附子之形，以蹲坐正节、角少者为上，有节多鼠乳者次之，形不正而伤缺风皱者为下；之色，花白者为上，铁色者次之，青绿者为下。天雄乌头天锥，皆以丰实盈握者为胜

（续表）

年代	本草专著	传统质量标准
清代	《植物名实图考》[34]	古人所用皆野生，川中所产皆种生，野生者得天全，种生者假人力，栽培滋灌，久之与果蔬同，性移而形亦变矣
	《植物名实图考长篇》[6]	以绵、龙二州所生为良，今出彰明者佳 余同《彰明附子记》
	《本草害利》[35]	川产为胜，土人以盐腌之，则减其性。陕西出者名西附，体坚而外皮光洁，四川出者名川附，体松而外皮多细块，以皮黑体圆底平，八角顶大者良 有用水浸，面裹、煨令发折，则虽熟而毒仍未去，非法之善者。有用黑豆煮者，有用甘草、盐水、姜汁、童便煮者，恐煮之气味煎出，其力尤薄。唯用甘草汤泡浸，则毒解而力不减，尤为尽善矣。市医淡漂用之，是徒用附子之名尔
	《本草问答》[36]	今用盐腌以去毒，使附子之性不全非法也
	《本草崇原集说》[37]	今陕西亦莳植附子，谓之西附，性辛温而力稍薄，不如生于川中，土厚而力雄。又，今药肆中另卖制熟附子，皆西附之类，盖川附价高，市利者，皆整卖，不切片卖，用者须知之 附子本身重一两余者，亦为有力，侧子分两，须除去，土人欲增分两，用木柸将侧子敲平于上，故连侧子须有一两五六钱者才好
	《本经疏证》[38]	附子以花白者为上，铁色者次之，青绿者为下；其形，以蹲坐正节角少者为上，有节多鼠乳者次之，形不正而伤缺风皱者为下；天雄、乌头皆以丰实盈握者为胜
	《本草新编》[39]	每个用甘草五钱煮水一碗，将附子泡透不必去皮脐尖子，正要全用为佳
	《本草详节》[40]	蜀之绵州人种莳而生，须择顶圆正，节角少，色花白，重一两者

唐代以前，本草专著主要是从外观性状、道地产地上对附子质量评价标准做了描述，记载附子以“皮黑肌白”、“如铁

色”、“有八角或九角”、“一个重一两以上者”堪用。在道地性方面首次认为“蜀道绵州、龙州出者佳。余处纵有造得者，气力劣弱，都不相似。江南来者，全不堪用”。

到宋代，附子质量评价标准从外观性状和道地产地方面进行了更加详细的规范，尤其以杨天惠的《附子记》最为详细地记载了附子药材质量评价标准。《大观经史证类备急本草》、《重修政和经史证类备用本草》、《本草图经》等都以“底平、八角或九角、如铁色、一个重一两者”为最好。而杨天惠所著《附子记》则从附子种植规模、产量、栽培方法、生长采收情况、酿造之法、鉴别等工业、农业等方面详细记载了当时彰明县附子种植、加工情况，分别从大小、数目、形、色等方面评价附子质量，认为“附子之形，以蹲坐正节角少为上，有节多鼠乳者次之，形不正而伤缺风皱者为下。附子之色，以花白为上，铁色次之，青绿为下。天雄、乌头、天锥以丰实盈握为胜，而漏篮、侧子，园人以乞役夫，不足数也”。杨天惠时任彰明县（今江油市）县令，对当地附子生产进行了实地考察，因此《附子记》在准确描述附子传统质量标准上具有较高的参考价值。

元明时期，各本草专著中除了从外观性状和道地产地方面对附子质量记载评价标准外，还增加了附子炮制加工方法、炮制程度的质量评价标准。外观评价标准方面，仍以附子质量“底平、八角或九角、如铁色、一个重一两者”为佳，和《附子记》所述附子之大小、形和色等为标准。同时还增加了炮制方法、炮制程度的评价标准，如《汤液本草》中“再炒，令表里皆黄，却为良也”。《景岳全书》（含《本草正》）中认为甘草水制最好。《本草真诠》中“炒制俱熟用”。《景岳全书》中还认为盐腌制、童便制、姜汁制、白水煮等方法欠妥，同时首先提出了炮制过度，“全无辣味”而“功效全失”的炮制程度或饮片评价标准评价。

清代，大多数本草专著中仍沿用《彰明附子记》中所载之大小、形和色等内容评价附子质量，如《本草述》、《本草崇原》、《本经逢原》、《本草述钩元》、《植物名实图考长篇》、《本草经疏》、《本草详节》等；也有以“皮黑”、“体圆”、“底平”、“有八角”、“一个重一两以上”为标准，如《本草会笺》、《本草备要》、《本草求真》、《本草害利》等。在道地性方面，曰“陕西出者名西附，四川出者名川附，川附为胜”，川产附子（川附）优于陕西产附子（西附），如《本草逢原》、《植物名实图考长篇》、《本草崇原集说》、《本草从新》等。首次提到野生附子力大于栽培附子，认为“附子野生产罕，价贵功力亦大”，如《本草从新》、《药笼小品》、《植物名实图考》等。在炮制方法方面，仍认为水浸、面裹煨、黑豆煮、盐水煮、姜汁煮、童便煮，皆非法之善者；唯用汤泡浸，则毒解而力不减，允为尽善矣。如《本草崇原》、《本草从新》、《本草害利》等。

二、历版《中国药典》附子质量标准沿革

自1953年至今，共颁布了9版《中国药典》，第1版《中国药典》1953年版没有收载附子，自1963—2010年版均收载附子。历版《药典》附子质量标准收载情况见表8－2。

表8－2　历版《药典》附子质量标准沿革

版本	来源	性状	鉴别	检查	含量测定	炮制	性味与归经	功能与主治	用法与用量	注意	贮藏
《中国药典》1953年版[41]	－	－	－	－	－	－	－	－	－	－	－
《中国药典》1963年版[42]	+	+	－	－	－	+	+	+	+	+	+
《中国药典》1977年版[43]	+	+	+	－	－	+	+	+	+	+	+

（续表）

版本	来源	性状	鉴别	检查	含量测定	炮制	性味与归经	功能与主治	用法与用量	注意	贮藏
《中国药典》1985 年版[44]	+	+	+	−	−	+	+	+	+	+	+
《中国药典》1990 年版[45]	+	+	+	+	−	+	+	+	+	+	+
《中国药典》1995 年版[46]	+	+	+	+	−	+	+	+	+	+	+
《中国药典》2000 年版[47]	+	+	+	+	−	+	+	+	+	+	+
《中国药典》2005 年版[48]	+	+	+	+	−	+	+	+	+	+	+
《中国药典》2010 年版[49]	+	+	+	+	+	+	+	+	+	+	+

备注：“＋”为有收载项，“－”为无收载项。

【来源】、【性状】

8 版《中国药典》中，其来源均为“毛茛科植物乌头的子根的加工品”。其性状在《中国药典》1963 年版的基础上进行术语的规范，采用国际标准单位，将附子大小表述的“寸”改为“厘米”；将俗语“钉角”改为“支根或支根痕”，“纵走的筋脉”改为“纵向导管束”；自《中国药典》1985 年版去掉了盐附子以“个大、体重、色灰黑、表面起盐霜者为佳”，黑顺片以“片大、厚薄均匀、切面油润有光泽者为佳”，白附片以“片大、色白、油润、半透明状者为佳”等描述。《中国药典》2010 年版增加了淡附片和炮附片的性状描述。

【鉴别】

《中国药典》1977 年版首次增加了生物碱鉴别试验；《中国药典》1985 版在前版试验方法基础上作了完善；至《中国药典》1990 年版删去了生物碱沉淀反应鉴别内容，增加了紫外分光光度法鉴别；到《中国药典》2010 年版，则删去了紫外分光光度法，增加了薄层色谱法鉴别，分别鉴别 3 种双酯型生物碱类成分（新乌头碱、次乌头碱、乌头碱）和 3 种单酯型生物碱类成分（苯甲酰新乌头原碱、苯甲酰乌头原碱、苯甲酰次乌头原碱）。

【检查】

自《中国药典》1990 年版首次增加了薄层色谱法检查乌头碱限量。至《中国药典》2010 年版，删去了薄层色谱法进行乌头碱限量检查，首次采用了高效液相色谱法对附子毒性较大的成分进行控制，增加了水分检查和双酯型生物碱类成分（新乌头碱、次乌头碱、乌头碱）限量检查，三种双酯型生物碱含量总和不得超过 0.020%。

【含量测定】

《中国药典》2010 年版首次收载了含量测定项，用酸碱滴定法测定附子中的总生物碱的含量。《中国药典》2010 年版首次选择以单酯型生物碱类成分（苯甲酰新乌头原碱、苯甲酰乌头原碱、苯甲酰次乌头原碱）为含量测定指标，规定三种单酯型生物碱类成分含量总和不得少于 0.010%，保证了附子饮片质量的稳定和可控。作为一味毒效并存的中药，以乌头碱为代表的生物碱类成分是附子中既有毒又有效的成分，如果只是单纯规定乌头碱的限量检查，则不能保证临床的药效，也不能达到临床安全有效的目的。

【炮制】

除《中国药典》1953 年版外，8 版《药典》都收载了炮附片用砂烫法炮制，淡附片以甘草、黑豆水共煮炮制的加工方法。

【性味与归经】、【功能与主治】、【用法与用量】、【贮藏】

除《中国药典》1953 年版外，自《中国药典》1985 年版性味与归经增加了“归心、肾、脾经”的内容。功能与主治未作修改。用法与用量上，自《中国药典》1977 年版起规范了用量单位，收载了用法；自《中国药典》1985 年版至 2005 年版，删去了用法，《中国药典》2010 年版增加了“先煎、久煎”。使用注意上，自《中国药典》1985 年版起，增加了十八反内容，此后几版《药典》中还增加了天花粉、瓜蒌子、瓜蒌皮、浙贝母、平贝母、伊贝母、湖北贝母等禁忌。贮藏方面，历版《药典》未作修改。

三、各地方炮制规范附子质量标准

从已收集的全国各地方炮制规范和《全国中药炮制规范》进行了梳理，地方炮制规范包括河北、辽宁、吉林、江苏、浙江、安徽、福建、江西、山东、河南、湖南、四川、贵州、云南、甘肃、北京、天津、上海、重庆等。从中分析可知，附子质量标准内容的修订基本与当时《中国药典》接轨，并且保留了地方特色炮制工艺。附子质量标准收载情况见表 8－3。

表 8－3　各省市自治区炮制规范收载附子质量标准情况

序号	炮制规范	来源	采收加工	性状	鉴别	检查	含量测定	炮制	性味与归经	功能与主治	用法与用量	注意	贮藏
1	《河北中药材炮制规范》1979 年版[50]	+	－	+	－	－	－	+	+	+	－	－	－
2	《辽宁省中药炮制规范》1979 年版[51]	+	－	+	－	－	－	+	－	+	－	－	+
3	《吉林省中药炮制标准》1986 年版[52]	+	－	－	－	+	－	+	－	+	+	+	+
4	《江苏省中药饮片炮制规范》1980 年版[53]	+	－	+	－	－	－	+	+	+	－	+	+
5	《浙江省中药炮制规范》2005 年版[54]	+	+	+	－	+	－	+	+	+	+	+	+

（续表）

序号	炮制规范	来源	采收加工	性状	鉴别	检查	含量测定	炮制	性味与归经	功能与主治	用法与用量	注意	贮藏
6	《安徽省中药饮片炮制规范》2005 年版[55]	+	+	+	+	+	-	+	+	+	+	+	+
7	《福建省中药炮制规范》1988 年版[56]	+	+	+	-	-	-	+	+	+	+	-	+
8	《江西省中药炮制规范》1991 年版[57]	+	+	+	+	-	-	+	+	+	+	+	+
9	《山东省中药炮制规范》2002 年版[58]	+	+	+	+	+	-	-	+	+	+	+	+
10	《河南省中药饮片炮制规范》2005 年版[59]	+	+	+	+	+	-	+	+	+	+	+	+
11	《湖南省中药饮片炮制规范》2010 年版[60]	+	-	+	+	+	-	+	+	+	+	+	+
12	《四川中药饮片炮制规范》1984 年版[61]	+	+	+	-	-	-	+	+	+	+	+	+
13	《贵州省中药饮片炮制规范》1986 年版[62]	+	-	+	-	-	-	+	-	+	-	+	+
14	《云南省中药饮片标准》1986 年版[63]	-	-	+	-	-	-	+	+	+	-	+	+
15	《中药炮制规范》1980 年版[64]	+	-	+	-	-	-	+	+	+	+	+	+
16	《北京市中药饮片炮制规范》2008 年版[65]	+	+	+	+	+	+	+	+	+	+	+	+

（续表）

序号	炮制规范	来源	采收加工	性状	鉴别	检查	含量测定	炮制	性味与归经	功能与主治	用法与用量	注意	贮藏
17	《天津市中药饮片炮制规范》2005 年版[66]	+	+	+	－	+	－	+	+	+	+	+	+
18	《上海市中药饮片炮制规范》2008 年版[67]	+	－	+	+	+	－	+	+	+	+	+	+
19	《重庆市中药饮片炮制规范及标准》2006 年版[68]	+	+	+	+	+	－	+	+	+	+	+	+
20	《全国中药炮制规范》1988 年版[69]	+	+	+	－	－	－	+	+	+	+	+	+

备注："+"为有收载项，"－"为无收载项。

【来源】、【采收加工】、【性状】

从已收集的全国各地方炮制规范和《全国中药炮制规范》中，除《云南省中药饮片炮制规范》1986 年版没有记载来源外，其他地方炮制规范附子来源均为"毛茛科植物乌头的子根的加工品"。采收加工内容除河北、辽宁、吉林、江苏、湖南、贵州、云南、上海没有收载，其他地方炮制规范主要以主产地、采收时间和盐附子、黑顺片、白附片加工方面进行描述，大多数地方规范采收加工内容与《药典》相同。性状方面，包括形状、大小尺寸、颜色、断面、质地、气、味等方面进行了详细记载，如浙江、安徽、福建、江西、山东、湖南、北京、上海、重庆等地方炮制规范和《全国中药炮制规范》；也有简单描述颜色、形状、味道等方面的，如河北、辽宁、江苏、云南、天津等地方炮制规范。

【鉴别】

其中河北、辽宁、吉林、江苏、浙江、福建、四川、贵州、云南、天津等地方炮制规范和《全国中药炮制规范》未收载鉴别项，安徽、山东、湖南、上海、重庆等地方炮制规范以分光光度法鉴别，即在 231nm 与 274nm 的波长处有最大吸收；江西、北京炮制规范以薄层色谱法鉴别，江西以乌头碱作为对照，北京以新乌头碱、次乌头碱、乌头碱、苯甲酰新乌头原碱、苯甲酰乌头原碱、苯甲酰次乌头原碱为对照。

【检查】

河北、辽宁、江苏、福建、江西、四川、贵州、云南等地方炮制规范和《全国中药炮制规范》未收载鉴别项，吉林、浙江、安徽、山东、河南、天津、上海、重庆等地方炮制规范采用薄层色谱法对乌头碱进行了限量，展开条件各地方有所不同；北京炮制规范则对含水量、双酯型生物碱类成分（新乌头碱、次乌头碱、乌头碱）进行限量，与《中国药典》2010 年版限量标准相同，即水分不得超过 15.0%，三种双酯型生物碱含量总和不得超过 0.020%。

【含量测定】

除北京炮制规范外，其他地方及《全国中药炮制规范》均无含量测定项，《北京市中药饮片炮制规范》附子含量测定项内容与《中国药典》2010 年版相同，以单酯型生物碱类成分（苯甲酰新乌头原碱、苯甲酰乌头原碱、苯甲酰次乌头原碱）为含量测定指标，规定三种单酯型生物碱类成分含量总和不得少于 0.010%。

【炮制】

附子炮制产品中，在地方炮制规范中附片（黑顺片、白附片）多为原产地加工，筛去杂质或打碎直接入药，如江苏、浙江、安徽、福建、江西、山东、河南、四川、云南、甘肃、北京、上海等地方炮制规范和《全国中药炮制规范》，但《天津中药饮片炮制规范》中将附片（黑顺片、白附片）与甘草汁共煮后入药。淡附片多以甘草、黑豆共煮炮制而得，如吉林、江苏、浙江、安徽、福建、山东、河南、湖南、甘肃等地方炮制规范和《全国中药炮制规范》，但也有与豆腐共煮炮制而得的淡附片，如浙江、上海等地方炮制规范。炮附片则都以砂烫法炮制而得。附子在地方上也有其他的炮制方法和炮制产品，如《辽宁中药炮制规范》1957 年版取盐附子漂胆后与白矾共煮；《江西省中药饮片炮制规范》1991 年版收载了炒附片、熟附片和煨附片；《云南省中药饮片炮制规范》1986 年版附片胆炙法（猪胆汁）等。

【性味与归经】、【功能与主治】、【用法与用量】、【注意】【贮藏】

辽宁、吉林、贵州等地方炮制规范为收载附子性味与归经情况，其他地方炮制规范均收载附子“辛、甘，大热；有毒。归心、肾、脾经”。功能与主治无明显区别，功能主要为“回阳救逆，补火助阳，逐风寒湿邪”。主要用于“亡阳虚脱，肢冷脉微，阳痿，宫冷，心腹冷痛，虚寒吐泻，阴寒水肿，阳虚外感，寒湿痹痛”。用法与用量上，河北、辽宁、云南等地方炮制规范未收载，其他地方炮制规范用量均为“3～15g”。使用注意上，除河北、辽宁、福建等炮制规范外均收载了十八反和妊娠禁忌内容。贮藏方面，河北省炮制规范未收载，其他地方炮制规范均有收载。

第三节　质量标准研究

一、乌头碱限量检查

自《中国药典》1990 年版至 2005 年版，收载了附子乌头碱限量检查的内容，规定薄层样品斑点颜色不得深于乌头碱。但由于实践过程中，出现了斑点拖尾、不集中等问题，不少研究者针对这些问题也进行了方法的改良研究。但由于该方法准确性低、定性不能定量的问题，在《中国药典》2010 年版进行了删除。

谈增毅[70]等认为《中国药典》1990 年版薄层斑点不明显，经过更换薄层板、展开剂等条件后，乌头碱斑点集中并明显。岳玲[71]发现《中国药典》（1985、1990、1995、2000 年版）乌头碱限量检查薄层色谱斑点拖尾严重，各成分分离不好，经过改良供试品制备和层析条件后，分析效果较好，斑点规则。宋桂萍[72]借鉴《中国药典》附子理中丸检查项乌头碱限量的检查方法，结果观察准确，薄层板显色不脱落，斑点清晰易辨。王晓晖[73]等发现《药典》附子饮片乌头碱限量检查方法采用碱性氧化铝软板不易保存和色谱出现拖尾现象，而附子理中丸限量检查方法采国际禁用的苯试剂，通过更换薄层层析板和层析条件，结果分离度好、斑点清晰、灵敏度高。

二、总生物碱含量测定

附子中总生物碱含量测定的方法种类繁多，有滴定法、电极法、红外漫反射定量法、分光光度法等。特别是分光光度法测定总生物碱含量的研究文献最多，但未收载到国家标准中。而酸碱滴定法被《中国药典》2005 年版收载，用于附子中总生物碱含量测定。但是因其滴定法准确性低、误差大的缺点，被《中国药典》2010 年版收载的高效液相色谱法所代替。

1. 滴定法

杨云[74]等采用酸碱滴定法测定同一附子样品中乌头生物碱的含量。小活络丸经有机溶剂萃取、分离、纯化后用碱量法测定其总乌头碱的含量[75]。草乌中总生物碱的测定，采用硫酸回滴法，以甲基红－溴甲酚绿为指示剂[76]。范时根[77]等在研究乌头中生物碱成分的含量随煎煮时间变化的趋势时，采用容量法测定总生物碱的含量。吕永磊[78]等在评价附子不同炮制品的质量时，以滴定法测定总生物碱的含量。

2. 电极法

应用石墨涂膜离子选择性电极，电极电位在乌头碱类生物碱 10^{-5} ~ 10^{-3}mol/L 的浓度范围内符合 Nernst 方程，可以直接对乌头类生物碱进行定量测定[79]。

3. 红外漫反射定量法

薛燕[80]等利用中红外漫反射定量分析技术测定乌头炮制品中酯类生物碱含量。

4. 分光光度法

酸性颜料比色法、甲橙比色法用来测定附子、附子须根及 4 种附片中总生物碱的含量[81]。杨云[74]等采用酸性染料比色法测定同一附子样品中乌头生物碱的含量。采用提取容量法、离子对萃取－分光光度法、改良异羟肟酸铁比色法，分别测定川乌、附片中生物碱的含量，评价各法在药品质量控制方面的适用性[82]。附子理中口服液经前处理后用溴麝香草酚蓝试液显色后用分光光度法测定生物碱的含量[83]。草乌中总生物碱的含量测定，采用嗅甲酚绿比色法，酯型总生物碱的含量采用异羟肟酸铁比色法测定[76]。范时根[77]等在研究乌头中生物碱成分的含量随煎煮时间变化的趋势时，采用比色法测定双酯型生物碱的含量。谢新年[84]和王昌利[85]等采用分光光度法分别测定不同炮制程度的制川乌和附子中酯型生物碱的含量。侯大斌[86]等用酸性染料比色法测定乌头类总生物碱的含量。舒晓燕[87]等采用酸性染料比色法测定附子总生物碱含量。吕永磊[78]等在评价附子不同炮制品的质量时，以分光光度法测定酯型生物碱的含量。陈佳江[88]等采用紫外分光光度法研究生附子、白附片及黑顺片与干姜不同比例配伍前后水煎液中总生物碱煎出量的变化。赵纳[89]等采用 UV 方法研究经过炒法、蒸法、胆水浸泡及混合溶液浸泡的附子中总生物碱的含量。贝自英[90]等利用甲基橙与次乌头碱等在 pH5.0 的缓冲液中形成稳定的1 ：1 络合物，在420nm 处，测定吸光度，乌头碱、次乌头碱浓度在 5 ~25g/L 范围内符合 Beer 定律。

三、双酯型生物碱的测定

双酯型生物碱的测定方法研究文献也较多，如电极法、薄层扫描法、分光光度法、毛细管电泳法、气相色谱法等。但这些方法从未作为法定的含量测定方法载入《药典》，双酯型生物碱含量测定方法则为收入国家标准奠定了基础。

1. 改良异羟肟酸铁法

利用酯键的存在，在已经提取处理的样品液中加碱性盐酸羟胺，60℃水浴10min，再加高氯酸铁试液及pH0.5的高氯酸显色，525nm处测定黑顺片、附子注射液、参附注射液、金匮肾气丸、附子理中丸等双酯型生物碱的含量[91]。

2. 电极法

刘万忠[92]等合成四苯硼乌头碱，制成对乌头碱敏感的全固态电化学检测器，对制川乌、制草乌、小活络丸中3种双酯型乌头碱总量进行测定，并对乌头碱水解动力学进行了初步研究。

3. 薄层扫描法

薄层扫描法也是控制乌头及其制剂中毒性生物碱含量的有效方法，如曹晖[93]测定香港市售乌头类药材及其炮制品中的乌头碱含量；李焕荣[94]等测定镇痛宁注射液中乌头碱的含量；陈晓斌[95]等测定风湿痹痛丸士的宁、乌头碱的含量。

4. 分光光度法

徐建东[96]等采用紫外分光光度法评价大黄附子汤中诸药的不同组合及煎法对乌头碱含量的影响。

5. 毛细管电泳法

孙爱民[97]等采用CZE法测定草乌、川乌中乌头碱的含量，通过研究毛细管温度、电压、缓冲液浓度、pH值、有机溶剂等对分离度的影响，选择最佳电泳条件，对乌头碱、中乌头碱、次乌头碱进行含量测定。

6. 气相色谱法

戴忠[98]等采用气相色谱法测定风湿骨痛酒中的酯型生物碱含量，平均回收率为98.4%。

7. 高效液相色谱法

黄建明[76]等以乙腈－冰醋酸－三乙胺为流动相，采用高效液相色谱法测定草乌中3种双酯型生物碱的含量。张荣[99]等以甲醇－水－乙腈（67 ∶ 33 ∶ 2，内含6mmol/LSDS及0.02mol/LNaH_2PO_4，pH＝4.5±0.2）为流动相，分析采用不同的蒸汽压力和蒸制时间处理后的药材中乌头碱、中乌头碱、次乌头碱的含量变化。陶淑娟[100]等以甲醇－水－氯仿－三乙胺（体积比60∶40∶2∶0.1）为流动相，测定蒙药那如－3丸中乌头碱、中乌头碱、次乌头碱含量。郑杭生[101]等以甲醇－水－氯仿－三乙胺（70 ∶ 30 ∶ 2 ∶ 0.1）为流动相，测定制川乌、制草乌中乌头碱、次乌头碱的含量。魏海珍[102]以乙腈－40mmol/L醋酸铵缓冲液（50 ∶ 50，pH为10.5）为流动相，测定市售黑附片中乌头碱的含量。项杰[103]等以乙腈－0.1%的乙二胺水溶液为流动相进行梯度洗脱，测定不同地区附子药材中3种酯型生物碱（新乌头碱、乌头碱、次乌头碱）的含量。赵英永[104]等以乙腈－醋酸铵缓冲溶液（60 ∶ 40，pH10.5）测定草乌中乌头碱、中乌头碱和次乌头碱的含量。边宝林[105]等以甲醇－水－乙腈（65 ∶ 33 ∶ 2，内含6mmol/L SDS及0.02mol/L，pH＝4.5±2）为流动相，测定附子中有毒成分乌头碱、次乌头碱、新乌头碱，比较附子单煎、附子与浙贝母合煎后有毒成分的变化趋势。王端[106]等以甲醇－0.1%三乙胺（60 ∶ 40）为流动相，测定15种附子炮制品中乌头碱、新乌头碱、次乌头碱的含量。叶震强[107]等以0.2%冰醋酸（用三乙胺调pH6.25）－乙腈（63 ∶ 37）为流动相，测定附子中次乌头碱的含量。刘玉兰[108]等以甲醇－0.04mol/L三乙胺（50 ∶ 50，磷酸调节pH值至6）为流动相，测定附子中乌头碱、新乌头碱、次乌头碱含量。刘芳[109]等以40mmol

乙酸铵缓冲液-乙腈为流动相梯度洗脱，同时测定附子中3种双酯型生物碱（新乌头碱、乌头碱、次乌头碱）的含量。刘秀秀[110]等以乙腈-20mmol/LNaH_2PO_4溶液（50∶50，磷酸调pH4）为流动相，控制参附注射液及附子中3种双酯型生物碱含量。侯大斌[86]等以乙腈-0.1%乙二胺为流动相梯度洗脱，测定附子不同组织中新乌头碱、乌头碱、次乌头碱的含量。贾金艳[111]等以甲醇-水-三乙胺（75∶25∶0.033）为流动相，测定附子中新乌头碱的含量。苏建树[112]等以甲醇：0.2%三乙胺（70∶30）为流动相，测定川乌、附子提取液中乌头碱、新乌头碱、次乌头碱质量分数。舒晓燕[87]等以乙腈-0.1%乙二胺为流动相梯度洗脱，测定不同品种附子双酯型生物碱含量。吕永磊[78]等以乙腈-40mmol乙酸铵（浓氨水调pH10.5）为流动相梯度洗脱，测定附子不同炮制品中三种双酯型生物碱的含量。赵纳[89]等以乙腈-0.1%乙二胺为流动相梯度洗脱，分析经过炒法、蒸法、胆水浸泡及混合溶液浸泡的附子中新乌头碱、乌头碱、次乌头碱等双酯型生物碱的含量。

四、单酯型生物碱和双酯型生物碱同时测定

附子作为毒性药材，临床应用的安全性要求高，《中国药典》2005年版以前仅仅是对附子乌头碱定性检查，而毒性较大、安全性较低的乌头碱、次乌头碱、新乌头碱无法定量，以及有效性较高、毒性较低的苯甲酰新乌头原碱、苯甲酰次乌头原碱、苯甲酰乌头原碱也无法定量，因此不能体现临床的安全性和有效性，生产企业也不能保证饮片产品质量的稳定性。在众多研究文献的基础上，《中国药典》2010年版收载了高效液相色谱法同时测定单酯型生物碱和双酯型生物碱的含量，对毒性较大、疗效较好的成分进行了定量限定，保证了附子饮片产品的安全性、有效性和稳定性。

单酯型生物碱和双酯型生物碱的同时测定，文献中都采用

高效液相色谱的方法，只是前处理方法和色谱分离条件有所不同。能势充彦[113]等首先采用 HPLC 法测定 4 种附子生药样品中乌头碱、中乌头碱、次乌头碱的总量均在 0.01% 左右，炮制后生成的单酯型生物碱含量相差悬殊，中国产炮附子含量低，湿热加工处理的附子则含量高。八味地黄丸等 10 种制剂中，双酯型生物碱含量均在检测限以下，单酯型生物碱总量为 0.001% ~0.02%。张聿梅[114]等以［乙腈 - 四氢呋喃（25:15）］ - ［0.1mol/L 醋酸铵（1000ml 含冰醋酸 0.5ml）］为流动相梯度洗脱，测定了 23 批不同产地及不同炮制方法得到的川乌和制川乌药材中新乌头碱、次乌头碱、乌头碱、苯甲酰新乌头原碱和苯甲酰次乌头原碱的含量。刘秀秀[115]等以乙腈 - 5mmol/L NaH_2PO_4 溶液（50 : 50，磷酸调至 pH4.5，内含 7mmol/L 十二烷基硫酸钠）为流动相，测定附子中乌头碱、新乌头碱、次乌头碱、北乌碱、苯甲酰乌头原碱和苯甲酰新乌头原碱等 6 种生物碱的含量。结果表明，江油附子中双酯型生物碱含量较低；由于盐附子的炮制减毒处理不如黑顺片和白附片剧烈，盐附子中北乌碱，中乌头碱，乌头碱和次乌头碱等双酯型生物碱转化为单酯型生物碱的量少，双酯型生物碱含量较高；而黑顺片和白附片中北乌碱的含量远远高于其他组分的含量。孙婷婷[116]等首次提出了以甲醇 -0.2% 三乙胺（48:52，冰醋酸调 pH5.30）为流动相，洗脱，测定四逆汤中 3 种双酯型乌头类生物碱及其 6 种水解产物（苯甲酰新乌头原碱、苯甲酰乌头原碱、苯甲酰次乌头原碱、焦新乌头碱、焦乌头碱、焦次乌头碱）。王朝虹[117]等采用高效液相色谱法以乙腈 -30mmol/L 碳酸氢铵梯度洗脱，测定乌头属植物中乌头碱、中乌头碱、次乌头碱、苯甲酰乌头碱、去氧乌头碱的含量。孙兰[118]等以乙腈 - 碱性乙酸铵缓冲液（pH10.0）为流动相，并进行梯度洗脱，附子中的双酯型及单酯型乌头类生物碱 6 种成分在 ZORBAX Extend - C18 色谱柱上柱效较高，峰形尖锐，对称性好，与其他成分达到了基线分离，并可在 65min 内完成 1 次进样测定。聂黎行[119]等采用薄层色谱法分别对附子中的双酯型生物碱和附片中的单酯型生物碱进行鉴别，以［乙腈－四氢呋喃（25∶15）］－［0.1mol/L 醋酸铵（1000ml 含冰醋酸 0.5ml）］为流动相梯度洗脱，采用高效液相色谱法同时对附子中的单酯型生物碱和双酯型生物碱进行限量检查和含量测定、对附片中的双酯型生物碱和单酯型生物碱进行限量检查和含量测定。李学林[120]等采用滴定法及高效液相色谱法，以［乙腈－四氢呋喃（25∶15）］－［0.1mol/L 醋酸铵（1000ml 含冰醋酸 0.5ml）］为流动相梯度洗脱，对川乌在不同煎煮时间煎剂中的总生物碱及酯型生物碱进行测定，并以此为指标，考察其在不同煎煮时间的煎剂中有效成分及主要毒性成分变化趋势。陈东安[121]等以［乙腈－四氢呋喃（25∶15）］－［0.1mol/L 醋酸铵（1000ml 含冰醋酸 0.5ml）］为流动相梯度洗脱，测定生附子和白附片不同时间水煎液中酯型生物碱的含量。

五、多糖

杨帆[122]等用水提醇沉法提取附子多糖，苯酚－硫酸分光光度法测定白附片中多糖的含量。赵祥升[123]等以葡萄糖为对照品，用蒽酮－硫酸比色法测定附子粉末中多糖的含量，江油附子多糖含量为 3.34%，此法可作为检测附子多糖含量的方法。舒晓燕[87,124]等采用蒽酮－硫酸法，以附子多糖含量为指标确定采收期，并认为附子中多糖的含量因采收期不同差异较大，在生长期含量较高；并且以蒽酮－硫酸法测定不同品种附子多糖含量，发现 4 个品种生附片中多糖含量为 2.938%～4.295%，经方差分析，不同品种间多糖含量差异不显著。吕永磊[125]等以生附子精制多糖测得附子多糖对葡萄糖的换算因子，以苯酚－硫酸分光光度法测定生附子多糖的含量，可以消除单纯以葡萄糖为标准计算多糖含量带来的误差。

六、尿嘧啶

尿嘧啶是附子中水溶性部位发现的一种低含量成分，纯品尿嘧啶对蟾蜍心脏有增强心收缩力的作用。廖耀中[126]等以高压液相色谱测定附子中的水溶性成分尿嘧啶的含量，测得附子中尿嘧啶的平均含量为 $2.83 \times 10^{-4}\%$，变异系数为 4.5%（n=4）。赵宏峰[127]等以 0.05mol/L 磷酸氢二铵溶液为流动相，建立附子中尿嘧啶的含量测定方法，此方法对附子中尿嘧啶含量进行定量分析，具有方法简便、快速、准确、重现性好等优点。

七、微量元素

寇兴明等[128]用 HNO_3-HClO_4 湿法消解，建立了测定微量和痕量元素的 AAS 法（包括 GF－AAS 法测痕量铅、冷 AAS 法测痕量汞）。微量元素的又一测定方法是 ICP－AES 法，卢竞[129]等用此法测定了附子中硫、硅和钴的含量，该法准确、可靠，可与 AAS 法对比应用。用示差脉冲阳极溶出伏安法[130]对于川附子中的痕量元素铅和镉进行含量测定，把中药重金属元素分析提高到痕量水平。HNO_3-HClO_4 混酸消化、$H_2SO_4-KI-Te$（Ⅳ）体系极谱法[131]可以测定中药川附子中的砷含量，该法使样品消化过程的砷损失大为减少并简化了分析过程。

八、胆巴限量

附子加工炮制过程中加入了胆巴，虽经漂洗，但仍有一定的残留。周林[132]等采用 Na2EDTA 滴定法测定了四川 3 个饮片企业生产的黑顺片中的胆巴，不同中药饮片生产企业生产的黑顺片中胆巴的残留量差异较大，最高为 10.36%，最低为 4.38%，高低残留量之间相差近 60%。王诒纯[133]等对商品白附片、黑顺片 50 批样品分析，胆巴的残留量为 0.64%～23.45%，正常加工的“清水片”为 0.64%～4.64%，平均 2.21%；4 含胆片为 5.77%～23.45%，平均 10.77%。并认为样品的含水量与胆巴残留量有显著的相关性，单酯型生物碱、双酯型生物碱含量与胆巴残留量均无相关性。

附子中胆巴含量高低引起社会对附子饮片质量产生怀疑，现行的《中国药典》2010年版中未对附子饮片中胆巴的限量做出规定。企业生产附子产品中胆巴含量高低差异较大，导致市场销售附子饮片质量不稳定，直接影响到临床应用的安全性，为了保证附子饮片安全、有效、稳定、可控的目的，建议制定胆巴的限量标准，并纳入到相关的规范和标准中，以严格控制附子饮片的质量。

参考文献

[1] 尚志钧，等．吴普本草．北京：人民卫生出版社，1987

[2] 雷敩．雷公炮炙论．江苏：江苏科学技术出版社，1985

[3] 尚志钧，等．本草经集注．北京：人民卫生出版社，1994

[4] 尚志钧，等．新修本草．合肥：安徽科学技术出版社，1981

[5] 胡乃长，等．本草图经（辑复本）．福州：福建科学技术出版社，2005

[6] 吴其濬．植物名实图考长篇．北京：商务印书馆，1959

[7] 颜正华，等．本草衍义．北京：人民卫生出版社，1990

[8] 尚志钧，等．大观经史证类备急本草．合肥：安徽科学技术出版社，2002

[9] 尚志钧．重修政和经史证类备用本草．北京：华夏出版社，1993

[10] 盛增秀．王好古医学全书．北京：中国中医药出版社，2004

[11] 刘文泰．本草品汇精要．北京：人民卫生出版社，1982

[12] 陈嘉谟．本草蒙筌．上海：上海科学技术出版社，2000

[13] 李志庸．张景岳医学全书．中国中医药出版社，1999

[14] 李时珍．本草纲目（校点本）．北京：人民卫生出版社，1975

[15] 杨崇魁．本草真诠．北京：中医古籍出版社，1993

[16]《续修四库全书》编撰委员会．续修四库全书（九九二）·子部·医家类．上海：上海古籍出版社，2006

[17] 胡晓峰校注．炮炙大法．北京：中国书店，1992

[18]《续修四库全书》编撰委员会．续修四库全书（九九零）·子部·医家类［M］．上海：上海古籍出版社，2006

[19] 卢之颐．本草乘雅半偈（点校本）．北京：人民卫生出版社，1986

[20] 包来发，等．李中梓医学全书．北京：中国中医药出版社，1999

[21] 李中梓．重订本草征要．北京：北京科学技术出版社，1986

[22] 徐荣斋．医宗必读．上海：上海科学技术出版社，1987

[23] 朱大年．历代本草精华丛书（第二册）．上海：上海中医药大学出版社，1994

[24] 朱大年．历代本草精华丛书（第七册·卷四）．上海：上海中医药大学出版社，1994

[25] 郑怀林．本草述校注．北京：中国古籍出版社，2005

[26] 郑林，等．张志聪医学全书．北京：中国中医药出版社，1999

[27] 谢观，等．本草备要．四川：重庆大学出版社，1996

[28] 吕广振，等．本草易读．北京：人民卫生出版社，1987

[29]《续修四库全书》编撰委员会．续修四库全书（九九四）·子部·医家类．上海：上海古籍出版社，2006

[30] 曲京峰，等．本草从新．北京：人民卫生出版社，1990

[31] 黄宫绣．本草求真．上海：上海科学技术出版社，1959

[32] 彭静山，等．药笼小品．沈阳：辽宁科学技术出版社，1983

[33] 杨时泰．本草述钩元．上海：科技卫生出版社，1958

[34] 吴其濬．植物名实图考．上海：中华书局，1963

[35] 凌奂．本草害利．北京：中医古籍出版社，1982

[36] 王咪咪，等．唐容川医学全书．北京：中国中医药出版社，1999

[37] 仲昂庭．本草崇原集说．北京：人民卫生出版社，1997

[38] 邹澍．本经疏证．上海：上海卫生出版社，1957

[39] 曹洪欣，等．珍版海外回归中医古籍丛书（第九册）．北京：人民卫生出版社，2008

[40] 朱大年．历代本草精华丛书（第六册）．上海：上海中医药大学出版社，1994

[41] 中华人民共和国卫生部．中华人民共和国药典·一部．上海：

商务印书馆，1953

［42］中华人民共和国卫生部药典委员会．中华人民共和国药典·一部．北京：人民卫生出版社，1963

［43］中华人民共和国卫生部药典委员会．中华人民共和国药典·一部．北京：人民卫生出版社，1977

［44］中华人民共和国卫生部药典委员会．中华人民共和国药典·一部．北京：人民卫生出版社，1985

［45］中华人民共和国卫生部药典委员会．中华人民共和国药典·一部．北京：人民卫生出版社，1990

［46］中华人民共和国卫生部药典委员会．中华人民共和国药典·一部．北京：化学工业出版社，1995

［47］国家药典委员会．中华人民共和国药典·一部．北京：化学工业出版社，2000

［48］国家药典委员会．中华人民共和国药典·一部．北京：化学工业出版社，2005

［49］国家药典委员会．中华人民共和国药典·一部．北京：中国医药科技出版社，2010

［50］河北省卫生局．河北中药材炮制规范．石家庄：河北省卫生局，1979

［51］辽宁省卫生局．辽宁省中药炮制规范．沈阳：辽宁省卫生局，1979

［52］吉林省卫生厅．吉林省中药炮制标准．长春：吉林科学技术出版社，1986

［53］江苏省卫生局．江苏省中药饮片炮制规范．南京：江苏科学技术出版社，1980

［54］浙江省食品药品监督管理局．浙江省中药炮制规范．杭州：浙江科学技术出版社，2005

［55］安徽省食品药品监督管理局．安徽省中药饮片炮制规范．合肥：安徽科学技术出版社，2006

［56］福建省卫生厅．福建省中药炮制规范．福州：福建科学技术出版社，1988

［57］江西省卫生厅药政管理局．江西省中药炮制规范．上海：上海科学技术出版社，1991

［58］山东省药品监督管理局．山东省中药炮制规范．济南：山东友谊出版社，2003

［59］河南省食品药品监督管理局．河南省中药饮片炮制规范．郑州：河南人民出版社，2005

［60］湖南省食品药品监督管理局．湖南省中药饮片炮制规范．长沙：湖南科学技术出版社，2010

［61］四川省卫生厅．四川中药饮片炮制规范．成都：四川卫生厅，1984

［62］贵州省卫生厅．贵州省中药饮片炮制规范．贵阳：贵州人民出版社，1986

［63］云南省卫生厅．云南省中药饮片炮制规范．昆明：云南科技出版社，1986

［64］甘肃省卫生局．中药炮制规范．兰州：甘肃人民出版社，1980

［65］北京市药品监督管理局．北京市中药饮片炮制规范．北京：化学工业出版社，2010

［66］天津市食品药品监督管理局．天津市中药饮片炮制规范．天津：天津市食品药品监督管理局，2005

［67］上海市食品药品监督管理局．上海市中药饮片炮制规范．上海：上海科学技术出版社，2008

［68］重庆市食品药品监督管理局．重庆市中药饮片炮制规范及标准．重庆：重庆市食品药品监督管理局，2006

［69］中华人民共和国药政管理局．全国中药炮制规范．北京：人民卫生出版社，1988

［70］谈增毅，等．薄层层离检查附片中乌头碱限量方法的改进．中国中药杂志，1993，18（7）：423

［71］岳玲．附子中乌头碱限量检查方法改进．中成药，2002，24（10）：818

［72］宋桂萍．《中国药典》附子乌头碱限量检查方法探讨．中国药事，2008，22（8）：714

［73］王晓晖，等．关于《中国药典》中乌头碱限量检查法改进．中国现代中药，2006，12（8）：11—13

［74］杨云，等．附子中乌头生物碱定量方法的研究．时珍国医国药，1998，9（4）：331

[75] 颜根宝，等．小活络丸中乌头总碱的分析．中成药，1989，11（3）：14.

[76] 黄建明，等．草乌中生物碱含量测定方法的研究．中药材，2002，25（12）：878—880

[77] 范时根，等．生川乌中生物碱成分含量随煎煮时间变化的研究．天然产物研究与开发，2005，17（5）：645—647

[78] 吕永磊，等．附子不同炮制品的质量研究．中国药房，2010，21（31）：2916—2918

[79] 徐红雨．离子选择性电极测定附了乌头类生物碱含量．西南师范大学学报（自然科学版），1992，17（1）：74—78

[80] 薛燕，等．乌头炮制品中酯型生物碱含量的红外光谱定量分析研究．中医药学刊，2005，23（6）：987—988.

[81] 金虹，等．甲橙比色法测定附子、附子须根及4种附片的总生物碱含量．中国中药杂志，1990，15（12）：32—34

[82] 邓建平，等．川乌、附片中乌头类生物碱含量测定方法的比较研究．华西药学杂志，1992，7（4）：234—236

[83] 杨云．附子理中口服液中乌头类生物碱的含量测定．中国实验方剂学杂志，1997，3（3）：43—44

[84] 谢新年，等．制川乌不同饮片质量比较研究．时珍国医国药，2006，17（9）：1724—1725.

[85] 王昌利，等．炮制条件对附子总生物碱及酯型生物碱含量影响的动态研究[J]．陕西中医学院学报，2009，32（2）：61—63

[86] 侯大斌，等．附子不同组织中生物碱含量的测定．西南科技大学学报，2009，24（1）：98—102

[87] 舒晓燕，等．不同品种附子生物碱和多糖含量的比较．中国药房，2010，21（31）：2916—2918

[88] 陈佳江，等．附子配伍干姜对附子总生物碱含量的影响．成都中医药大学学报，2010，33（2）：1—3

[89] 赵纳，等．不同炮制方法对附子中乌头总碱和双酯型生物碱含量的影响．中药材，2011，34（1）：39—42

[90] 贝自英，等．酸性染料萃取光度法测定乌头总碱．南京中医学院学报，1984，3：49—53.

[91] 李兰芳．附子及其几种制剂中剧毒性生物碱的含量测定．中

成药研究，1987，（9）：13

[92] 刘万忠，等．全固态乌头碱电化学检测器的研制及其在流动注射分析中的应用．药学学报，1992，27（4）：294

[93] 曹晖．香港市售乌头类药材及其炮制品的乌头碱含量测定．中国中药杂志，1993，18（5）：279

[94] 李焕荣，等．薄层扫描法测定镇痛宁注射液中乌头碱的含量．中草药，1996，27（1）：58

[95] 陈晓斌，等．双波长扫描法测定风湿痹痛丸士的宁、马钱子碱、乌头碱的含量．中国中药杂志，1994，19（8）：482

[96] 徐建东，等．大黄附子汤中诸药的不同组合及煎法对乌头碱含量的影响．中国药房，2003，14（10）：634—635

[97] 孙爱民，等．高效毛细管电泳法测定中草药川乌、草乌中乌头碱的含量．色谱，1999，17（1）：67

[98] 戴忠，等．GC 法测定风湿骨痛酒中酯型乌头碱的含量．药物分析杂志，1995，15（增刊）：170

[99] 张荣，等．川乌加压炮制对乌头类生物碱含量的影响研究．中医药学刊，2003，21（1）：156—158

[100] 陶淑娟，等．RP－HPLC 法测定蒙药那如－3 丸中乌头类生物碱含量．沈阳药科大学学报，2005，22（3）：197—199

[101] 郑杭生，等．中药饮片制川乌、制草乌中乌头碱、次乌头碱的 HPLC 测定．药物分析杂志，2005，25（1）：34—36

[102] 魏海珍．RP－HPLC 法测定市售黑附片中乌头碱的含量．南京医科大学学报，2005，25（12）：966—967

[103] 项杰，等．反相高效液相色潽法测定附子有效成分含量的方法研究．四川大学学报，2006，43（1）：165—169

[104] 赵英永，等．RP－HPLC 法测定草乌中乌头碱、中乌头碱和次乌头碱．中草药，2006，37（6）：940—942

[105] 边宝林，等．附子单煎以及与浙贝母合煎后乌头碱、次乌头碱、新乌头碱等有毒成分的含量变化研究．中国实验方剂学杂志，2006，12（4）：9—10

[106] 王端，等．不同附子炮制品中乌头碱、新乌头碱、次乌头碱含量的 HPLC 测定．药物分析杂志，2006，26（10）：1361—1363

[107] 叶震强，等．高效液相色谱法测定附子中次乌头碱的含量．

时珍国医国药，2006，17（2）：197—198

［108］刘玉兰，等．高效液相色谱法测定附子中3组分的含量．中国药房，2006，17（16）：1255—1256

［109］刘芳，等．HPLC测定附子及其炮制品中3种双酯型生物碱的含量．中国中药杂志，2006，31（14）：1160—1162

［110］刘秀秀，等．HPLC控制参附注射液及附子中3种双酯型生物碱．中国中药杂志，2007，32（2）：153—154

［111］贾金艳，等．附子中新乌头碱的含量测定．时珍国医国药，2010，21（5）：1102—1103

［112］苏建树，等．微生物发酵对川乌、附子中生物碱含量的测定．北京化工大学学报，2010，37（3）：97—101

［113］能势充彦．附子及含有附子的汉方方剂中乌头碱的定量分析．国外医学·中医中药分册，2002，24（6）：360—361

［114］张聿梅，等．川乌和制川乌中单酯及双酯型生物碱成分的含量测定．药物分析杂志，2005，25（7）：807—812

［115］刘秀秀，等．反相离子对色谱法测定附子中生物碱成分．药学学报，2006，41（4）：365—369

［116］孙婷婷，等．HPLC分离测定四逆汤中3种双酯型生物碱及其6种水解产物．中国中药杂志，2006，31（19）：1634—1638

［117］王朝虹，等．乌头属植物生物碱高效液相色谱研究．刑事技术，2006，（9）：9—11

［118］孙兰，等．HPLC法同时测定附子中6种单酯和双酯型生物碱．中草药，2009，40（1）：131—134

［119］聂黎行，等．附子和附片质量标准研究．中国药学杂志，2010，45（15）：1182—1186

［120］李学林，等．川乌不同煎煮时间总生物碱与酯型生物碱含量变化趋势对比．中国药房，2010，21（43）：4099—4101

［121］陈东安，等．附子煎煮过程中酯型生物碱含量的动态变化．中国实验方剂学杂志，2011，17（3）：64—68

［122］杨帆，等．附子多糖的含量测定．大连医科大学学报，2007，29（5）：453—454

［123］赵祥升，等．江油附子多糖含量的测定．安徽农业科学，2009，37（2）：650—651

[124] 舒晓燕，等．不同采收期附子多糖含量的比较研究．中成药，2008，30（10）：1512—1514

[125] 吕永磊，等．附子多糖的含量测定．药物分析杂志，2011，31（5）：835—838

[126] 廖耀中，等．高压液相色谱测定附子中水溶性成分－尿嘧啶的含量．第二军医大学学报，1991，12（2）：164

[127] 赵宏峰，等．高效液相色谱法测定附子中尿嘧啶的含量的方法研究．吉林农业大学学报，2003，25（3）：301—302

[128] 寇兴明，等．AAS 法测定中药川附子微量重金属元素．四川环境，1999，18（2）：28—31

[129] 卢竞，等．ICP－AES 法测定中药川附子中硫、硅和钴．成都中医药大学学报，2004，27（4）：53—54

[130] 顾兴平，等．中药川附子微量重金属元素的分析研究．四川环境，2002，21（3）：4—7

[131] 徐泽民，等．中药川附子痕量砷的测定．四川环境，1999，18（4）：39—41

[132] 周林，任玉珍，杜杰，等．黑顺片中胆巴残留量的测定．中国现代中药，2012，14（2）：47—49

[133] 王诒纯，黄勤挽，马逾英，等．商品白附片、黑顺片的质量分析．华西药学杂志，2011，26（5）：486—489

第四节　小　结

附子，药性强，毒性也强，为“凡药皆毒”的典型。为了保证临床用药的安全和有效，必须加强对附子全产业链的监管，确保产品质量应从源头种植采收环节的 GAP 抓起，延伸至中药科研、生产、流通的所有质量领域，构建和完善由 GAP、GMP、GSP 等共同组成完备的药品质量管理体系。

一、完善 GAP 认证管理，加强对源头的监管

GAP，是药材生产质量管理的基本准则。自从 2002 年 6 月 1 日我国正式颁布实施《中药材生产质量管理规范》（试

行），目的是规范中药材生产全过程，从源头上控制中药饮片、中成药及保健药品、保健食品的质量，以达到药材“真实、优质、稳定、可控”的目的。中药材GAP认证的内容包括中药材的产地环境生态；对大气、水质、土壤环境生态因子的要求；种质和繁殖材料；物种鉴定、种质资源的优质化；优良的栽培技术措施，及产地加工技术、包装、运输、贮藏、质量管理等。

江油附子的种植加工已有1300年历史，形成了一套独特的种植栽培技术和种植规范，其采收时间和处理方式也与其他地方不同，这些正是其道地性的直观体现。其他地区如四川布托、陕西汉中、云南等地种植附子的面积日益增大，这些地区的产地环境生态、土壤，乃至种质资源和栽培技术与江油地区存在明显差异，附子药材从形态到内在成分都存在一定差别，但同样加工成各类附子饮片在市场上流通并应用于临床。不同产地的附子质量存在一定差异，应加强对附子种植基地的管控，确保附子药材质量稳定，后续的饮片加工规范和临床应用效果才能得到保证。

《药品管理法》第一百零三条规定：“中药材的种植、采集和饲养的管理办法，由国务院另行制定。”GAP认证的实施促进了中药材生产的规范化，但仍存在一些政策上的空白区，例如毒性药材半夏的野生药材资源任何人都可采收，栽培附子也无需审批。毒性中药材从源头上的管理十分不到位。这就要求国家监管层面加强对毒性药材经营企业的资格认定，经过资质认定的毒性药材经营企业应承担起相应的责任，种植毒性药材的农户要进行备案管理。

二、严格对毒性中药饮片GMP的监管，确保产品质量

对中药毒性饮片实施GMP的最终目的是保证药品质量稳定、可控和临床用药安全有效。附子属于国家规定的实施特殊

管理的28种毒性中药品种之一，但《中国药典》2010年版、《四川省中药材标准》2010年版却未收载“生附子”的质量标准，有待进一步完善和提高，以确保毒性药材生产的饮片质量稳定、可控、安全。

目前中药饮片GMP生产管理规范已经要求生产毒性中药饮片，需有配套的库房、生产线、生产设施和设备，确保毒性中药饮片的质量和安全。在《中药饮片GMP实施指南》中应进一步细化毒性药材的饮片生产的全过程管理，加强验证工作和回顾性分析，确保产品质量稳定和临床用药安全、有效。

三、完善毒性中药饮片GSP认证的规范，建立毒性药材交易平台，提高准入门槛

国家药监部门三令五申：药品经营企业、医疗机构应从持有《药品GMP证书》的饮片生产企业或持有《药品GSP证书》的饮片经营企业采购中药饮片，并索取合法票据。严格执行药品GSP和《医院中药饮片管理规范》有关规定，完善购进记录、验收、储存、运输、调剂、临方炮制等过程的管理制度和措施。严禁从事饮片分包装、改换标签等活动。严禁从中药材市场或其他不具备饮片生产经营资质的单位或个人采购中药饮片，确保中药饮片安全。各级药监部门开展的一系列专项治理和整顿饮片市场的工作取得了一定成效，但是违法经营的现象屡禁不止。按照有关规定，全国的17个中药材专业市场不允许进行毒性中药材交易，但是目前缺乏正规的毒性中药材供应渠道，致使毒性中药饮片生产企业无法从正规渠道采购原料。

近年来，中药饮片行业发展得到国家前所未有的重视，《国务院关于扶持和促进中医药事业发展的若干意见》中明确了对中药发展的支持，国家基本药物目录、医保目录把中药饮片列入其中，正式将中药饮片真正按照处方药定位。从2011年10月1日开始执行的2010版《药典》，收载中药饮片标准

822 个。《药典》首次明确了饮片的定义，“中药饮片系指药材经过炮制后可直接用于中医临床或制剂生产使用的处方药品”。如何实现对中药饮片作为处方药的严格监管，尤其是对毒性中药饮片的管理，需要健全相关的法律法规；提高药材和饮片生产经营的准入门槛并加强监管；加大处罚力度，打击制售假劣毒性中药饮片的违法行为；完善质量标准，统一全国饮片炮制规范；建立毒性中药材交易平台和毒性饮片优质优价机制，使优质毒性饮片占据市场主渠道。

附　宋·杨天惠《彰明附子记》

绵州故广汉地，领县八，惟彰明出附子。彰明领乡二十，惟赤水、廉水、会昌、昌明产附子。总四乡之地，为田五百二十顷有奇，然税稻之田五，菽粟之田三，而附子之田止居其二焉。合四乡之产，得附子一十六万斤已上，然赤水为多，廉水次之，而会昌、昌明所出微甚。

凡上农夫岁以善田代处，前期辄空田，一再耕之，莳荠麦，若巢縻其中，比苗稍壮，并根叶耨覆土下，复耕如初，乃布种。每亩用牛十耦，用粪五十斛，七寸为垄，五尺为符，终亩为符，二千为垄，千二百垄从无衡，深亦如之。又以其余为沟为涂，春阳愤盈，丁壮毕出，疏整符垄，以需风雨。雨过辄振拂而骈持之，既又挽草为援，以御短日，其用工力，比它田十倍，然其岁获亦倍称成之。

凡四乡度用，种千斛以上。出龙安及龙州、齐归、木门、青堆、小平者良，其播种以冬尽十一月止，采撷以秋终九月止。其茎类野艾而泽，其叶类地麻而厚，其花紫叶黄蕤，长包而圆。盖其实之美恶，视功之勤窳。以故富室之人常美，贫者虽接畛，或不尽然。

又有七月采者，谓之早水，拳缩而小，盖附子之未成者。然此物惟畏恶猥，多不能常熟。或种美而苗不茂，或苗秀而根不充，或以酿而腐，或以暴而挛，若有物焉阴为之，故园人将采，常祷于神，或目为药妖。

酿法，用醯醅安密室淹覆，弥月乃发，以时暴，凉久干定，方出酿时其大有如拳者，已定辄不盈握，故及两者极难得。盖附子之品有七：实本同而末异，其初种之小者为乌头；附乌头而傍生者，为附子；又左右附而偶生者，为鬲子；又附而长者，为天雄；又附而尖者，为天锥；又附而上者，为侧子；又附而散生者，为漏篮子。皆脉络连贯，如子附母，而附子以贵，故独专附名，自余不得与焉。

凡种一而子六七以上，则其实皆小；种一而子二三，则其实稍大；种一而子特生，则其实特大，此其凡也。附子之形，以蹲坐正节角少为上，有节多鼠乳者次之，形不正而伤缺风皱者为下。附子之色，以花白为上，铁色次之，青绿为下。天雄、乌头、天锥以丰实盈握为胜，而漏篮、侧子，园人以乞役夫，不足数也。大率蜀人饵附子者少，惟陕、辅、闽、浙宜之，陕、辅之贾才市其下者，闽、浙之贾才市其中者，其上品则皆士大夫求之，盖贵人金多喜奇，故非得大者不厌。然土人有知药者云：小者固难用，要之半两以上皆良，不必及两乃可。此言近之。

按本草经及注载附子出犍弃为山谷及在山嵩高、齐鲁间，以今考之，皆无，有误矣。又曰：春采为乌头，冬采为附子，大谬。又云：附子八角者良，其角为侧子，愈大谬，与予所闻绝异，岂所谓尽信书不如无书者类耶！

鸣　谢

书中除了已经标注的参考文献以外，还有一些数据来源于药源网 www. yaopinnet. com，在此一并表示感谢！

《中国附子》编委会

2012 年 9 月